不整脈の考えかた，治しかた

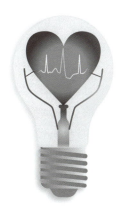

編 清水昭彦
宇部興産中央病院 理事長・院長
山口大学医学部 名誉教授

中外医学社

● 執筆者 （執筆順）

森谷浩四郎	宇部興産中央病院　副院長
中井俊子	日本大学医学部内科学系循環器内科学分野　診療教授
髙橋尚彦	大分大学医学部循環器内科・臨床検査診断学　教授
住友直方	埼玉医科大学国際医療センター小児心臓科　教授
西﨑光弘	関東学院大学学院保健センター　特任教授
岡松秀治	済生会熊本病院心臓血管センター循環器内科
奥村　謙	済生会熊本病院心臓血管センター循環器内科
平尾龍彦	横浜市立みなと赤十字病院循環器内科
平尾見三	AOI 国際病院不整脈先端治療センター　センター長
金古善明	群馬大学大学院医学系研究科内科学講座循環器内科学　准教授
樗木晶子	九州大学大学院医学研究院保健学部門　教授
藤澤大志	慶應義塾大学病院循環器内科　助教
高月誠司	慶應義塾大学病院循環器内科　准教授
小松　隆	岩手医科大学内科学講座循環器内科分野　准教授
坂本和生	九州大学病院循環器内科　助教
向井　靖	福岡赤十字病院循環器内科　部長／九州大学医学部　臨床教授
大江学治	産業医科大学循環器・腎臓内科　助教
安部治彦	産業医科大学不整脈先端治療学　教授
副島京子	杏林大学病院循環器内科　教授
李　鍾國	大阪大学大学院医学系研究科先進心血管再生医学共同研究講座　特任准教授
戸叶隆司	順天堂大学医学部附属浦安病院循環器内科　先任准教授
中里祐二	順天堂大学医学部附属浦安病院循環器内科　教授
深水誠二	東京都立広尾病院循環器科　医長
村川裕二	帝京大学医学部附属溝口病院　教授

野 田　　崇	国立循環器病研究センター心臓血管内科部門不整脈科 医長
中島健三郎	国立循環器病研究センター心臓血管内科部門不整脈科
草 野 研 吾	国立循環器病研究センター心臓血管内科部門不整脈科 部長
庭 野 慎 一	北里大学医学部循環器内科学 診療教授
三 橋 武 司	自治医科大学さいたま医療センター循環器内科 准教授
宮 﨑 晋 介	福井大学医学部不整脈・心不全先端医療講座 特命講師
夛 田　　浩	福井大学医学部循環器内科 教授
熊谷浩一郎	福岡山王病院ハートリズムセンター センター長 国際医療福祉大学大学院 教授
吉 賀 康 裕	山口大学大学院医学系研究科器官病態内科学 助教
合 屋 雅 彦	東京医科歯科大学大学院医歯学総合研究科循環制御内科学 准教授 不整脈センター センター長
山 根 禎 一	東京慈恵会医科大学循環器内科 教授
西 崎 隆 文	宇部興産中央病院 副院長
原 田 雅 彦	宇部興産中央病院循環器内科 診療科長
木 全　　啓	筑波大学医学医療系循環器内科
関 口 幸 夫	筑波大学医学医療系循環器内科 准教授
内 藤 滋 人	群馬県立心臓血管センター 院長
小 林 義 典	東海大学医学部付属八王子病院 病院長
野 上 昭 彦	筑波大学医学医療系循環器不整脈学講座 教授
清 水　　渉	日本医科大学大学院医学研究科循環器内科学分野 大学院教授
池 田 隆 徳	東邦大学大学院医学研究科循環器内科学 教授
大 塚 崇 之	心臓血管研究所付属病院循環器内科
山 下 武 志	心臓血管研究所付属病院循環器内科 所長

プロローグ

　私が研修医であった 1980 年当時は，不整脈の治療といっても，ジギタリス，アミサリン，リドカイン静注，そしてキニジンより安全に使用できる経口抗不整脈薬としてジソピラミドが登場，ペースメーカが臨床応用されて間もない頃でした．その後，不整脈学は目覚ましい進歩を成し遂げ，現在に至っています．ペースメーカは，生理学的ペーシング，遠隔モニター，リードレスペースメーカがあります．致死性頻脈性不整脈には植込み型除細動器（ICD），両心室ペーシング付植込み除細動（CRT-D），皮下植込み型 ICD が利用可能です．頻脈性不整脈には，カテーテルアブレーションが発作性上室頻拍，心房粗動のみならず，心房細動や心室頻拍・細動に対する治療として選択可能となりました．これらの進歩は驚異的ですが，研修医や若い医師にとっては学ぶべきことが膨大となり，最適な治療選択が複雑になってきています．そこで今回，40 年近く不整脈の進歩を見届けてきた私の経験を生かして，研修医や若い医師が不整脈治療を理解しやすいように本書を企画しました．

　第 1 章「不整脈の見かた」では，不整脈治療を行う際に必要な基礎的知識が学べるようにしました．また，研修医からの疑問に答える形で具体的に解説するコーナーも設けました．

　第 2 章「不整脈治療の考えかた」では，各不整脈に最適な治療戦略やコツ，注意点などを過度に専門的にならず初心者に理解されやすいように配慮して解説しました．現時点でも議論がある部分はディベート形式で，最新の治療はトピックとしてまとめました．

　第 3 章「不整脈治療の実践」では，研修医や不整脈が苦手な若手医師が現場で困らないように知識と治療の考えかたをまとめてマニュアル化し，実践に役立つような企画にしました．

　最後に，本書が真に研修医や不整脈が苦手医師にとって役立つものになっていけば幸甚です．

　　　2019 年 7 月

宇部興産中央病院　理事長・院長
山口大学医学部　名誉教授

清 水 昭 彦

目　次

Ch. 1 不整脈の見かた

1 不整脈患者の症状と病歴・身体所見の見かた …………[森谷浩四郎] 2
病歴　2　　身体所見の見かた　6

2 不整脈患者の症状と検査の見かた ………………………[中井俊子] 12
不整脈患者の症状　12　　不整脈患者の検査　13
検査法とその見かた　13

3 不整脈の発生機序 …………………………………………[髙橋尚彦] 19
頻脈性不整脈の基質　19　　頻脈性不整脈の発生機序　19
リエントリーと非リエントリー　23
徐脈性不整脈の発生機序　23

4 遺伝性不整脈の見かた ……………………………………[住友直方] 25
Brugada 症候群　25
カテコラミン誘発多形性心室頻拍（CPVT）　28
QT 短縮症候群　31　　オーバーラップ症候群　33
進行性心臓伝導障害（PCCD）　33　　早期再分極症候群　35

5 EPS 検査の概要（装置，刺激法など）について …………[西﨑光弘] 39
EPS における必要な機材・機器や設備　39
EPS に必要な知識・技術と刺激および測定法　42

6 エントレインメントの見かた ………………………[岡松秀治，奥村　謙] 48
エントレインメントとは？　48
エントレインメントの診断基準　49
アブレーション至適部位の同定法としてのエントレインメント　51

7 Para-Hisian pacing update ………………………[平尾龍彦，平尾見三] 53
概念　53　　方法　54　　症例提示　55
知っておきたい傍 His 束ペーシングのピットフォール　55

8 上室頻拍の鑑別診断に役立つ電気生理現象の見かた ……[金古善明] 60
上室頻拍（SVT）の分類　60　　頻拍時心電図の特徴　60
頻拍中の心内電位所見の意義　61
電気生理所見による SVT の鑑別診断　62

vii

9 研修医からの質問―不整脈の何がわからない？

❶心電図関係 ……………………………………………………[樗木晶子] 70

心電図の P，QRS，T，U 波を別々に見る時に何から見ていけば
よいのかわからない　70

心筋梗塞時の鏡像という概念がわかりにくい　72

心電図（2 次元）を実際の心臓の興奮（3 次元）としてどのように
理解すればいいのか？　74

心電図 ST-T 変化で，特異的変化と非特異的変化，虚血性と
非虚血性はどのように鑑別するのか？　76

❷不整脈機序 ……………………………………[藤澤大志，高月誠司] 79

房室ブロックでは補充収縮が出現し意識を保っているのに，
意識消失を起こすのはなぜか？　79

心房細動が徐脈性になったり頻脈性になったりする理由は？
発作性と非発作性はいつ切り替わるのか？　80

脚枝間リエントリー頻拍と他の機序の心室頻拍との鑑別は？　82

特発性心室細動の発生機序は？　84

❸不整脈の治療 …………………………………………………[小松　隆] 88

緊急一時ペーシングの適応は？　血圧低下あるいは頻回の
long pause 出現時の時だけでよいのか？　88

心房粗動と洞頻脈の鑑別が難しい時の鑑別方法は？　93

血圧低下を伴った時の上室頻拍に対する Ca 拮抗薬の適応は？　95

心房細動のリズムコントロールはすべて循環器専門医が
行うべきか？　96

Ch. 2　不整脈治療の考えかた

1 徐脈性不整脈

❶薬物治療の考えかた …………………………[坂本和生，向井　靖] 100

治療を要する徐脈とは？　そして徐脈の原因は？　100

アトロピン　101　　β刺激薬　103　　その他の薬剤　104

❷非薬物治療の考えかた ………………………[大江学治，安部治彦] 105

徐脈性不整脈に対するペースメーカ植込みの適応　105

ペースメーカの作動様式（モード）について　110

Topics 1 リードレスペースメーカの将来 ………………[副島京子] 114

Topics 2 バイオペースメーカの実現性と問題点 …………[李　鍾國] 119

Debate 1 BTS に対するアブレーション治療　ペースメーカとの併用は？

  a. 必要の立場 ……………………………………… ［戸叶隆司, 中里祐二］125
  b. 不必要の立場 ……………………………………………… ［深水誠二］131

2 頻脈性不整脈

❶ 薬物治療の考えかた ……………………………………… ［村川裕二］138

  上室性　138　　心室性　143

❷ 非薬物治療の考えかた ……………………………………………… 150

Ⅰ 除細動器（ICD）の適応と効果 ……………………………… ［野田　崇］150

  ICD の構造と基本的機能　150　　不整脈の鑑別　157
  ペーシング機能　158　　ICD が適応となる疾患と検査　159
  ICD の適応　160

Topics 3 S–ICD の将来 …………………………………… ［中島健三郎, 草野研吾］170

Topics 4 WCD の適応と将来 …………………………………………… ［庭野慎一］176

Debate 2 超高齢者（85 歳以上）の除細動治療は？

  a. 必要の立場 ……………………………………………………… ［三橋武司］183
  b. 不必要の立場 ……………………………………… ［宮﨑晋介, 夛田　浩］187

Ⅱ カテーテルアブレーション・マッピングシステム …［熊谷浩一郎］193

  カテーテルアブレーションの進歩　193
  アブレーションカテーテル　193　　3 次元マッピングシステム　198

Topics 5 Epicardial approach の適応と限界 ………………… ［吉賀康裕］204

Topics 6 新しいマッピングシステム（RHYTHMIA）の
  期待と限界 …………………………………………………… ［合屋雅彦］210

Ⅲ 心房細動に対するカテーテルアブレーション ………… ［山根禎一］214

  心房細動カテーテルアブレーションの歴史　214
  心房細動カテーテルアブレーションの方法・成績　214
  カテーテルアブレーションの治療適応　217
  現場での治療実態（J-CARAF 調査の結果から）　218
  臨床的効果（心房細動アブレーションを行う意味）　219

Topics 7 心原性脳梗塞の急性期治療 ……………………………… ［西崎隆文］224

Topics 8 抗凝固療法―ワルファリン・DOAC の使い分け― …［原田雅彦］230

Ⅳ 心房細動以外の上室頻拍に対する
  カテーテルアブレーション ………………… ［木全　啓, 関口幸夫］237

  上室頻拍の EPS　237
  房室リエントリー性頻拍のアブレーション　237

房室結節リエントリー性頻拍のアブレーション　243
心房粗動のアブレーション　245　　心房頻拍のアブレーション　245
Inappropriate sinus tachycardia のアブレーション　248

Ⅴ　心室期外収縮に対するカテーテルアブレーション……［内藤滋人］250
心室期外収縮の機序とカテーテルアブレーションの適応　250
12 誘導心電図における心室期外収縮起源推測　250
心室期外収縮に対する至適通電部位の同定法　253
心室期外収縮に対する高周波通電法　254
心室期外収縮に対するカテーテルアブレーションの合併症　256

Ⅵ　心室頻拍に対するカテーテルアブレーション…………［小林義典］258
心室頻拍（VT）の診断と分類　258
VT のメカニズムとアブレーションの標的　259

Topics 9　特殊な疾患に対するカテーテルアブレーション
（Brugada 症候群，CPVT，特発性心室細動）…………［野上昭彦］275

Topics 10　遺伝性 QT 延長症候群に対する治療………………［清水　渉］286

Ch.3　不整脈治療の実践

1　救急室で必要な不整脈治療マニュアル………………………［池田隆徳］294
致死性の高い心室不整脈の初期対応　294
心室不整脈に対する急性期の薬物治療の方針　296
救急で使用される薬物の特徴と注意点　299

2　研修医に是非知ってほしい不整脈治療のコツ…［大塚崇之，山下武志］309
心電図をみる　309　　エビデンスとガイドライン　316

索引 ………………………………… 321

第 **1** 章 ● **不整脈の見かた**

第1章 ● 不整脈の見かた

1 不整脈患者の症状と病歴・身体所見の見かた

- 転倒して頭を打撲した患者の診療を依頼された．荒い駆出性収縮期雑音を持ち，徐脈を認めている．

　上記症例で，主訴をどのように捉えて，その後にどのような検査を行い，想定される所見の意味づけをするのか．

　病歴と身体所見から主訴や主要所見が把握され，問題が整理される．詳細な情報は，その後に続く検査結果の post-test probability の評価に必要となる．

　病歴と身体所見の解釈には，病態生理の理解が必要で，情報の不明瞭，矛盾，不足の把握を助ける．また，自身の思い込みなどの Bias にも自覚が必要である．

　上記症例では，転倒の原因が意識障害か，逆に意識障害が転倒の原因か？ 意識障害は失神だったのか？ 失神なら原因として器質的心疾患と不整脈をどのように鑑別するのか？ 合理的判断が求められる．その判断の足場となるのが病歴・身体所見である．

1 病歴

　失神（syncope），前失神（near-syncope, pre-syncope），動悸（palpitation）が不整脈患者の代表的症状である．しかし，器質的心疾患を診断するためには，息切れ，呼吸苦，胸痛など他の症状の理解も必要である．

失神

　失神は，一過性意識障害（transient loss of consciousness: TLOC）表1 [1]として出現する．原因は循環系にあり，心臓自体や血圧調整の異常で血圧が低下し，広範な脳領域での低灌流が意識障害の機序である．普通，不整脈や血圧がすぐに回復するため，意識障害の持続は短時間で麻痺などは残さない．意識

消失時の姿勢の保持は困難で，その場に崩れこみ，呼びかけに反応がなく，その間の記憶がない．TLOCの中で，外傷，てんかん，精神的要因がないことを確認し 表2 ，心原性失神，反射性失神，起立性低血圧などを示唆する症状や徴候を認めれば失神の蓋然性が高いと判断される[1]．

失神の原因は 表3 のように分類される．意識消失前後の状態を目撃者から聞き取り，失神の発症時の誘因（痛みや不安・恐怖），体位（立位，座位，臥位），活動（作業中，排尿・排便，食事），環境，回復時間，咬舌，発作時の頭部・四肢の動き[2]などを確認する[3]．心室不整脈（VT/VF）で出現する間代性痙攣は短時間（5秒間ほど）であり，てんかんと区別される[4]．また，既往症，服薬歴[5]（抗不整脈薬，抗ヒスタミン薬，キノロン，抗うつ薬，高齢者のpolypharmacy），突然死の家族歴が大切で

表1 TLOC (transient loss of consciousness)

1. 非外傷性 TLOC
   ① 失神（syncope）
   ② てんかん（epileptic seizures）
   ③ 心理的原因（psychogenic）
   ④ その他: subclavian steal syndrome, vertebrobasilar TIA, etc

2. 外傷性 TLOC

(Eur Heart J. 2018; 39: 1883–948[1] より改変)

表2 てんかんと失神の鑑別

発作に関する病歴	Yes
発作中に咬舌あり	2
発作前に既視感・未視感あり	1
発作の誘因に精神的ストレスあり	1
発作中に頭部を動かす動作あり	1
発作中，無反応だった	1
発作中，不自然な姿勢あり	1
発作中，上肢挙上あり	1
発作後に記憶の欠落がある	1
発作後に意識障害が残った	1
ふらつきが先行した	−2
発汗が先行した	−2
長時間の座位・立位が先行した	−2

てんかん≧1; 失神＜1
感受性 94%, 特異性 94%
(Sheldon R. J Am Coll Cardiol. 2002; 40: 142–8[2] より改変)

ある 表4 ．心原性失神は予後が悪く，特に器質的疾患の合併を確認すべきである．大動脈弁狭窄症や閉塞性肥大型心筋症を示唆する駆出性雑音，虚血心を示唆する胸痛の病歴，肺動脈血栓塞栓症を示唆する呼吸状態と右心負荷，さらに心電図異常・不整脈の有無を確認することになる[8]．

前失神（near syncope）

near syncope は，いまにも意識をなくしそうになったことで，失神と同じ病態である．めまい（回転感，浮遊感）や失調と識別する必要がある．前失神は軽

表3 失神の分類

1. Reflex (neurally mediated) syncope	2. Syncope due to orthostatic hypotension
Vasovagal 　起立性 　感情性: 恐怖，痛み Situational 　排尿 　嚥下・排便 　咳嗽 　運動後 　その他 Carotid sinus syndrome Non-classical forms（誘因不明）	Hypotension by venous pooling 　運動 　食事 　長期臥床 Drug-induced Volume depletion 　出血，下痢，嘔吐，etc Neurogenic 　パーキンソン病，自律神経障害，etc 　糖尿病，アミロイドーシス，脊損，etc
	3. Cardiac syncope 　不整脈 　　徐脈 　　頻脈 　器質的疾患

(Eur Heart J. 2018; 39: 1883–948[1]) より改変)

症とは限らず，失神と同じ予後を示すために，同様の慎重さで診断を進める[9].

動悸

　動悸は自身の心拍を自覚することであり，skip，強さの亢進，数の増加，胸部や頸部の不快として訴える．不整脈，不安，薬物，器質的心臓病を原因とする **表5** ．基礎疾患は，不整脈や器質的心臓病が約40%，パニック障害や不安が約30%，薬や他の疾患が約10%である[10].

　心臓に起因する動悸は多くが不整脈を原因とするが，不整脈患者が必ずしも動悸を訴えるわけではない．また器質的心疾患があれば予後が悪く注意が必要である．

　原因検索では，動悸の性質（skip，forceful，rapid）以外に，出現の背景（安静，運動，服薬），誘因（不安，ストレス，飲酒，喫煙），出現・停止の状況（突然，緩徐），持続時間などを把握する必要がある．器質的心疾患の除外目的に，胸痛，息切れ，失神，めまいの有無を確認する．パニック発作の除外に関しては，動悸，不安感，恐怖感，発汗，手足の震え，息苦しさ，ふらつき，知覚異常，ほてり，寒気の有無を確認する．さらに，既往歴や薬歴，家族歴（突然死）も重要である．

表4 病歴の特徴

		心原性失神	反射性失神	てんかん
失神発生時	体位	仰臥位 立位や座位	立位や座位	けいれん 咬舌
	活動	運動中	運動直後 排尿・排便 咳嗽・嚥下 首の回旋・圧迫	
	環境	特定の誘因なし	痛み 医療処置中 精神的緊張 長時間の立位 混雑・暑苦しい	
	回復	＜1分間	遅延	せん妄（＞5分間）
失神前後		胸背部痛 動悸 呼吸困難 前駆症状なし	体熱感 発汗 悪心 腹痛	頭痛 アウラ せん妄 臭覚異常
既往症		心不全 心室性不整脈 虚血性心疾患 器質的心疾患 抗不整脈薬服用		神経疾患 てんかん 精神疾患
家族歴		突然死 遺伝的不整脈疾患		

〔日本循環器学会．循環器病の診断と治療に関するガイドライン．失神の診断・治療ガイドライン（2012年改訂版）[6]および Ralston SH, Penman ID, Strachan MWJ, et al. Davidson's principles and practice of medicine. 23rd ed. Elsevier. 2018[7]を改変〕

表5 動悸の原因

不整脈	心房細動/心房粗動・徐脈・洞不全症候群 頻拍症（上室性・心室性）・期外収縮
精神医学	不安障害・パニック障害
薬物	アルコール・カフェイン・たばこ 処方薬
器質的心疾患	先天性心疾患・心筋症・弁膜症 僧帽弁逸脱症・心外膜炎
非心臓疾患	甲状腺機能亢進症・肺疾患・貧血 発熱・電解質異常・脱水

2　身体所見の見かた

　診断を進める際には，病因・病理（etiology），解剖・構造（anatomy），生理学・機能（physiology），心機能分類（NYHA 分類）と複数の軸（切り口）での病状の理解が必要で，全身の把握と循環器系統の把握が求められる[11]．

　病因としては，炎症（急性，慢性，感染，免疫異常），循環障害（浮腫，うっ血，充血，出血，塞栓，梗塞），動脈硬化などがあり，解剖・構造としては，臓器・構造（甲状腺，心筋，弁膜，血管，漿膜，関節など）がある．

　「どこの臓器・組織」の「どのような病理」という所見を把握することで診断仮説につなげ，全身状態の中の循環器病態を見失わずに済む．

　身体所見では，全身のスクリーニングと循環器身体所見（不整脈の存在の有無，器質的心疾患の有無，心不全の有無）を行う．病状が心臓に由来するのか，その病因は全身疾患にないのか，との問いを持ち続ける．

スクリーニング　表6

　バイタルサイン（意識状態，苦悶，呼吸状態，血圧，脈拍数）を確認の後にスクリーニングを行う．

循環器身体所見[12]　表7

　不整脈に関する所見，心不全の把握，心臓の器質的異常の把握を目的とする．

　不整脈に関しては，頻脈・徐脈の判断，脈拍の整・不整，絶対不整脈の有無，房室解離の所見として cannon A，1 音の cannon sound（徐脈・整脈なら完全房室ブロック，頻脈・整脈なら VT）がある．

　失神の診断には起立試験，頸動脈洞マッサージが追加される[1]．

　心不全の把握では，心尖拍動の位置で心拡大の有無を，頸静脈を用いた静脈圧推定と abdominojugular test の所見でうっ血の有無を，評価する．圧痕の確認や，しわが消失する puffy な皮膚の確認で浮腫の存在を確認して，さらに分布が全身性か局所性か判断する．特に下腿の浮腫は多発局所性ではないか注意が必要である．

　心臓の器質的異常の把握は，心尖拍動の位置・大きさの評価と心雑音の評価が最小限必要である．聴診に不慣れであれば以下の方法がお勧めである．3LSB から開始（聴診部位を必ず確認する），1 音と 2 音を把握し，収縮期と拡

表6 スクリーニング

全身	意識状態 呼吸困難 苦悶感 肥満，痩せ 骨格	覚醒度，見当識 呼吸数，補助呼吸筋の使用，呼吸副雑音 呼吸苦，胸苦，weak，malaise BMI，腹囲 マルファン，末端肥大
皮膚	浮腫: 圧痕，puffiness 皮疹: チアノーゼ，splinter 　　　hemorrhage 下腿: 熱感，静脈瘤 黄色腫: 手背，眼瞼	間質水分量の増加・分布（全身性・局所性） 感染性心内膜炎，膠原病 脂質代謝異常
脈	脈拍数，リズム 血圧: 左右差，起立時測定 末梢動脈 Bruit	頻脈，徐脈，絶対不整の有無 動脈硬化性疾患，subclavian steal，起立性低血圧 脈拍触知，レイノー現象
頸静脈	怒張の有無 波形	心不全: 中心静脈圧の推定，abdominojugular test Canon A 波: 房室解離
頭・頸部	口内: う歯，舌 結膜: 貧血，老人環 red eye 眼瞼黄色腫 甲状腺腫	感染性心内膜炎，乾燥（脱水），巨舌（末端肥大症， 　アミロイド） 出血，脂質代謝異常 脂質代謝異常 甲状腺機能障害
頸動脈	bruit carotid massage	動脈硬化性疾患 carotid hypersensitivity
胸部	心尖拍動 打診	心拡大，左室壁運動障害 胸水
聴診	心臓: 心音，心雑音 肺: wheeze，crackles 頸部: bruit，venous humb	
腹部	腹部大動脈 bruit 肝脾腫 腹水 便潜血	大動脈瘤 腎動脈狭窄，ASO うっ血 うっ血 消化管出血
四肢	脈拍の触知 関節	末梢動脈硬化症 変形，腫脹，熱感
神経所見	顔貌（仮面様）麻痺，筋トーヌス，失調，反射 脱力，複視，眼振，構音障害，眼球運動障害	

表7 循環器身体所見

脈拍	徐脈	<60 bpm 整＋cannon A S1 cannon sound	外傷患者で予後不良 完全房室ブロック
	頻脈	>100 bpm 整＋cannon A S1 cannon sound	AMI，脳卒中で予後不良 VT
	pulsus alternans		心機能障害
	pulsus paradoxus	>10 mmHg	tamponade，喘息
	上肢血圧左右差	>10 mmHg	subclavian steal syndrome
	起立試験	SBP↓<20 mmHg DBP↓<10 mmHg SBP<90 mmHg ΔHR>30 or HR>120	起立性低血圧 出血（消化管） 体位性頻脈症候群
	頸動脈洞マッサージ	SBP↓>50 mmHg, or Pause>3 sec	頸動脈洞症候群 頸動脈過敏症
頸静脈	静脈圧推定	CVP>8 cmH$_2$O CVP<5 cmH$_2$O	中心静脈圧上昇 中心静脈圧低下
	abdominojugular test	陽性	左室拡張期圧上昇
	early systolic wave	陽性	中等以上のTR
	Kussmaul sign	吸気時の圧上昇	収縮性心外膜炎，重症心不全， 肺血栓塞栓症，右室梗塞
	W pattern	x＝y	収縮性心外膜炎，ASD
	x 波の消失	x<y	AF，TR，心筋症
	y 波の消失		tamponade
	cannon A wave		房室解離：ブロック，VT
心尖拍動	鎖骨中線より外側: 座位		心拡大
	径>3 cm		心拡大
心音	1 音	亢進 減弱 強度変動	僧帽弁狭窄，逸脱 心不全，PR 延長，AR 不整: 心房細動 整脈: 房室解離
	2 音	亢進 ·P2 減弱 S2 固定性分裂 wide S2 paradoxic	肺高血圧 AS ASD RBBB LBBB，AS
	3 音		心不全
	4 音	僧帽弁閉鎖不全 心筋虚血	急性病変
心雑音	収縮期	遅脈あり S2 減弱 雑音 peak が後半 音質: Coarse RR 変動で強度変動なし 1RSB〜4LSB Apex〜AAL	AS AS AS AS MR AS MR

張期を同定する．それぞれのタイミングで心雑音を確認する．拡張期雑音は全て異常である．収縮期雑音は無害性と有意な雑音の鑑別を行う．雑音の大きさ，聴取範囲，音質，タイミングが確認事項である．Levine 3/6 未満なら（注意を向けたら聞こえる程度）無害性の可能性がある．聴取領域が 3LSB から 2RSB, 2LSB, 鎖骨上まで広く聞こえれば大動脈弁狭窄症の可能性がある．時に心尖部近くまで聴取領域が広い場合がある．僧帽弁閉鎖不全症は心尖部を中心に腋窩方向や胸骨左縁に拡がる．閉塞性肥大型心筋症では胸骨左縁を中心とする．いずれも聴診器の膜を使用し，少し強めに胸壁に当てて雑音を小さくすると最強点や雑音の形状の把握が容易になる．

起立試験

　起立試験は，失神の診断に利用する．仰臥位での血圧・心拍数の測定の後，起立位を保持し，初期の 3 分間の変動を観察する．自力で起立か tilt 台を使用する．収縮期血圧の 20 mmHg 以上の低下，拡張期血圧の 10 mmHg 以上の低下があれば陽性である．起立性低血圧症の原因として，貧血，消化管出血，自律神経障害，心拍応答障害，食後低血圧，薬物の影響など背景の検索が必要となる[13]．

頸動脈洞マッサージ[14]

　失神の診断で，40 歳以上の患者で，原因は不明だが神経反射の関わりが疑われる症例を対象とする 図1 ．

　carotid sinus は総頸動脈の分岐部にあり，甲状軟骨の高さで下顎骨の下，胸鎖乳突筋の前方にある．一側の carotid sinus を検者の指で圧迫するが，一定圧で圧迫し，動脈を閉塞するほどの圧はかけない．圧迫時間は，5 秒間以上，10 秒間以内で，その間の心電図と血圧をモニターする．

　① 3 秒以上の pause, ② 収縮期血圧の 50 mmHg の低下があれば陽性で，carotid sinus hyper-

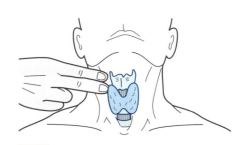

図1 Carotid massage
（Mathieu P, et al. N Engl J Med. 2017; 377: e21[14]）

sensitivityと判断する．さらに，cardioinhibitory responseは①が，vasode-pressor responseは②が，mixed responseは①と②が出現する．

まとめ

　循環器診断において Five Fingers' approach（病歴，身体所見，心電図，胸部X線，high-technology機器）の重要性は変わらず，high-tech機器の data 解釈に用いる病態生理の理解が基本となる[15,16]．また，疾患の probability の検査前理解がなければ，検査 data の信頼性（post-test probability）を評価できない．検査 data の恣意的利用を避けるために病歴，身体所見の客観性を保つ努力が必要である．

Reference

1) The Task Force for the diagnosis and management of syncope of the European Society of Cardiology(ESC). 2018 ESC Guidelines for the diagnosis and management of syncope. Eur Heart J. 2018; 39: 1883-948.
2) Sheldon R. Historical criteria that distinguish syncope from seizures. J Am Coll Cardiol. 2002; 40: 142-8.
3) Wishwa NK. Primary care: syncope. N Engl J Med. 2000; 343: 1856-62.
4) John S. Convulsive syncope induced by ventricular arrhythmia masquerading as epileptic seizures: case report and literature review. J Clin Med Res. 2016; 8: 610-5.
5) Linzer M, Yang EH, Estes NA 3rd, et al. Diagnosing syncope. Part 1: Value of history, physical examination, and electrocardiography. Clinical Efficacy Assessment Project of the American College of Physicians. Ann Intern Med. 1997; 126: 989-96.
6) 循環器病の診断と治療に関するガイドライン（2011年年度合同研究班報告）．失神の診断・治療ガイドライン（2012年改訂版）．
7) Ralston SH, Penman ID, Strachan MWJ, et al. Davidson's principles and practice of medicine. 23rd ed. Elsevier; 2018.
8) Lloyd AR. Syncope: evaluation and differential diagnosis. Am Fam Physician. 2017; 95: 303-12B.
9) Grossman SA. Do outcomes of near syncope parallel syncope? Am J Emerg Med. 2012; 30: 203-6.
10) Weber BE, Kapoor WN. Evaluation and outcomes of patients with palpitations. Am J Med. 1996; 100: 138-48.
11) Martin Dolgin. Nomenclature and criteria for diagnosis of diseases of the heart

and great vessels. 9th ed. The Criteria Committee of the New York Heart Association; 1994.
12) 吉川純一. 循環器フィジカル・イグザミネーションの実際. 東京: 文光堂; 2005.
13) Ejaz AA. Orthostatic hypotension: characteristics of 100 consecutive patients presenting with orthostatic hypotension. Mayo Clin Proc. 2004; 79: 890-4.
14) Mathieu P, Mathieu C, Etienne P, et al. Carotid sinus massage. N Engl J Med. 2017; 377: e21.
15) 羽田勝征. 新心エコーの読み方, 考え方. 改訂4版. 東京: 中外医学社; 2018.
16) 坂本二哉. 心エコーハンドブック 心臓聴診エッセンシャルズ. 京都: 金芳堂; 2012.

[森谷浩四郎]

第1章 ● 不整脈の見かた

2 不整脈患者の症状と検査の見かた

Have a nice day Photo/Shutterstock.com

1 不整脈患者の症状

　不整脈の診断にはもちろん心電図が必須であるが，患者の症状，その症状が出る時間や状況などを詳しく聴取することで，その原因となる不整脈が少しずつ見えてくる．日常診療でよく経験する症状とその原因となる不整脈の例を挙げておく[1]．

- ① 動悸
- ② 脈の結滞
- ③ 胸部不快感，胸痛
- ④ めまい，ふらつき
- ⑤ 眼前暗黒感，失神

① 動悸
　通常，心臓の拍動を自覚することはないが，これを感じられる状態が動悸であり，不整脈の症状として最も多い症状である．動悸は頻脈に伴ってみられることが多いが，稀に徐脈時にも1心拍の拍出量が増加し1拍が強く打つことによって動悸を感じることがある．
　［主な不整脈］頻脈性心房細動，発作性上室頻拍，心室頻拍

② 脈の結滞
　心房あるいは心室期外収縮により，十分な拍出が得られない場合や，房室ブロックや洞不全症候群といった徐脈により脈拍が途切れる場合に出現する．
　［主な不整脈］心房期外収縮，心室期外収縮，洞不全症候群，房室ブロック

③ 胸部不快感，胸痛
　頻脈に伴ってみられることが多い症状であるが，不整脈としてはあまり典型的な症状ではなく，虚血性心疾患などに伴って不整脈が出現することもあるため，原因となる疾患が隠れていないかどうか注意が必要である．

12

JCOPY 498-13656

［主な不整脈］頻脈性心房細動，発作性上室頻拍，心室頻拍

④ めまい，ふらつき

徐脈により心拍出の回数が少ない場合や，頻脈によって十分な心拍出が得られない場合に脳循環が低下することで生じる.

［主な不整脈］洞不全症候群，房室ブロック，心室頻拍，心室細動

⑤ 眼前暗黒感，失神

高度な徐脈（洞停止，完全房室ブロックなど），あるいは心室頻拍，心室細動により十分な心拍出が得られない場合に脳血流が低下し失神をきたすことがある.

［主な不整脈］洞不全症候群，房室ブロック，心室頻拍，心室細動

2 不整脈患者の検査

いずれの疾患においても侵襲の少ない検査から進めていくのが原則である. 不整脈の診断において最も重要な検査は心電図である. 特に不整脈出現時の12誘導心電図記録は診断だけでなく不整脈の起源を同定するためにも非常に有用な情報となる. 実際には，不整脈は発作性に出現することが多いため12誘導心電図を記録できることは少ない. 発作性不整脈を捉えるため，外来でよく行う検査としては24時間Holter心電図である. Holter心電図には1〜2週間の記録が可能なものもあるが，発作頻度の少ない不整脈の場合には1〜2週間の記録でも診断が困難なため，発作時に記録を行う携帯型心電図などもある. さらに長時間記録が可能な植込み型心電計を活用することもある.

3 検査法とその見かた

12誘導心電図

12誘導心電図により，あらゆる方向からの伝導を見ることが可能である. P波およびQRS波の極性（陰性か陽性か）をみることにより不整脈の起源，伝導パターンなどを推測することができる. 洞調律では洞結節が起源であるため，正常心ではⅡ，Ⅲ，aVF，V1誘導で陽性のP波を呈する.

検査の適応と限界: 先にも述べたように12誘導心電図は最も情報が多いた

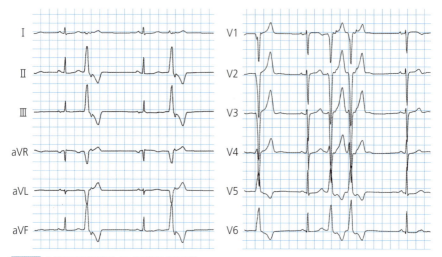

図1　心室期外収縮の12誘導心電図例

肢誘導の2, 4拍目, 胸部誘導の1, 3, 4拍目に, P波を伴わない幅の広いQRS波が記録されており心室期外収縮と診断される. さらに, 肢誘導II, III, aVF誘導で陽性であること（心室の伝導が上方から下方へ向かう）, 胸部誘導V1で陰性を示すこと（V1から離れる方向に向かう）から, 右室の上部（流出路）起源であることが推測される.

め, すべての不整脈患者においてできる限り行いたい. 非侵襲, かつ安価であり不整脈中の心電図は診断に直結する. しかし, 短時間の記録のため発作性の不整脈を記録することは困難である.

検査の見かた: P波, QRS波の数（心拍数）, 関係（1:1で出現しているか）, 不整脈によってはKeyとなる誘導における極性を確認し脈の伝導方向を読み取る 図1 .

24時間Holter心電図

12誘導心電図が数秒間～数分間の記録であるのに対して, Holter心電図は通常24時間, あるいは1～2週間の連続記録が可能なものもある. このため, 1～2週間以内の発作頻度の不整脈であれば捉えることができ診断が可能となる[2]. 通常は1ないし2誘導の記録であり12誘導心電図のように不整脈の起源を同定するまでの情報は得られないが, 12誘導のHolter心電図を使用すれば同様の情報が得られる. ただし, 誘導が多いほど貼る電極が多くなるので患者の苦痛（皮膚への負担など）が増すことも考慮すべきである.

```
=＜サマリ＞                ☑洞調律  □心房細動  □ペースメーカー ☑その他（接合部調律      ）
総心拍数  ：75483 拍
基本調律  ：74772 拍（ 99.06%）                    Unknown  ：    0 拍 (-. --%)

┌＜心室期外収縮＞  総数：    5拍      （総心拍の  0.01%）───────────────
│ 単  発  ：   5拍        （ 0.01%）
│ 2 段脈  ：   0回      0拍 (-. --%)    最大サイクル数      ：    （ ：：  ／  ）
│ 2 連発  ：   0回      0拍 (-. --%)
│ 3連発以上：   0回      0拍 (-. --%)    最長連発数      ：    拍 [    拍/分] ( ：：    ／ )
│                                連発中最大心拍数      ：    拍/分 [   拍] ( ：：    ／ )
│                                連発中最大心拍数(瞬時)  ：    拍/分 [   拍] ( ：：    ／ )
└────────────────────────────────────────

┌＜上室期外収縮＞  総数：   706拍      （総心拍の  0.94%）──────────────
│ 単  発  ： 694拍        （ 0.92%）
│ 2 連発  ：   4回      8拍 ( 0.01%)
│ 3連発以上：   1回      4拍 ( 0.01%)   最長連発数      ：    4拍 [ 77 拍/分] (15:30:32 09/17)
│                                連発中最大心拍数      ：  77拍/分 [   4拍] (15:30:32 09/17)
│                                連発中最大心拍数(瞬時)  ： 119拍/分 [   4拍] (15:30:34 09/17)
└────────────────────────────────────────

┌＜R−R間隔＞──────────┐   ┌＜ST偏位＞──────────────
│                      │   │CH1：CM5
│ 延長  ：   642回  (2.0秒以上)│   │    最大  ： +0.05 mV  (05:59  09/18)
│ 最大  ：  5.54秒  (06:43:22  09/18)│   │    最小  ： -0.11 mV  (14:39  09/18)
└──────────────────┘   │CH2：NASA
┌＜心拍数＞──────────┐   │    最大  ： +0.20 mV  (15:58  09/17)
│                      │   │    最小  ： +0.02 mV  (12:17  09/18)
│ 最大  ：   93 拍/分  (05:07  09/18)│   │CH3：補助誘導
│ 平均  ：   51 拍/分         │   │    最大  ： -0.04 mV  (20:01  09/17)
│ 最小  ：   31 拍/分  (06:49  09/18)│   │    最小  ： -0.22 mV  (17:54  09/17)
└──────────────────┘   └──────────────────────
```

図2 24 時間 Holter 心電図サマリー例

検査の適応と限界: 24 時間，あるいは 2 週間といった長時間の記録が可能であるため，発作性不整脈の記録に適している[2]．しかし，発作の頻度が数カ月に 1 回というようにそれほど頻繁でない場合には記録を捉えることは難しい．また，体表面に電極を貼るためノイズが混入したり，体位によって波形が変化したりすることがあり，波形の解析には注意が必要である．

検査の見かた: 多くの場合，サマリーレポートがあるのでそれにより概要を把握できる **図2**．まず総心拍数を確認する．成人の 24 時間の総心拍数は約 10 万回であるが，発作性心房細動などがある場合には 12 万回程度に増加，徐脈性不整脈がある場合には 6 万~8 万回程度に減少するので，総心拍数だけでも有用な情報となる．次に最高，平均，最小心拍数を確認する．最高および最小心拍数時の心電図記録を確認するとさらに問題点がみえてくる．最高心拍数が記録された時の状況（運動中，歩行中，安静時）と調律を確認し，洞頻拍，心房細動，上室頻拍かどうかを確認する．同様に最小心拍数についても，その時の状況と調律を実際の心電図記録で確認する．就眠中は副交感神経が有意なため徐脈傾向になるが，それでも長時間停止しているようであれば異常であ

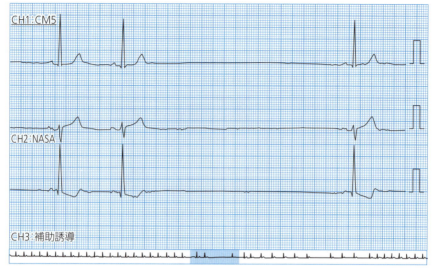

図3 Holter 心電図で記録された洞停止（4.7 秒）

72 歳の女性，めまいを主訴に受診し精査のため 24 時間 Holter 心電図を施行した．朝，6 時頃，すでに起床し活動中の心電図記録で 4～5 秒以上の洞停止が数回確認された．洞不全症候群の診断でペースメーカの植込みを施行した．

り，活動時の徐脈は明らかに異常である．また，徐脈を示すデータとして最長の R-R 時間（心拍停止時間，ポーズ）も記載されているので，その時刻の心電図記録も必ず確認する 図3 ．

携帯型心電図

　適応と限界：症状が 1～2 週間に 1 回程度との場合，継続的に Holter 心電図を記録しても不整脈が捉えられないため，症状出現時に心電図記録を行うものである．患者が自分で記録を行うため，記録方法の指導をして十分理解してもらう必要がある．正しく使えず，きちんと記録ができないと診断精度が落ちる．
　検査の見かた：Holter 心電図同様，記録された心電図波形を確認する．

植込み型心電計（implantable cardiac monitor: ICM）図4

　心臓の近く（左前胸部 V3-4 辺り）の皮下に植込みする小さな植込み型デバイスである．侵襲を伴う検査ではあるが，Holter 心電図のようにケーブルや本体を気にすることなく入浴などについても行動制限はない．疑われる不整脈に

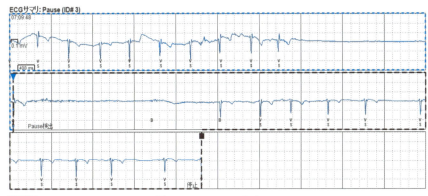

図4 失神患者の精査のために植込みした ICM の記録
発作性房室ブロックにより 8 秒以上のポーズが確認された．

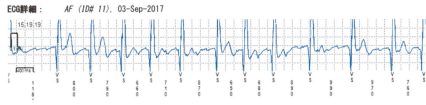

図5 ICM で記録された発作性心房細動

合わせて最小心拍数と最高心拍数を設定し，その範囲内の脈拍の場合に心電図記録が残るシステムである．電池寿命は約 3 年で，長期にわたってモニターすることができる．また，遠隔モニタリングを活用することにより，受診しなくとも不整脈イベントを確認できる．

　検査の適応と限界：発作頻度の少ないイベントに適している．失神や潜因性脳梗塞（原因不明の脳梗塞でこれまでに診断されていない心房細動の存在が疑われる場合）にも適応がある[3,4]．周囲組織に密着するように植込みをしないとデバイスが動いてノイズを拾ってしまい正確に診断できなくなることがある．

　検査の見かた：設定した範囲内で記録が残るため，記録された心電図は何かしら異常なものである．ただし，ノイズの混入や感度の低下から誤認識されることもあるため，波形を拡大するなどして慎重に確認する必要がある．また，記録時の所見と患者の症状が一致しているかどうかも確認する 図4, 5．

おわりに

　不整脈は心電図による診断，すなわち"現行犯逮捕"が必須である．不整脈が出現する状況や症状を詳細に聴取しどのような不整脈かを推測する．患者の性格，理解度や生活パターン考慮した上で適切な検査を進めていくことが重要である．

Reference

1) 池田隆徳, 編. 不整脈の症状と身体所見. ステップアップのための不整脈診療ガイドブック. 東京: メジカルビュー社; 2011. p.37-42.
2) Gladstone DJ, Spring M, Dorian P, et al. Atrial fibrillation in patients with cryptogenic stroke. N Engl J Med. 2014; 370: 2467-77.
3) 失神の診断・治療ガイドライン（2012年改訂版）. 日本循環器学会ガイドライン. http://www.j-circ.or.jp/guideline/pdf/JCS2012_inoue_h.pdf
4) Sanna T, Diener HC, Passman RS, et al. Cryptogenic stroke and underlying atrial fibrillation. N Engl J Med. 2014; 370: 2478-86.

[中井俊子]

第 1 章 ● 不整脈の見かた

3 不整脈の発生機序

1 頻脈性不整脈の基質

　不整脈をきたしやすい状態に陥った心筋組織を不整脈基質と呼ぶ．例えば心筋梗塞後に壊死に陥り，左室拡大（リモデリング）が進行してできた心室瘤は心室頻拍や心室細動の起源となる 図1 ．このようにここに交感神経緊張や心不全悪化といった修飾因子が加わり，心室期外収縮や非持続性心室頻拍がトリガーとなって心室頻拍や心室細動が惹起される 図1 ．

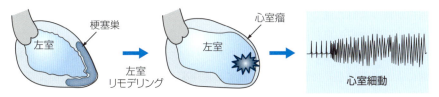

図1 不整脈基質─心筋梗塞後の心室瘤から生じた心室細動
この場合，心筋梗塞後のリモデリングによって生じた心室瘤が，"不整脈基質"となっている．
（髙橋尚彦．不整脈の基盤となる病態．In: 池田隆徳，編．不整脈診療 Skill Up マニュアル．東京: 羊土社; 2008. p.20[1])）

2 頻脈性不整脈の発生機序

　頻脈性不整脈の発生機序には，異常自動能（abnormal automaticity），撃発活動（triggered activity），リエントリー（reentry），の3つがある．

異常自動能

　洞結節，房室結節，Purkinje 線維など刺激伝導系の細胞は自動能を有する．正常では，これらの自動能は最上位の洞結節の自動能によって抑制されている．これを overdrive suppression と呼ぶ．したがって他の刺激伝導系からの

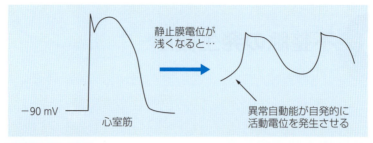

図2 異常自動能
本来であれば自動能を持たない組織（ここでは心室筋）の静止膜電位が，心筋虚血などの原因で浅くなると，異常自動能による活動電位が生じる．
（髙橋尚彦．頻拍の機序．In: 土谷 健，他，不整脈プロフェッショナル．東京: 南江堂; 2010．p.44[2]）

自動能が心拍を生じることはない．異常自動能には，① 洞結節より下位の正常自動能が異常に亢進した場合と，② 洞結節以外の自動能を持たない組織の静止電位が浅くなり亢進した自動能を示すようになった場合がある．これらの自動能が洞結節からの自動能を凌駕し心拍を発生する場合を異常自動能という．本来，自動能を有さない心室筋の静止膜電位が何らかの原因（例えば急性心筋梗塞による心筋虚血）で浅くなったとする 図2．すると心室筋が自発的に活動電位を発生するようになる．これが異常自動能である．心筋梗塞急性期にみられる促進型心室固有調律（レートの遅い心室頻拍）は異常自動能によると考えられている．

撃発活動

撃発活動（triggered activity）には，早期後脱分極（early afterdepolarization: EAD）から生じるものと，遅延後脱分極（delayed afterdepolarization: DAD）から生じるものがある．

早期後脱分極（EAD）からの撃発活動 図3A

先行する活動電位が著明に延長すると，再分極時の膜電位が不安定な状態になり，容易に Ca^{2+} チャネル依存性の活動電位を発生するようになる（図3A の矢印）．これが早期後脱分極（EAD）からの撃発活動である 図3A．K^+ 電流を抑制する薬物，Na^+ 電流の不活性化を遅らせる薬物やL型 Ca^{2+} 電流を増大させる薬物，低K血症，徐脈などが早期後脱分極を誘発する．QT延長症候群患

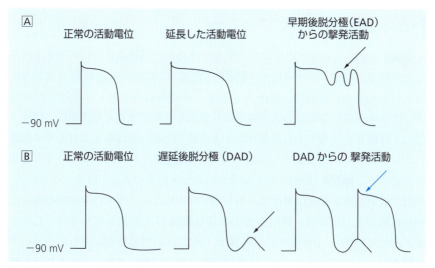

図3 撃発活動: 早期後脱分極（A），遅延後脱分極（B）
A: 延長した活動電位の第2，3相から生じる早期後脱分極からの撃発活動．
B: 先行する活動電位の再分極終了直後に生じた振動性電位（遅延後脱分極）が閾値に達して生じた撃発活動．
（髙橋尚彦．頻拍の機序．In: 土谷 健，髙橋尚彦，不整脈プロフェッショナル．東京: 南江堂; 2010. p.46[2]）

者にみられる torsade de pointes と呼ばれる多形性心室頻拍の機序は早期後脱分極からの撃発活動によると考えられている．

遅延後脱分極（DAD）からの撃発活動 図3B

遅延後脱分極（DAD）は，先行する活動電位の再分極終了直後に振動性電位として認められる（図3B の黒矢印）．これが閾値に達すると新たな活動電位，すなわち DAD からの撃発活動を生じる（図3B の青矢印）．細胞内 Ca^{2+} 過負荷が生じている状態では，細胞内 Ca^{2+} 貯蔵庫である筋小胞体から周期的な Ca^{2+} 漏出が生じ，これが一過性内向き電流（transient inward current: I_{TI}）を惹起し，遅延後脱分極が生じると考えられている．ジギタリス中毒や慢性心不全患者では心筋内細胞内 Ca^{2+} 過負荷が生じている．これらの患者にみられる心室頻拍や心室細動の機序は，遅延後脱分極からの撃発活動によると考えられている．

リエントリー

図4 はリエントリーが成立する模式図である．洞調律時，洞結節から発生した興奮が三角形で示す分岐点（図4 の青矢印）で経路Aと経路Bに別々に進入したとする．ここで，経路Aは健常心筋であるのに対し，経路Bには途中，伝導が遅くなる障害部位（領域D）があると仮定する．洞調律時，経路Aに比し経路Bの伝導に少し時間がかかるため，経路Cでは中央よりもやや経路Bよりの箇所で伝導は衝突し途絶・消滅する 図4a ．次に期外収縮が生じた場合を想定する 図4b ．経路Bでの伝導が減衰伝導特性によって緩徐になるため，興奮の衝突部位が緩徐伝導部位（領域D）の中になる．さらに早期性の増した期外収縮が生じた場合，経路Bでの伝導は領域Dで途絶してしまう．このとき，遅れて経路Aから伝導した興奮は，領域Dの興奮性が回復している（不応期を脱している）ため，経路Bを逆行性に通過可能である．ここを抜けた興奮は，再度，分岐路に達するが，この時点で経路Aは不応期から脱しているため経路Aを下行する 図4c ．こうしてリエントリー回路が成立する．リエントリー回路が成立するためには，①リエントリー回路が存在すること，②緩徐伝導部位が存在すること，③一方向性ブロックが生じること，の3条件が必要である．リエントリーの典型例は心房粗動である．心房粗動は三尖弁輪を旋回する心房内リエントリーであることが判明している．

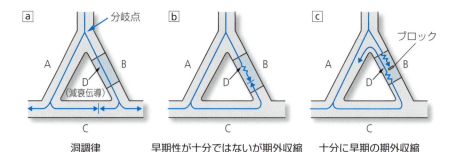

図4 リエントリー成立の条件
a: 洞調律，b: 期外収縮，c: 早期性の増した期外収縮
領域Dは減衰伝導特性を有する．すなわち，早期性の高い興奮が侵入すると伝導速度が遅くなるという性質を示す障害部位である．
（髙橋尚彦．頻拍の機序．In: 土谷 健，髙橋尚彦．不整脈プロフェッショナル．東京: 南江堂; 2010．p.47[2]）

3 リエントリーと非リエントリー

頻脈性不整脈の発生機序は，大きくリエントリー性と非リエントリー性（異常自動能または撃発活動）に分類すると理解しやすい．例えば，Wolff-Parkinson-White（WPW）症候群患者の発作性上室頻拍は，房室結節を順行性に，副伝導路を逆行性に旋回するリエントリーの代表例である 図5A．これに対し，右室流出路起源の心室期外収縮は非リエントリー性（異常自動能またはトリガードアクティビティ）頻拍の代表例である 図5B．

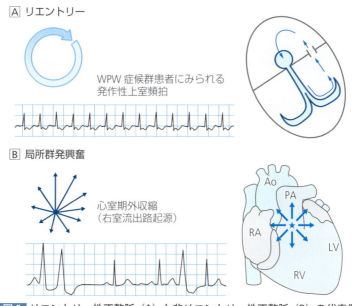

図5 リエントリー性不整脈（A）と非リエントリー性不整脈（B）の代表例
A: WPW症候群患者にみられる発作性上室頻拍，B: 右室流出路起源心室期外収縮
（髙橋尚彦．不整脈．In: 犀川哲典，小野克重，編．シンプル循環器．東京: 南江堂; 2015. p.275[3]）

4 徐脈性不整脈の発生機序

洞結節やその周囲の変性・線維化が洞不全症候群を引き起こす．房室ブロックは機能的障害，器質的障害のどちらによるかの見極めが重要である．例えば，

若年者にみられる Wenckebach 型 2 度房室ブロックは副交感神経緊張による機能的なものであり治療を要さない．一方，Mobitz Ⅱ型 2 度および完全房室ブロックは器質的障害によって生じペースメーカが必要となることが多い．

📖 Reference

1) 髙橋尚彦．不整脈の基盤となる病態．In: 池田隆徳，編．不整脈診療 Skill Up マニュアル．東京: 羊土社; 2008．p.19-22．
2) 髙橋尚彦．頻拍の機序．In: 土谷 健，髙橋尚彦．不整脈プロフェッショナル．東京: 南江堂，2010．p.43-8．
3) 髙橋尚彦．不整脈．In: 犀川哲典，小野克重，編．シンプル循環器．東京: 南江堂; 2015．p.269-304．

[髙橋尚彦]

第 1 章 ● 不整脈の見かた

4 遺伝性不整脈の見かた

QT 延長症候群，Brugada 症候群，カテコラミン誘発多形性心室頻拍（CPVT），J 波症候群などの特発性心室細動，QT 短縮症候群，オーバーラップ症候群，進行性伝導障害などが遺伝性不整脈として知られている．QT 延長症候群に関しては「トピックス 10 遺伝性 QT 延長症候群に対する治療」（p.286）を，Brugada 症候群，CPVT，特発性心室細動に対するカテーテルアブレーション治療は，「トピックス 9 特殊な疾患に対するカテーテルアブレーション」（p.275）をそれぞれ参照してもらいたい．

1 Brugada 症候群

Brugada 症候群は，アジア人に多く，男性に多い．以前にポックリ病と呼ばれた突然死の原因は Brugada 症候群と言われている．

原因
現在 19 以上のサブタイプが報告されている 表1 [1]．最も重要なのが *SCN5A* の異常で，Na チャネルの電流の低下，あるいは Ca 電流の低下が主な発症のメカニズムである．一部は K チャネルの異常で発現するものもある．

診断
心電図には 2 つのタイプがある．Type 1 あるいは coved 型は右側胸部誘導で，QRS の後半が陽性で，その後なだらかに下降し，T 波が逆転するタイプである．

Type 2 と 3 は saddle back 型と言い，QRS の終末が少し上昇し，いったん低下して，再度上昇するタイプを指す 図1．Type 1 あるいは coved 型が Brugada 症候群と診断される[2]．

安静時，もしくは Na チャネル遮断薬を使って，右側胸部誘導の V1 誘導，V2 誘導で Type 1 の心電図を認めた場合に，Brugada 症候群と診断する．

Type 2，Type 3 では，Na チャネル遮断薬を投与後に，saddle back 型か

表1 Brugada 症候群のサブタイプ

サブタイプ	遺伝子座	遺伝子	蛋白	イオン電流	発生率（%）
BrS1	3p21	SCN5A	Nav1.5	↓I_{Na}	11〜28
BrS2	3p24	GPD1L		↓I_{Na}	Rare
BrS3	12p13.3	CACNA1C	Cav1.2	↓I_{Ca}	6.6
BrS4	10p12.33	CACNB2b	Cavβ2b	↓I_{Ca}	4.8
BrS5	19q13.1	SCN1B	Navβ1	↓I_{Na}	1.1
BrS6	11q13-14	KCNE3	MiRP2	↑I_{to}	Rare
BrS7	11q23.3	SCN3B	Navβ3	↓I_{Na}	Rare
BrS8	12p11.23	KCNJ8	Kir6.1	↑I_{K-ATP}	2
BrS9	7q21.11	CACNA2D1	Cavα2δ	↓I_{Ca}	1.8
BrS10	1p13.2	KCND3	Kv4.3	↑I_{to}	Rare
BrS11	17p13.1	RANGRF	MOG1	↓I_{Na}	Rare
BrS12	3p21.2-p14.3	SLMAP		↓I_{Na}	Rare
BrS13	12p12.1	ABCC9	SUR2A	↑I_{K-ATP}	Rare
BrS14	11q23	SCN2B	Navβ2	↓I_{Na}	Rare
BrS15	12p11	PKP2	plakophillin-2	↓I_{Na}	Rare
BrS16	3q28	FGF12	FHAF1	↓I_{Na}	Rare
BrS17	3p22.2	SCN10A	Nav1.8	↓I_{Na}	5〜16.7
BrS18	6q	HEY2		↑I_{Na}	Rare
BrS19	7p12.1	SEMA3A	semaphorin	↑I_{to}	Rare

SCN5A: voltage-gated sodium channel, type V, α subunit, GPD1L: glycerol-3-phosphate dehydrogenase 1-like enzyme, CACNA1C: voltage-dependent L type calcium channel, α1C subunit, CACNB2b: voltage-dependent L type calcium channel, β2b subunit, SCN1B: voltage-gated sodium channel, type I, β subunit, KCNE3: voltage-gated potassium channel, Isk-related family, member 3, SCN3B: voltage-gated sodium channel, type III, β subunit, KCNJ8: inwardly-rectifying potassium channel, subfamily J, member 8, CACNA2D1: voltage-dependent L type calcium channel, auxiliary α2δ1 subunit, KCND3: voltage-gated potassium channel, subfamily D, member 3, RANGRF: RAN guanine nucleotide release factor, SLMAP: sarcolemma associated protein, ABCC9: ATP binding cassette subfamily C, member 9, SCN2B: voltage-gated sodium channel, β subunit 2, PKP2: plakophilin 2, FGF12: fibroblast growth factor 12, SCN10A: voltage-gated sodium channel, α subunit 10, HEY2: hes related family bHLH transcription factor with YRPW motif 2, SEMA3A: semaphorin 3A

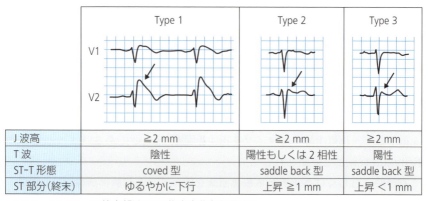

	Type 1	Type 2	Type 3
J 波高	≧2 mm	≧2 mm	≧2 mm
T 波	陰性	陽性もしくは2相性	陽性
ST-T 形態	coved 型	saddle back 型	saddle back 型
ST 部分（終末）	ゆるやかに下行	上昇 ≧1 mm	上昇 <1 mm

1 mm=0.1 mV．ST 終末部は ST の後半半分を参照する．

図1 Brugada 症候群の心電図

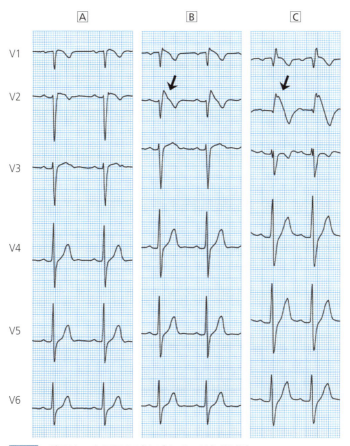

図2　1肋間上の心電図とピルジカイニド負荷試験
A: 安静時心電図.
B: V1, V2のみ一肋間上で記録した心電図. V1, V2の一肋間上ではcoved型の心電図を認める.
C: ピルジカイニド負荷試験後の心電図. ピルジカイニド30 mg（1 mg/kg）投与後V1, V2は典型的なcoved型心電図となった.

らcoved型に変化した場合にBrugada症候群と診断する[3]．また1肋間上の心電図記録でcoved型心電図が記録されることがある　図2 ．

　ハイリスク群は心室細動からの蘇生，安静時心電図でType 1（coved型）の心電図が記録され，なお失神の既往例，QRSに異常なfragmentationがある，心室有効応期が短い，男性，心房細動を持っている，失神や心停止の既往

があり電気生理学検査で心室細動がすぐに誘発されるなどである．ただし，誘発性が高い場合に予後が悪いかどうかがは不明である．また，突然死の家族歴，*SCN5A* 遺伝子の異常は，単独ではリスク因子とはならないが，ハイリスクと言われている遺伝子の変異があった場合には，ハイリスクとされる．

症状[3]

失神，夜間の苦悶様の呼吸，動悸，胸の不快感といった症状が出現する．また，心室細動や心肺停止を夜間に起こすことが多い．

治療[3]

ST を上昇させる薬物の摂取を避ける，アルコールの過剰摂取を避ける，発熱時にはできるだけ早く解熱剤を使用するなどの生活スタイルの変更が推奨されている．

ICD 植込みの絶対適応（クラス I）は，心肺停止，あるいは失神を伴うあるいは伴わない心室頻拍が記録されている場合である．安静時に Type 1（coved 型）の心電図を認め，なお失神の原因として不整脈と考えられる場合にも ICD 植込みが勧められる（クラス II a）．電気生理学検査で心室細動が誘発される場合にはクラス II b の適応である．

心室性不整脈に伴う失神の可能性が高く，coved 型の心電図が記録されている場合，Brugada 症候群と診断されて，心室頻拍，あるいは心室細動を 24 時間以内に 2 回以上起こした場合，ICD が適用と考えられても何らかの理由で ICD の植え込みができない例へのキニジンの投与などはクラス II a の適応とされる．Brugada 症候群で，心房細動などの上室性不整脈がある場合にもキニジンの投与が勧められる．心室頻拍，心室細動のストームには，イソプロテレノールが有効である．

2 カテコラミン誘発多形性心室頻拍（CPVT）

カテコラミン誘発多形性心室頻拍（catecholaminergic polymorphic ventricular tachycardia: CPVT）は，運動やストレス時に多形性心室期外収縮，多形性心室頻拍，二方向性心室頻拍，心室細動が誘発され突然死を起こしうる致死性不整脈の一つである[4] 図3 ．

原因

細胞内の Ca 過剰により発生する．この中でリアノジン受容体（*RyR2*）の変

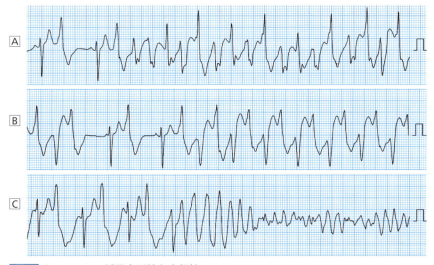

図3 カテコラミン誘発多形性心室頻拍
A: 多形性心室頻拍. B: 2方向性心室頻拍. C: 非常に早い多形性心室頻拍から心室細動への移行.
(Sumitomo N, et al. J Arrhythm. 2016; 32: 344–51[5])

表2 カテコラミン誘発多形性心室頻拍のサブタイプ

サブタイプ	遺伝子座	遺伝子	蛋白	割合（%）
CPVT1	1q43	*RyR2*	リアノジン受容体	50〜60
CPVT2	1p13.1	*CASQ2*	カルセクエストリン 2	1
CPVT3	4p13.1	*TECRL*	TECRL	≪1
CPVT4	14q32.11	*CALM1*	カルモジュリン	≪1
CPVT5	6q22.31	*TRD*	トリアジン	≪1

RyR2: リアノジン 2, *CASQ2*: カルセクエストリン 2, *TECRL*: trans-2, 3-enoyl-CoA reductase like protein, *CALM1*: カルモジュリン 1, *TRD*: トリアジン

異が半数以上を占め，次にCarsequestrin 2（*CASQ2*）の変異が多い．現在提唱されているサブタイプを 表2 に示す[5-10]．

診断

CPVTの診断基準を 表3 に挙げる[3]．

運動負荷試験では90％以上にCPVTが誘発されるが，カテコラミン投与による誘発率は70％くらいである．

表3 CPVT 診断基準

1. 器質的心疾患を認めず，心電図が正常な40歳未満の患者で，運動もしくはカテコラミン投与により，他に原因が考えられない二方向性心室頻拍，多形性心室頻拍，多形性心室期外収縮が誘発されるもの．
2. 発端者もしくはその家族に，CPVTに関連する遺伝子異常を認めるもの．
3. 発端者の家族に，心疾患を認めないにもかかわらず，運動により多形性心室期外収縮，二方向性心室頻拍もしくは多形性心室頻拍が誘発されるもの．
4. 器質的心疾患，冠動脈疾患を認めず，心電図が正常な40歳以上の患者で，運動もしくはカテコラミン投与により，他に原因が考えられない二方向性心室頻拍，多形性心室期外収縮，多形性心室頻拍が誘発されるもの．

1，2，3は確定，4は疑い

(Priori SG, et al. Heart Rhythm. 2013; 10: 1932–54[3])

表4 CPVT 治療・管理基準

Class I	1. CPVTと診断された全ての患者への以下の生活スタイルへの変更: 　a）競争的スポーツの制限もしくは禁止 　b）トレーニング運動の制限もしくは禁止 　c）ストレスの多い環境への関わりを制限 2. CPVTと診断された全ての患者へのβ遮断薬の投与. 3. CPVTと診断され，適切な薬物治療や左交感神経節切除術を行ったにもかかわらず心肺停止，再発する失神，多形性もしくは2方向性心室頻拍を認める患者へのICD植込み.
Class II a	4. CPVTと診断され，β遮断薬の投与にもかかわらず再発する失神，多形性もしくは2方向性心室頻拍を認める患者へのフレカイニド投与. 5. CPVTに関連する遺伝子異常が検出されているが，症状を認めない保因者（潜在性遺伝子異常陽性例）へのβ遮断薬投与.
Class II b	6. CPVTと診断され，β遮断薬投与にもかかわらず再発する失神，ICDの適切作動を認め，β遮断薬投与に耐えられない，もしくはβ遮断薬禁忌の患者への左交感神経節切除術.
Class III	7. CPVTと診断された無症状の患者に対する，他の治療なしでのICD植込み. 8. CPVT患者に対する抗頻拍ペーシング.

(Priori SG, et al. Heart Rhythm. 2013; 10: 1932–54[3])

症状

　多くの場合，運動もしくは情動の亢進に伴い失神を起こす．初発年齢は10代が最も多い．失神の際にてんかん様の痙攣を伴うことがあり，てんかんと診断され，発見が遅れることがある．運動時の失神，痙攣，突然死の家族歴があ

れば，診断に有用である．

治療

現在提唱されている治療・管理基準を 表4 に挙げる[3]．

β遮断薬: ナドロール，プロプラノロール，などの非選択性β遮断薬が有効である．カルベジロールは *RyR2* に直接作用し，Ca 放出を抑制する作用が報告され，CPVT に有効な可能性がある[11]．

Ca 拮抗薬: 細胞内 Ca を抑制する Ca 拮抗薬が有効と考えられる．

Na 遮断薬: 近年フレカイニド[12,13]，プロパフェノン[14]が有効であることが報告されている．

ICD: 薬剤による治療や交感神経切除術を行ってもコントロールできない例は ICD の適応と考えられる．小児例が多いため，ICD の適応の判断が困難な面もある．

交感神経切除術: 左交感神経節切除は CPVT に有効な治療法である[15]．

カテーテルアブレーション: CPVT の発生に対するカテーテルアブレーションの有効性が報告されている[16]．

3　QT 短縮症候群

QT 短縮症候群は，QT 時間が短縮し，心室細動などの致死的不整脈が誘発されることのある遺伝性不整脈である．

原因

現在，6 つのサブタイプ 表5 が報告されている．多くのものは，常染色体優性遺伝形式をとる．

表5　QT 短縮症候群のサブタイプ

サブタイプ	遺伝子座	遺伝子	蛋白	イオン電流	遺伝形式
SQT1	7q35	*KCNH2*	$K_V11.1\alpha$	I_{Kr} ↑	AD
SQT2	11p15.5	*KCNQ1*	$K_V7.1\alpha$	I_{Ks} ↑	?
SQT3	17p23	*KCNJ2*	$K_{ir}2.1\alpha$	I_{K1} ↑	AD
SQT4	12p13.3	*CACNA1C*	$Ca_V1.2$	I_{Ca-L} ↓	
SQT5	10p12	*CACNB2b*	$Ca_V\beta_2b$	I_{Ca-L} ↓	
SQT6	7q21-q22	*CACNA2D1*	$Ca_V\alpha_2\delta-1$	I_{Ca-L} ↓	

KCNH2: voltage-gated potassium channel, subfamily H (eag-related) member 2, *KCNQ1*: voltage-gated potassium channel, KQT-like subfamily, member 1, *KCNJ2*: inwardly-rectifying potassium channel, subfamily J, member 2, *CACNA1C*: voltage-dependent L type calcium channel, α1C sub-unit, *CACNB2b*: voltage-dependent L type calcium channel, β2b subunit, *CACNA2D1*: voltage-dependent L type calcium channel, auxiliary α2δ1 subunit, AD: 常染色体優性遺伝

表6 QT短縮症候群診断基準

1. QTc≦330 ms
2. QTc<360 ms，かつ以下の1つ以上を認める場合:
    1) SQTに関連する遺伝子異常
    2) SQTSの家族歴
    3) ≦40歳での突然死の家族歴
    4) 器質的心疾患は認めない，心室頻拍，心室細動からの蘇生例

1は確定，2は疑い

(Priori SG, et al. Heart Rhythm. 2013; 10: 1932–54[3])

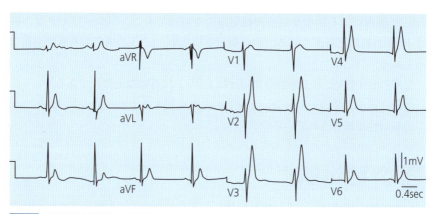

図4 QT短縮症候群の心電図
(Brugada R, et al. Circulation. 2004; 109: 30–5[18])

診断[3,17]

診断基準を 表6 に挙げる．心電図では，T波高が高く，QT時間が短縮している[18] 図4 ．

治療[3]

心肺停止かつ失神を伴う，もしくは伴わない持続性の心室頻拍が記録されている場合には，ICDの適応と考えられている．現在提唱されている治療基準を 表7 に挙げる．

表7 QT短縮症候群の治療基準

Class I
1. 有症状で以下の条件を持つSQTS患者へのICD植込み 　　a）心肺停止蘇生例，かつ，または 　　b）失神を伴う，もしくは伴わない持続性VTが記録されている患者

Class II b
1. 突然死の家族歴のある無症状のSQTSに対するICD植込み 2. 無症状で，突然死の家族歴のあるSQTSに対するキニジンの投与 3. 無症状で，突然死の家族歴のあるSQTSに対するソタロールの投与

（Priori SG, et al. Heart Rhythm. 2013; 10: 1932–54[3]）

4　オーバーラップ症候群

　Naチャネルの構造異常が起こると，QT延長症候群，Brugada症候群，進行性伝導障害などの種々の遺伝性の不整脈が起こる．Brugada症候群では，Naチャネルの活性化が低下し，QT延長症候群（LQTS3）は遅延Naチャネルの活性化が亢進もしくは不活化の延長により発生する．このようにいくつか異なる病気が同時に発生するものをオーバーラップ症候群と呼ぶ．

　遺伝性の不整脈を発現するチャネル異常として，Naチャネル（*SCN5A*）は非常に重要なチャネルである[19]．

5　進行性心臓伝導障害（PCCD）

　進行性心臓伝導障害（progressive cardiac conduction disease: PCCD）は，Lenégre病もしくはLev病とも呼ばれ，心筋梗塞，心筋症など器質的心疾患を認めず，房室ブロック，脚ブロックが進行し **図5**，最終的には，完全房室ブロックへ進行し，ペースメーカが必要になる徐脈性不整脈である．

原因

　家族性PCCDは，チャネル異常，チャネルの修飾蛋白，筋構造蛋白の異常などにより洞結節，房室結節，His束，右脚，左脚，Purkinje線維のいずれの部位，もしくは全体の伝導遅延，伝導障害が進行性に発生する疾患で，病理学的には，刺激伝導系の一部，もしくは全体の脂肪変性，線維化，石灰化などを呈する．

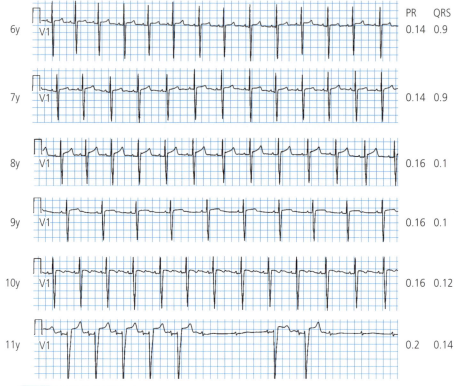

図5 PCCD の心電図
年齢が進むにつれ PR 時間が延長し，QRS 幅も広がっている．11 歳の時にはⅡ度房室ブロックをきたし，ペースメーカ植込みを行った．

原因遺伝子を 表8 に挙げるが，*SCN5A* の異常で起こるものが最も多い．
診断[3]
比較的若年で発症する進行性心臓伝導障害もしくは家族歴のあるものを PCCD と診断する．
治療[3]
完全もしくは高度房室ブロックを認める場合，失神などを有する房室ブロックがある場合には，ペースメーカ植込みの適応である．

表8 PCCD の原因遺伝子

遺伝子	蛋白	チャンネル	Rhythm disorder	その他
SCN5A	Nav1.5	I_{Na} ↓	BRS, LQT3, PCCD, AVB, SSS, atrial standstill, familial AF	DCM, SIDS
SCN1B		$I_{Na}\beta1$ subunit	PCCD, BRS 5	
SCN10A	Nav1.8	$I_{Na}\alpha$ subunit	AVB, BRS	
Gja5	Cx40	Cx	PCCD, AF, atrial standstill	
TRPM4	TRPM4	TRP ↑ →I_{Na} ↓	PCCD	
KCNK17	K2p17.1	IK TASK4 ↑	PCCD, VF	
NKX2-5	NKX2.5		AVB	ASD, TOF, Truncus, DORV, cTGA, IAA, HLHS2, LVNC
TBX5			PCCD	Holt-Oram, ASD 2nd, VSD (Ⅳ), AVSD, CoA
LMNA			PCCD, ventricular arrhythmia, AF	Emery-Dreifuss MD, limb-gardle MD 1B, Werner, Hutchinson-Gilford, Charcot-Marie-Tooth type 2, lipodystrophy, DCM

SCN5A: voltage-gated sodium channel α subunit 5, *SCN1B*: voltage-gated sodium channel β subunit 1, *SCN10A*: voltage-gated sodium channel, α subunit 10, *Gja5*: gap junction protein α subunit 5, *TRPM4*: transient receptor potential cation channel subfamily 4, *KCNK17*: potassium two pore domain channel subfamily K member 17, *NKX2-5*: NK2 homeobox 5, *TBX5*: T-box 5, *LMNA*: lamin A/C

6 早期再分極症候群

QRS 終末に J 波と呼ばれる notch もしくは slur を認めるものを早期再分極症候群と呼ぶ **図6** [20]．ST 上昇は認める場合も，認めない場合もある．Ⅱ，Ⅲ，aVF などの下壁，V5，V6 などの側壁に認める場合に注意が必要であるが，>1 mm の J 点上昇は一般人口の 1～13% に認めるが，特発性心室細動では 15～70% に出現すると言われている[3]．

原因

低体温で認める J 波は Osborn 波と呼ばれ，心外膜側が心内膜側の再分極より短いことにより発生すると考えられている[3]．*KCNJ8, CACNA1C, CAC-*

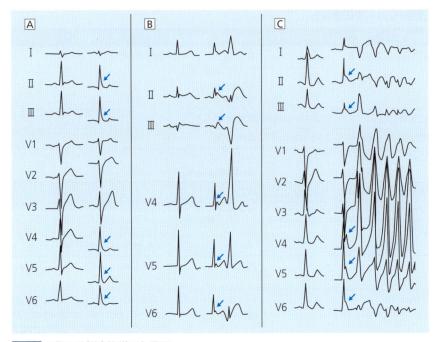

図6 早期再分極症候群の心電図

(Haïssaguerre M, Derval N, Sacher F, et al. N Engl J Med. 2008; 358: 2016–23[20])

表9 早期再分極 (ER) 症候群のサブタイプ

	遺伝子座	遺伝子	蛋白	イオン電流	発端者の割合 (%)
ERS1	12p11.23	KCNJ8	Kir6.1	↑I_{K-ATP}	
ERS2	12p13.3	CACNA1C	Cav1.2	↓I_{Ca}	4.1
ERS3	10p12.33	CACNB2b	Cavβ2b	↓I_{Ca}	8.3
ERS4	7q21.11	CACNA2D1	Cav$\alpha2\delta$	↓I_{Ca}	4.1
ERS5	12p12.1	ABCC9	SUR2A	↑I_{K-ATP}	Rare
ERS6	3p21	SCN5A	Nav1.5	↓I_{Na}	Rare
ERS7	3p22.2	SCN10A	Nav1.8	↓I_{Na}	

KCNJ8: inwardly-rectifying potassium channel subfamily J member 8, *CACNA1C*: voltage-dependent L type calcium channel α1C subunit, *CACNB2b*: voltage-dependent L type calcium channel, β2b subunit, *CACNA2D1*: voltage-dependent L type calcium channel auxiliary $\alpha2\delta$1 subunit, *ABCC9*: ATP binding cassette subfamily C member 9, *SCN5A*: voltage-gated sodium channel α subunit 5, *SCN10A*: voltage-gated sodium channel α subunit 10

NB2B，*CACNA2D1*，*SCN5A* などの変異に伴う，7 つのサブタイプが報告されている[1] 表9 .

診断

　下壁もしくは側壁誘導で＞1 mm の J 点上昇を，2 誘導以上で認め，かつ①原因不明の心室細動からの蘇生例，②突然死例で，剖検での異常を認めず生前の心電図で上記 J 点上昇を認めるもの，とされる[3]．

症状

　心室細動の既往例では，早期再分極が「ある人」は心室細動の再発率が高く，J 点の上昇が心室細動の再発，予後不良因子の一つと考えられている．

治療[3]

　早期再分極症候群と診断され，心肺蘇生された場合には ICD 植込みが推奨されている．

📖 Reference

1) Antzelevitch C, Yan GX. J-wave syndromes: Brugada and early repolarization syndromes. Heart Rhythm. 2015; 12: 1852-66.

2) Wilde AA, Antzelevitch C, Borggrefe M, et al. Proposed diagnostic criteria for the Brugada syndrome: consensus report. Circulation. 2002; 106: 2514-9.

3) Priori SG, Wilde AA, Horie M, et al. HRS/EHRA/APHRS expert consensus statement on the diagnosis and management of patients with inherited primary arrhythmia syndromes: document endorsed by HRS, EHRA, and APHRS in May 2013 and by ACCF, AHA, PACES, and AEPC in June 2013. Heart Rhythm. 2013; 10: 1932-54.

4) Leenhardt A, Lucet V, Denjoy I, et al. Catecholaminergic polymorphic ventricular tachycardia in children. A 7-year follow-up of 21 patients. Circulation. 1995; 91: 1512-9.

5) Sumitomo N. Current topics in catecholaminergic polymorphic ventricular tachycardia. J Arrhythm. 2016; 32: 344-51.

6) Laitinen PJ, Brown KM, Pippo K, et al. Mutations of the cardiac ryanodine receptor (RyR2) gene in familial polymorphic ventricular tachycardia. Circulation. 2001; 103: 485-90.

7) Lahat H, Elder M, Levy-Nissenbaum E, et al. Autosomal recessive catecholamine-or exercise-induced polymorphic ventricular tachycardia: clinical features and assignment of the disease gene to chromosome 1p13-21. Circulation. 2001; 103: 2822-7.

8) Vega AL, Tester DJ, Ackerman MJ, et al. Protein kinase A-dependent biophysical phenotype for V227F-KCNJ2 mutation in catecholaminergic polymorphic ventricular tachycardia. Circ Arrhythm Electrophysiol. 2009; 2: 540-7.

9) Nyegaard M, Overgaard MT, Søndergaard MT, et al. Mutations in calmodulin cause ventricular tachycardia and sudden cardiac death. Am J Hum Genet. 2012; 91: 703-12.

10) Roux-Buisson N, Cacheux M, Fourest-Lieuvin A, et al. Absence of triadin, a protein of the calcium release complex, is responsible for cardiac arrhythmia with sudden death in human. Hum Mol Genet. 2012; 21: 2759-67.

11) Zhou Q, Xiao J, Jiang D, et al. Carvedilol and its new analogs suppress arrhythmogenic store overload-induced Ca^{2+} release. Nat Med. 2011; 17: 1003-9.

12) Watanabe H, Chopra N, Laver D, et al. Flecainide prevents catecholaminergic polymorphic ventricular tachycardia in mice and humans. Nat Med. 2009; 15: 380-3.

13) van der Werf C, Kannankeril PJ, Sacher F, et al. Flecainide therapy reduces exercise-induced ventricular arrhythmias in patients with catecholaminergic polymorphic ventricular tachycardia. J Am Coll Cardiol. 2011; 57: 2244-54.

14) Hwang HS, Hasdemir C, Laver D, et al. Inhibition of cardiac Ca^{2+} release channels (RyR2) determines efficacy of class I antiarrhythmic drugs in catecholaminergic polymorphic ventricular tachycardia. Circ Arrhythm Electrophysiol. 2011; 4: 128-35.

15) Coleman MA, Bos JM, Johnson JN, et al. Videoscopic left cardiac sympathetic denervation for patients with recurrent ventricular fibrillation/malignant ventricular arrhythmia syndromes besides congenital long-QT syndrome. Circ Arrhythm Electrophysiol. 2012; 5: 782-8.

16) Kaneshiro T, Naruse Y, Nogami A, et al. Successful catheter ablation of bidirectional ventricular premature contractions triggering ventricular fibrillation in catecholaminergic polymorphic ventricular tachycardia with RyR2 mutation. Circ Arrhythm Electrophysiol. 2012; 5: e14-7.

17) Gollob MH, Redpath CJ, Roberts JD. The short QT syndrome: proposed diagnostic criteria. J Am Coll Cardiol. 2011; 57: 802-12.

18) Brugada R, Hong K, Dumaine R, et al. Sudden death associated with short-QT syndrome linked to mutations in HERG. Circulation. 2004; 109: 30-5.

19) Sumitomo N. E1784K mutation in SCN5A and overlap syndrome. Circ J. 2014; 78: 1839-40.

20) Haïssaguerre M, Derval N, Sacher F, et al. Sudden cardiac arrest associated with early repolarization. N Engl J Med. 2008; 358: 2016-23.

[住友直方]

第1章 ● 不整脈の見かた

5 EPS検査の概要（装置，刺激法など）について

　近年，電気生理学的検査（electrophysiological study: EPS）はカテーテルアブレーション治療の進歩により，頻脈性不整脈においてはEPS単独による診断のみで留まる例は少なくアブレーション治療を念頭において行われる．一方，徐脈性不整脈においても同様であり，EPSはペースメーカ治療の適応を確認するための最終診断のために施行される．

　つまり，EPSの見方として，検査が治療に対応できるために必要な機材・機器や設備，知識と刺激および測定法について解説する．

1 EPSにおける必要な機材・機器や設備

　表1にEPSに必要な機器や設備を示す[1-4]．

X線透視装置

　X線透視システムはカテーテル挿入時の補助や体内のカテーテル位置確認や操作のために必要であり，バイプレーンを用いて2方向での画像が見られるものが有用である．特に，アブレーションの際にはカテーテル操作において詳細な立体的位置の把握が必要となるため，バイプレーン装置の方が望ましい．一方，透視時の被曝に関しては，従来使用されていた遮蔽板に加え，近年3次元マッピングシステムの進歩により透視時間は短縮され，術者や被検者の被曝線量の減少につながっている．

記録装置

　12誘導心電図，心内心電図，観血血圧，酸素飽和度などを同時に連続記録・解析する装置である．心内電位の記録は通常30〜500 Hzのバンドパスフィルターを用いる．EPSおよびアブレーション治療においては複数の多電極のカテーテルを心内に留置し，多点を同時に単極・双極誘導で記録する必要がある．

表1 EPS で必要な機器・装置

X 線透視装置	2 方向のシネ装置が有用であり，画像の描出がスムース
記録装置	複数の多電極のカテーテルから多点同時記録ができ，ディスクにデータ記録・保存可能である
刺激装置	出力端子は複数可能であり，刺激間隔，パルス数，連結期をあらかじめ設定し，連続・期外刺激によるプログラム刺激ができる
アブレーション装置	カテーテル（イリゲーション含む）やバルーンによるアブレーションにおいて温度やパワーを設定し，温度とインピーダンスや contact force の変化を観察できる
除細動器	心室細動や心室頻拍などの血行動態不良の頻拍や心房細動の除細動に必要
救急蘇生装置	緊急処置に必要な挿管，アンビューバック，救急薬品など
体外ペーシング装置	一時的ペーシングに必要

記録装置の精度によっては 64～250 チャネルまで同時記録可能である．

刺激装置

　洞機能・房室伝導能の評価，不応期測定，不整脈の誘発・停止，不整脈の機序解明および起源（リエントリー回路など）同定などのためには，心内に留置した複数の電極カテーテルから連続刺激および期外刺激によるプログラム刺激が必要である．本装置により，あらかじめ刺激パルスの強さと幅を設定し，刺激間隔，パルス数，連結期をプログラムして刺激が可能である．通常は刺激周期の 2 倍の出力で刺激を行い，心房（右房，左房），心室（右室心尖部，右室側 His 束領域，右室流出路，左室など）から刺激部位を選択する．刺激法として，対象となる不整脈によって適切なプロトコールを決めておくことが必要である．

電極カテーテル

　対象となる不整脈において電極カテーテルを適切に選択することにより，不整脈の診断や治療がスムースに行われる．

　成人では，通常はカテーテルの太さは 2～7 F であり，双極の電極間隔は 2～5 mm で電極数は 2～20 極のものが多く用いられる．最近の電極カテーテルは先端が可動型（steerable）のものが多くなり，操作性や電位マッピングの精度

は向上した．特に，局所の詳細な電位マッピングが必要な場合は多極で可動性が良好なものが有用である．また，目的とする不整脈の種類によってはアブレーションの焼灼部位に適した特殊な形状のものもあり，通常型心房粗動に用いられる三尖弁輪用のカテーテルや心房細動に用いられる肺静脈マッピング用のリングカテーテルが代表的である．

また，8個の電極が装着された8本のスプラインを有するバルーンカテーテルを心内に挿入し，心内膜に接触することなく留置して，計64個の電極の信号から多点同時電位マッピングが可能なものもある．

スタッフ

EPS に必要なスタッフを 表2 に示す．

カテーテル操作を行う術者・助手として医師2名，記録装置・刺激装置およびアブレーション装置の操作をする医師最低1名および臨床工学士1名が必要である．看護師がカテーテル挿入までの準備，介助，バイタルチェックや全身管理を行い，X線透視装置の操作には放射線技師が必要である．

スタッフには不整脈の知識や治療法を理解してもらい，緊急時や合併症に対応できるように薬物治療，除細動器や人工呼吸器などの対処に習熟しておくことが必要である．特に，カテーテル操作による心タンポナーデに対する緊急処置は遅滞なく行うことが必要であり，心臓外科医のバックアップも必須である．

表2 EPS に必要なスタッフ

医師	術者，助手，記録装置・刺激装置およびアブレーション装置の操作，患者の管理など
看護師	カテーテル挿入までの準備，介助やバイタルチェックや全身管理，緊急処置の介助など
放射線技師	X線透視装置の操作，撮影など
臨床工学士	記録装置・刺激装置およびアブレーション装置の操作，ペーシングの補助，除細動器や人工呼吸器の取り扱いなど

その他

心内エコー装置は心房中隔穿刺に有用であり，超音波カテーテルを用いて三次元マッピングを構築することも可能である．また，合併症として心タンポ

ナーデが発生した場合には心嚢穿刺のために心エコーガイドが有用であるため，心エコー装置を準備しておくことが望ましい．

誘発された不整脈（心室頻拍や心室細動など）において血行動態が維持できない場合や心房細動の除細動目的には体表面電極パッチを用いて除細動器により停止する必要がある．また，合併症などに対する緊急処置には救急蘇生装置（挿管，アンビューバック，救急薬品），一時的ペーシングのための体外ペーシング装置なども必要となる．

2　EPS に必要な知識・技術と刺激および測定法

EPS を施行するにあたって必要な知識と技術は 表3 に示す[1-4]．

EPS に必要な刺激や測定法は，① Baseline，② 心房期外刺激，③ 心房連続刺激，④ 心室期外刺激，⑤ 心室期外刺激に分けられ，それぞれ洞調律時および頻拍時において刺激法により計測される測定項目が異なる．特にプログラム刺激においては洞調律時に加え頻拍時では，刺激部位や刺激法を工夫して頻拍の機序や起源を同定する必要がある 表4 ．

Baseline における基本的測定と評価点[1-3]

洞調律時，徐脈時（房室ブロックなど）および頻拍発作時における記録より評価する．洞調律および徐脈時には心房（atria: A）波，His 束（H）波，心室（ventricle: V）波の脱落の有無をチェックし，洞調律周期，AH 時間（正常: 50〜150 ms），HV 時間（正常: 35〜55 ms），H 波時間（正常: 10〜25 ms）の測定を行い，各伝導時間を評価する．HV 時間は WPW（Wolff-Parkinson-White）症候群において副伝導路を認める場合には短縮する．また，心房興奮伝導様式の異常や心室電位における遅延電位や分裂電位などの異常電位についても注目する必要がある．

一方，頻拍発作時には頻拍周期（tachycardia cycle length: TCL）および AH・HV・HA・VA 時間の測定，上室頻拍（supraventricular tachycardia: SVT）時の VA または AV ブロックの有無，機能的脚ブロック時の VA 時間，停止様式（VA・AV ブロック），逆行性 A 波の最早期興奮順序や房室解離の有無を評価する．心室頻拍（ventricular tachycardia: VT）時には QRS 波に先行する前収縮期電位の記録についても注意深く観察する必要がある[5]．

表3 EPS に必要な知識と技術

EPS の適応と禁忌	対象となる各種徐脈性，頻脈性不整脈の特性をあらかじめ習得し，EPSの適応・意義および禁忌について理解する
電極カテーテルの挿入と操作法	経皮的穿刺法により，右心系，左心系へカテーテルを挿入し，目的部位へ安全かつスムースに操作移動できる．心室造影や冠動脈造影など心臓カテーテル全般も習得する
心内電位記録の解析と測定法	心内電位記録における各部位の電位を計測・解析し，伝導時間，不応期，伝導機能などを正しく測定できる
プログラム刺激の方法	刺激間隔，パルス数，連結期をあらかじめ設定し，適応となる不整脈の診断・治療に有効な連続・期外刺激によるプログラム刺激を行う
不整脈の機序と起源の同定法	伝導障害の程度および部位の診断，頻脈の誘発・停止様式および機序解明，リエントリー回路と起源の同定を行う
抗不整脈の作用機序と使用法	抗不整脈薬の作用機序を理解し，伝導障害の判定および頻拍の誘発・停止のための薬物選択が適切にできる
抗凝固薬の投与法	左心系に挿入されたカテーテルにより EPS やアブレーションを行う際は，ヘパリン投与後活性化凝固時間（ACT）を定期的に測定し，適切なACT 値を維持できるようにヘパリン追加投与を行う
アブレーションの適応と方法	標的不整脈に対してカテーテルあるいはバルーン・アブレーションなどの適切な機材を選択でき，不整脈の起源同定に有効な電位指標について習得する．心房中隔穿刺法，3 次元マッピング法やアブレーションカテーテルの操作ができる
静脈麻酔の方法	適切な麻酔により体動が少なく，マッピングの精度が向上する．静脈麻酔薬の作用と投与法を十分習得する
放射線被曝に関する知識	患者およびスタッフの被曝の程度を透視時間により予測し，透視野の絞り，間欠的透視，拡大透視回避，イメージ・インテンシファイア（I.I.）装置と患者の距離短縮，X 線管と患者の距離拡大，3 次元マッピングの利用，プロテクター，ゴーグル，ネックガード，含鉛アクリル板・ラバーシートの利用などにより被曝線量の低減対策を行う
合併症の種類と対処法	起こりうる合併症の種類を認識し，遅滞なく対処することが必要である．特に，カテーテル操作による心タンポナーデの発生に備え，心嚢穿刺キットを準備し，常にドレナージができるように穿刺法を習得する必要がある
救急処置，除細動，一時的ペーシング	挿管，救急薬品投与などの緊急処置，血行動態不良の頻拍や心房細動の除細動，心停止に対する一時的ペーシングができる

表4 EPS に必要な刺激および測定法

	洞調律時	頻拍時
Baseline	A波, H波, V波の脱落の有無, AH, HV, H波時間, 心室興奮伝導様式, 副伝導路の有無, 心室波の遅延電位・分裂電位	AH・HV・HA・VA時間, SVT時のVAまたはAVブロックの有無, 機能的脚ブロック時のVA時間, 停止様式（VA・AVブロック）, 逆行性A波の最早期興奮順序, 房室解離の有無, VT時QRS波に先行する前収縮期電位
心房期外刺激	・洞房伝導時間 ・心房・房室結節有効不応期, 房室伝導曲線 ・房室結節二重伝導路 (jump up現象), 速伝導路・遅伝導路有効不応期, エコーゾーン ・反復性心房興奮の有無 ・副伝導路の有無と順行性有効不応期 ・頻拍誘発と刺激様式	SVT: ・刺激部位による頻拍のリセットと停止様式
心房連続刺激	・洞房伝導時間 ・洞結節機能, 洞結節回復時間 ・房室伝導能 (Wenckebach周期) ・副伝導路伝導能(1:1房室伝導周期) ・傍His束ペーシング（房室結節または副伝導路伝導による室房伝導の鑑別） ・頻拍誘発と刺激様式	SVT: ・エントレインメント現象（コンシールドを含め）の有無, PPI ・異なる心房部位でのペーシング (VA linkingの有無) VT: ・刺激とVT波形との連続的融合波: マニフェストエントレインメント
心室期外刺激	・室房伝導能, 逆行性房室結節二重伝導路, 逆行性副伝導路の有無と有効性不応期, 心室有効不応期 ・反復性心室反応（脚枝間リエントリー, 心室エコー） ・VT・VF誘発と刺激様式	SVT: ・His束不応期における単発刺激（リセットの有無） VT: ・VTの停止様式, 融合波とリセットの有無
心室連続刺激	・室房伝導能と伝導パターン（房室結節を介する減衰伝導, 副伝導路） ・逆行性心房興奮順序, 最早期興奮部位, 最大1:1室房伝導刺激周期 ・VT・VF誘発と刺激様式, ペースマッピング時QRS波形	SVT: ・心室刺激後の頻拍再開パターン, 異なる刺激部位による融合波, エントレインメント中のcPPI-TCL, VA時間, His束電位の捕捉様式 VT: ・エントレインメント（コンシールドを含め）の有無とPPI測定, S-QRS間隔

A: 心房, H: His束, V: 心室, SVT: 上室頻拍, VT: 心室頻拍, PPI: ペーシング中止後の復元周期, TCL: 頻拍周期, cPPI-TCL: 修正PPI-TCL

心房期外刺激

洞調律時の心房期外刺激により洞房伝導時間を Strauss 法で測定できる．プログラム刺激により心房・房室結節有効不応期の測定ができ，房室伝導曲線が作成できる．房室伝導能を評価し，房室結節二重伝導路（jump up 現象）を呈する場合，速伝導路・遅伝導路の有効不応期およびエコーゾーンも測定できる．反復性心房興奮の有無や副伝導路を有する場合，副伝導路順行性有効不応期も測定可能である[1-3]．また，頻拍誘発や刺激様式も得られる．

SVT 中の期外刺激により，刺激部位によって頻拍のリセットや停止が得られ，頻拍のリエントリー回路との関係が推測できる[1]．

心房連続刺激

洞調律時に連続刺激を加えることにより Narula 法で洞房伝導時間を測定できる．さらに，洞調律時の心房頻回刺激により洞結節機能や房室伝導能を評価でき，洞結節回復時間，1:1 房室伝導周期や Wenckebach 周期（房室結節内ブロック）が測定可能である．また，副伝導路を有する場合は，副伝導路による 1:1 房室伝導周期が得られる[1-3]．洞調律時における傍 His 束ペーシングにより，房室結節あるいは副伝導路伝導による室房伝導の鑑別が可能である．また，頻拍誘発様式も得られる[6]．

一方，SVT 中における頻回刺激によりエントレインメント現象が観察されれば，機序がリエントリーであることが確認できる．特に心房頻拍においては，コンシールドエントレインメントを呈する場合，緩徐伝導部位の同定が可能となり，ペーシング中止後の復元周期（postpacing interval: PPI）を測定することにより，刺激部位が頻拍のリエントリー回路上に存在することが証明できる．また，異なる心房部位からのペーシングにより VA linking の有無が判明でき，心房頻拍（atrial tachycardia: AT）と房室結節リエントリー（atrioventricular nodal reentrant tachycardia: AVNRT）あるいは房室リエントリー性頻拍（atrioventricular reentrant tachycardia: AVRT）との鑑別ができる[7]．VT 中の心房頻回刺激により心室波形との連続的な融合波が認められ，マニフェストエントレインメントが観察されることがある[8]．

心室期外刺激

洞調律時のプログラム刺激により室房伝導能，逆行性房室結節二重伝導路，逆行性副伝導路の有無と有効性不応期，および心室有効不応期の測定ができる．

期外刺激により SVT の誘発やその刺激様式が得られる．心室反応においては，反復性心室興奮（脚枝間リエントリー，心室エコー，心筋内エコー），VT・心室細動（ventricular fibrillation: VF）の誘発とその刺激様式を評価できる[1,2]．

一方，SVT 中における，His 束興奮の不応期に一致させた単発刺激により，頻拍のリセットの有無を判定できる．リエントリー性 VT の場合，頻拍中に加えた単発刺激により，QRS 波形の融合波を呈し，頻拍のリセットや停止が認められることがある[1,2,5]．

心室連続刺激

洞調律時の心室連続刺激により室房伝導を呈した場合は，室房伝導の反応性（減衰伝導パターン）を検討することによって房室結節あるいは副伝導路を介するか判定できる．同時に逆行性心房興奮順序，最早期興奮部位，最大 1：1 室房伝導刺激周期も求めることができ，SVT の誘発およびその刺激様式が評価可能である．さらに VT・VF を有する場合は頻拍誘発とその刺激様式，さらにはペースマッピング時の QRS 波形と比較評価できる[1,2]．

SVT 中における心室連続刺激により，① 刺激後の頻拍再開時のパターン（A-A-V あるいは A-V），② 異なる刺激部位による，SVT と心室刺激の QRS の融合波形，③ エントレインメント現象を呈した場合の修正 PPI-TCL（Corrected PPI-TCL: cPPI-TCL），VA 時間，His 電位の捕捉様式を評価することによって SVT の機序が AT および AVNRT，AVRT によるものかを鑑別できる[5,9-12]．

VT 中の心室頻回刺激によってエントレインメント現象を呈した場合は機序がリエントリーであると証明できる．また，刺激によりコンシールドエントレインメントを認め，PPI が TCL と一致する場合，刺激部位が頻拍の緩徐伝導部位に局在していることがわかる．その際，TCL に対する刺激（S）から QRS までの間隔（S-QRS）の割合から緩徐伝導部位の入り口から出口までのどの部位に局在するか予測可能である[13]．

Reference

1) Josephson ME. Clinical cardiac electrophysiology. Techniques and interpretation. 2nd ed. Lea & Febiger; 1993. p.22-70.

2) 井上 博, 奥村 謙, 他. EPS 臨床心臓電気生理検査. 第2版. 東京: 医学書院; 2007. p.9-85.

3) 小川 聡, 他. 臨床心臓電気生理検査に関するガイドライン（2011 改訂版）: 循環器病の診断と治療に関するガイドライン（2010 年度合同研究班報告）.

4) 循環器病の診断と治療に関するガイドライン（2010-2011 年度合同研究班報告）. カテーテルアブレーションの適応と手技に関するガイドライン.

5) Veenhuyen G, Quinn R, Wilton S, et al. Diagnostic pacing maneuvers for supraventricular tachycardia: Part 1. PACE. 2011; 34: 767-82.

6) Hirao K, Otomo K, Wang X, et al. Para-Hisian pacing. A new method for differentiating retrograde conduction over an accessory AV pathway from conduction over the AV node. Circulation. 1996; 94: 1027-35.

7) Maruyama M, Kobayashi Y, Miyauti Y, et al. The VA relationship after differential atrial overdrive pacing: a novel tool for the diagnosis of atrial tachycardia in the electrophysiologic laboratory. J Cardiovasc Electrophysiol. 2007; 18: 1127-33.

8) Nishizaki M, Sakurada H, Ohta T, et al. Factors for transient entrainment of ventricular tachycardia by rapid atrial pacing. Am J Cardiol. 1993; 71: 699-704.

9) Knight BP, Zivin A, Souza J, et al. A technique for the rapid diagnosis of atrial tachycardia in the electrophysiology laboratory. J Am Coll Cardiol. 1999; 33: 775-81.

10) Gonzalez-Torrecilla E, Arenal A, Atienza F, et al. First postpacing interval after tachycardia entrainment with correction for atrioventricular node delay: a simple maneuver for differential diagnosis of atrioventricular nodal reentrant tachycardias versus orthodromic reciprocating tachycardias. Heart Rhythm. 2006; 6: 674-79.

11) Segal OR, Gula LJ, Skanes AC, et al. Differential ventricular entrainment: maneuver to differentiate AV node reentrant tachycardia from orthodromic reciprocating tachycardia. Heart Rhythm. 2009; 6: 493-500.

12) Nagashima K, Kumar S, Stevenson WG, et al. Anterograde conduction to the His bundle during right ventricular overdrive pacing distinguishes septal pathway atrioventricular reentry from atypical atrioventricular nodal reentrant tachycardia. Heart Rhythm. 2015; 12: 735-43.

13) Stevenson WG, Khan H, Sager P, et al. Identification of reentry circuit sites during catheter mapping and radiofrequency ablation of ventricular tachycardia late after myocardial infarction. Circulation. 1993; 88: 1647-70.

[西﨑光弘]

6 エントレインメントの見かた

1 エントレインメントとは？

　エントレインメントの出発点は，頻拍の起源に対し，遠いところから頻拍より若干短い周期（速いレート）でペーシングした結果を詳細に観察したことにある．図1は心室頻拍（VT）中に心房からペーシングした時の12誘導心電図波形の変化を示したものである．頻拍の周期は370 msに対して心房から周期360 msでペーシングすると，QRS波形は洞調律中のペーシング波形と心室頻拍の波形の融合波（fusion beat）となっている（V6誘導の変化に注目）．さらに，ペーシング周期を徐々に短縮すると，QRS波形は洞調律中の波形（右端）に徐々に近似してくる．

　では，このような現象はどうして生じるのであろうか．図2に模式図を示

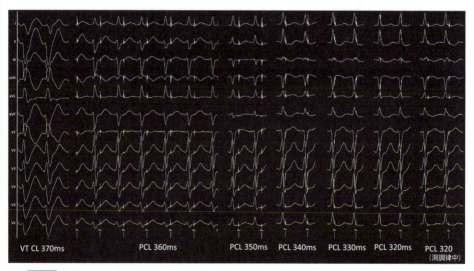

図1 高位右房からのペーシング（progressive fusion）
VT: 心室頻拍，CL: 周期長，PCL: ペーシング周期長

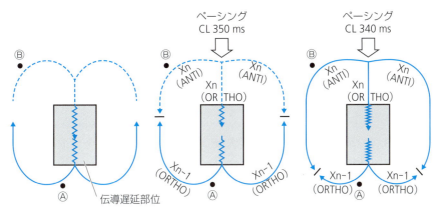

図2 エントレインメントの模式図

すが，VT 中の興奮伝播を figure eight reentry で示す 図2左．VT 周期よりやや短い周期でペーシングすると，伝導遅延部位に進入し，VT と同様の伝導をする興奮（orthodromic wavefront: ORTHO）と直接心筋を伝導する興奮（antidromic wavefront: ANTI）とが衝突する 図2中．この時，伝導遅延部位での伝導時間が長いため，ANTI は 1 回前の ORTHO と衝突する．心電図波形は VT とペーシングの融合波形となるが，ペーシング周期が一定であれば衝突部位も一定となり，融合波形も一定となる．エントレインメントの第 1 基準「constant fusion」である．ペーシング周期を短くすると，伝導遅延のために ORTHO は遅れ，したがって ANTI の割合が多くなり，QRS 波形はペーシング波形に近似していく 図2右．このような融合波形の変化を progressive fusion という（エントレインメントの第 2 基準）．自動能やマイクロリエントリーにみられる巣状の興奮パターン（focal pattern）の頻拍であれば，興奮全体が速やかにペーシングで支配され，融合波形は認められず，ペーシング波形のみとなる．すなわち，エントレインメント現象は，マクロリエントリーの特徴であり，その証明でもある．

2 エントレインメントの診断基準

Waldo らが提唱したエントレインメントの診断基準は以下の通りである[1-3]．

- 第 1 基準: constant fusion（ただし最後に capture された興奮を除く）
- 第 2 基準: progressive fusion
- 第 3 基準: 局所伝導ブロックとこれに伴う頻拍の停止
- 第 4 基準: ペーシング周期の短縮に伴い，局所電位までの伝導時間や電位波形の変化が生じる（基本的には第 2 基準と同様の事象を示す）

　この 4 つの基準のうち 1 つでも満たすことができれば，エントレインメントが成立し，頻拍メカニズムはリエントリーと診断できる．第 1・2 基準は心電図波形の基準で，第 3・4 基準は心内心電図の基準である．

　図3 は心内心電図でエントレインメントが証明された頻拍（通常型心房粗動）で，ペーシング部位は三尖弁-下大静脈間峡部（CTI）である．頻拍の周期長は 260 ms で，ペーシング周期は 図3a, b では 220 ms，図3c では 200 ms である．まず，最後のペーシング直後の電位とその次の電位の間隔を測定するが，この間隔がペーシング周期と同一であればその電位はペーシングに capture されていると判断される．図3a の Halo 3-4 に注目すると，この間隔が

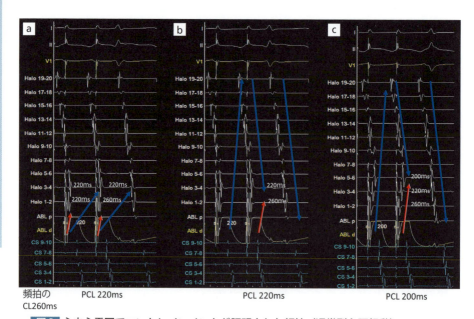

図3 心内心電図でエントレインメントが証明された頻拍（通常型心房粗動）
ABL d は三尖弁-下大静脈間胸部に存在し，この部位よりペーシングを行った．

220 ms となっていて，ペーシング周期に一致していることから，ペーシングは刺激直後ではなく，1拍後の電位を capture している（青矢印）．これに対し，Halo 1-2 の電位を見ると，ペーシング後の間隔は 260 ms とペーシング周期より延長しており，最後のペーシングは刺激直後の電位を capture している（赤矢印）．このような解析をすべての電位に関して行うと，図3b のように青矢印が ORTHO による capture，赤矢印が ANTI による capture で，ANTI は1回前のペーシングによる ORTHO と衝突している．さらに，ペーシング周期を 200 ms に短縮すると，図3c のような興奮伝播に変化した．このようにペーシング周期を短縮すると ORTHO と ANTI の衝突部位が変化し，ANTI の範囲が拡がり，心電図では progressive fusion が生じていることが理解できる．

さらに，Halo 3-4 に注目すると，伝導時間はペーシング周期 220 ms では青矢印となり，ペーシング刺激からの伝導時間は長い 図3b．ペーシング周期を 200 ms とすると 図3c，伝導は赤矢印となり，Halo 3-4 までの伝導時間が劇的に短縮している．さらに電位波形にも変化が生じている．すなわち第4基準が満たされたことになる．第4基準は，ある特定の部位の電位において，ペーシング周期の短縮に伴い，局所の興奮が ORTHO から ANTI に変化することを示しており，必ずしも回路全体を表していず，直感的には理解しにくいかもしれない．第4基準が提唱された背景は，現在のような多極カテーテルは市販されておらず，少ない電極カテーテルでもエントレインメントが証明できるように考案されたのである[3]．現在のように，多極カテーテルを容易に使用することができる状況では，記録された電位全体を観察し，ORTHO と ANTI が衝突する部位がペーシング周期の短縮とともに変化すると理解しておく方がわかりやすい．また，エントレインメントの基準にはないものの，ORTHO と ANTI が衝突していることが証明できれば 図3b，constant fusion（第1基準）が成立していると判断できる．

3 アブレーション至適部位の同定法としてのエントレインメント

アブレーションカテーテルの留置部位が頻拍回路上か否かを検討する目的でエントレインメントを行った電極カテーテルにおいて，最後のペーシング刺激から頻拍第1拍目までの時間（postpacing interval: PPI）と頻拍周期との関

連が検討された．PPI が頻拍周期に一致（実際には PPI ＝頻拍周期 ± 30 ms）すればペーシング部位は回路上にあり，PPI が頻拍周期より延長していれば回路外にあると判断される．さらに，ペーシング部位が伝導遅延部位にあれば，ANTI は伝導遅延部位内で ORTHO と衝突するため，伝導遅延部位以外はすべての興奮が ORTHO となる．この時，VT であれば QRS 波形が，上室頻拍であれば P 波形（不明瞭なことが多い）とともに多極電極で記録される心房電位と興奮シークエンスが，ペーシング中と頻拍中とで全く同一になる（Concealed entrainment[4]）．この 2 つの条件が満足される部位が至適焼灼部位である．以上はアブレーション時の至適通電部位の同定において，極めて有用であるが，リエントリーが前提となっていることを忘れてはならない．Concealed entrainment の詳細については「心室頻拍に対するアブレーション」（p.258）を参照されたい．

　エントレインメントに関して概説したが，紙面の都合で十分に解説できず，著者らのテキストブック[5]を参照されたい．なお今回引用した文献はいずれも過去のものではあるが，リエントリーの理解には有用と考えられ，電気生理を志す医師は熟読されることを強くお薦めしたい．

📖 Reference

1) Okumura K, Henthorn RW, Epstein AE, et al. Further observations on transient entrainment. Importance of pacing site and properties of the components of the reentry circuit. Circulation. 1985; 72: 1293-307.

2) Okumura K, Olshansky B, Henthorn RW, et al. Demonstration of the presence of slow conduction during sustained ventricular tachycardia in man. Use of transient entrainment of the tachycardia. Circulation. 1987; 75: 369-78.

3) Henthorn RW, Okumura K, Olshansky B, et al. A fourth criterion for transient entrainment. The electrogram equivalent of progressive fusion. Circulation. 1988; 77: 1003-12.

4) Stevenson WG, Friedman PL, Sager PT, et al. Exploring postinfarction reentrant ventricular tachycardia with entrainment mapping. J Am Coll Cardiol. 1997; 29: 1180-9.

5) Okumura K, Okamatsu H. Entrainment pacing: a diagnostic tool for reentrant tachycardia and its application for catheter ablation. In: Hirao K, ed. Catheter ablation. https://doi.org/10.1007/978-981-10-4463-2_3, Springer Nature Singapore Pte Ltd. 2018

［岡松秀治，奥村　謙］

第1章 ● 不整脈の見かた

7　Para-Hisian pacing update

　発作性上室頻拍を正確に診断することは，カテーテルアブレーションを成功させる上で極めて重要である．傍His束ペーシング法（para-Hisian pacing: PHP）は心室-心房間伝導が房室副伝導路経由か，房室結節経由なのかを鑑別する上で有用である[1]．本法の実施方法・解釈と診断時のピットフォールについて解説する．

1　概念

　室房伝導を評価する上で心室ペーシングの部位，周期，出力が重要である．図1に示したように，室房伝導が房室結節由来のみの場合，傍His束より高出力でペーシングを行うと，右室心筋とHis束の両方を捕捉するが，低出力

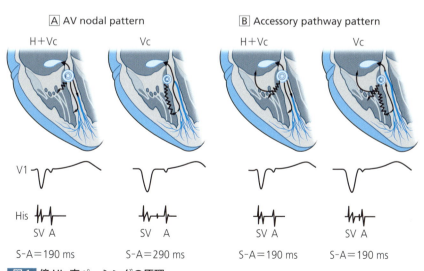

図1　傍His束ペーシングの原理
（Sheldon SH, et al. J Interv Card Electrophysio. 2014; 40: 105-16）

ペーシングでは右室心筋のみを捕捉し，刺激-心房（S-A）間隔が延長する（AV nodal pattern）．一方，WPW 症候群の場合，高出力でも低出力でも PHP 法時の室房伝導は副伝導路を介して心房に伝導するため S-A 時間は一定である（accessory pathway pattern，extra nodal pattern）．

2 方法

　PHP 法では deflectable カテーテルを His 束電位が最大で記録できる部位からより心尖部寄り・高位で小さな His 束電位が先端の bipolar 電極で記録できる部位に留置する 図2 ．

　ペーシング周期は通常の洞調律よりも少し短い周期で，刺激可能な最大出力から連続ペーシングを開始する．徐々に出力を下げていくと，QRS 波形が幅の狭いものから広いものに変化する．これは捕捉範囲が変化したことを表しており，それぞれの逆行性心房興奮を比較する．

　図3 は PHP 法の診断アルゴリズムを示している．QRS 波形が narrow から wide に変化した前後で逆行性心房興奮が異なるのであれば，副伝導路と房室結節ともに室房伝導を有する．逆行性興奮が同一のものであれば，刺激もし

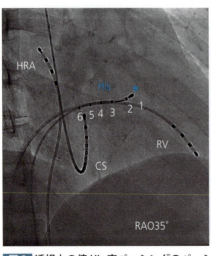
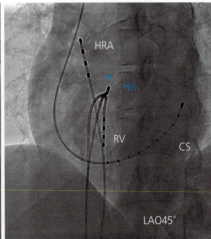

図2 透視上の傍 His 束ペーシングのペーシング部位
CS: 冠静脈洞，His: His 束，HRA: 高位右房，RV: 右室

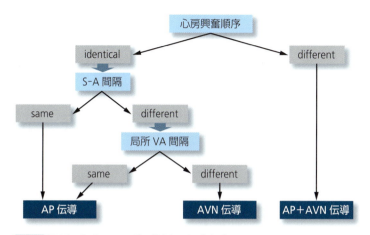

図3 傍 His 束ペーシングの診断アルゴリズム
S-A 間隔: 刺激-心房間隔，AP: 副伝導路，ANV: 房室結節

くは最早期心房興奮部位における局所 V 波から A 波までの時間を評価し，変化がなければ室房伝導は副伝導路のみ，逆に変化があれば房室結節のみとなる．

3 症例提示

実例を提示する．

図4 の症例において，前半 2 心拍は QRS 幅が狭く，後半 2 心拍は幅が広く QRS 幅の変化前後で逆行性心房の sequence が変化していることから，室房伝導は副伝導路＋房室結節と介するものと判断できる．

図5 の症例では，前半後半の QRS 幅の変化前後の室房伝導時間は延長している．さらに心房の興奮順序は前後で全く同一であることから，この室房伝導は房室結節を介するものと判断できる．

4 知っておきたい傍 His 束ペーシングのピットフォール

後中隔の副伝導路まで His-Purkinje の中隔枝がある場合

副伝導路の症例の中には His 束捕捉時のみ Purkinje の中隔枝を介して，右

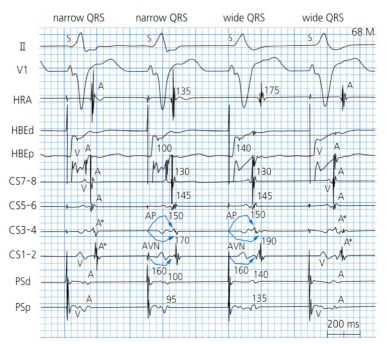

図4 左後中隔に副伝導路を有する症例の傍 His 束ペーシング
HRA: 高位右房，HBE: His 束電位，CS: 冠静脈洞，PS: 後中隔右房

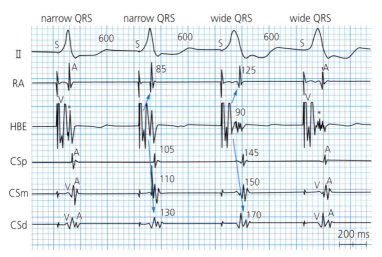

図5 通常型房室結節リエントリー性頻拍症例の傍 His 束ペーシング
RA: 右房，HBE: His 束電位，CS: 冠静脈洞

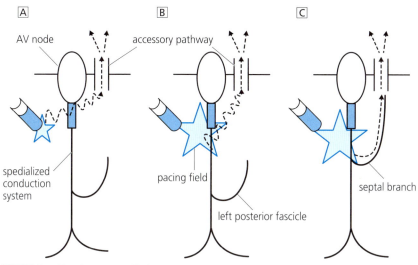

図6 中隔枝も含めた逆伝導パターン

A: 通常の accessory pathway pattern，B: 通常の AV nodal pattern，C: 高出力ペーシング時に中隔枝を介した逆伝導パターン．A と B とでは S–A 時間に変化がないが，A と C とでは S–V 時間に差があるため，局所の V–A 時間が一致していても S–A 時間には差が出てしまい，AV nodal pattern と誤診してしまう可能性がある．
（Iijima T, et al. J Arrhythm. 2015; 31: 33–7）

室心筋を伝導する際よりも速く，副伝導路に刺激が到達する症例が存在する 図6 ．

His 束以下の伝導障害（infra-Hisian block）が存在する場合

　His 束以下の伝導障害が存在する症例においては，PHP 法は不向きとされてきた．なぜなら，His 束捕捉時と非捕捉時ともwide QRS だからである．図7 の左脚ブロック例では PHP 法時に narrow QRS は得られず，A の 2 つの波形のいずれも wide QRS であるが，S–A 時間は異なっているため心房興奮パターンから AV nodal パターンと判断できる．

Pure-Hisian pacing（only His pacing）が出現する場合

　pure-Hisian pacing（pure-HP）は PHP 法の Pitfall で最も多く報告されているものである 図8 ．その pitfall とは，副伝導路を持たない症例における pure-HP と His+RV pacing では S–A 時間は同程度であるにもかかわらず，

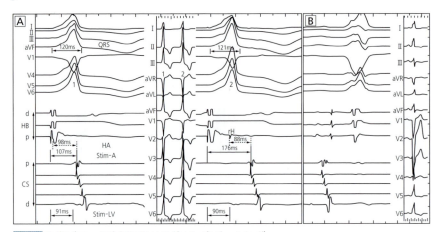

図7 左脚ブロック症例における傍 His 束ペーシング

A の左右の波形は QRS 幅が不変だが，S-A 時間は 107 ms から 176 ms に延長しており，左が His＋RV pacing，右が RV pacing であり，AV nodal パターンである．

前者では narrow QRS（pacing delay を伴うが），後者では wide QRS であるため，一見すると副伝導路があるように誤診してしまうということである 図8A, B．誤診しないためには，これらの 2 波形以外の RV pacing の波形を観察することが重要である 図8C．RV pacing 時は wide QRS（His＋RV pacing 時よりもさらに wide）となり，S-A 時間は他の 2 つに比べると明らかに延長しているため，これを見逃さなければ副伝導路がない症例であることがわかる．また His only capture 時には明らかに局所の V-A 時間が延長するため，His only capture を疑った時には確認してみるとよい．

PHP 法時の心房捕捉をどう除外するか

　PHP 法を行う際に，ペーシングが心房を直接捕捉しているかどうかの鑑別は意外と困難である．もちろん S-A 時間が短い症例については，明らかに心房を捕捉しているとわかるが，S-A 時間が長い場合もある．Obeyesekere らは PHP 法実施時の心房捕捉例の S-A 時間を評価し，「S-A（HRA）時間が 85 ms 未満であれば心房捕捉である」「S-A（Prox CS）≧85 ms であれば心房捕捉ではない」という提唱をした[2]．

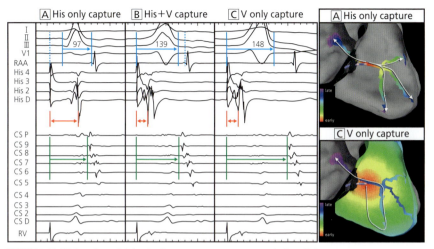

図8 副伝導路のない症例における Pure-His pacing の心内電位と Isochronal map
左図（A）His only capture，（B）His＋V capture，（C）V only capture．青矢印は QRS 幅，赤矢印が S-V 時間，緑矢印が最早期心房興奮までの S-A 時間を示している．右図は His only capture 時と V only capture 時の Isochronal map を示している．V only capture 時の wide QRS と比べ，His＋V capture 時は QRS 終末部が前進することで，やや幅が狭い wide QRS となる．His only capture では S-QRS の延長を伴う narrow QRS となる．S-A 時間は His only capture と His＋V capture 時でほぼ同等だが，局所の V-A 時間を比べると両者で明らかな違いがあることがわかる．また V only capture 時の S-A 時間は他の 2 つより明らかに延長していることがわかる．

まとめ

傍 His 束ペーシング法は 1996 年の報告以来，中隔副伝導路の存在（あるいは消失）の診断に有用であり，広く用いられるようになった．その後，Clinical Tips が多数報告され，本法の解釈の際に留意・参考にすることにより有用性向上が得られる．

📖 Reference

1) Hirao K, Otomo K, Wang X, et al. Para-Hisian pacing. A new method for differentiating retrograde conduction over an accessory AV pathway from conduction over the AV node. Circulation. 1996; 94: 1027-35.
2) Obeyesekere M, Leong-Sit P, Skanes A, et al. Determination of inadvertent atrial capture during para-Hisian pacing. Circ Arrhythm Electrophysiol. 2011; 4: 510-4.

［平尾龍彦，平尾見三］

第1章 ● 不整脈の見かた

8 上室頻拍の鑑別診断に役立つ 電気生理現象の見かた

Have a nice day Photo/Shutterstock.com

1 上室頻拍（SVT）の分類

　上室頻拍（supraventricular tachycardia: SVT）は，その機序により以下の3つに大別される．

① **房室結節リエントリー性頻拍（atrioventricular nodal reentrant tachycardia: AVNRT）** 図1A

　房室結節伝導路である速伝導路（fast pathway）あるいは種々の遅伝導路（slow pathway）により形成される回路を回旋することにより生じる頻拍で，SVTの中で最も頻度が高い．回路を構成する伝導路の種類や回旋方向によってタイプ分けがなされている．

② **房室リエントリー性頻拍（atrioventricular reentrant tachycardia: AVRT）** 図1B

　副伝導路の存在により心房心室間を回旋することにより生じる頻拍で，心房心室間を接続するKent束が代表例である．

③ **心房頻拍（atrial tachycardia: AT）** 図1C

　頻拍起源が心房内に限局している頻拍で，異常自動能あるいはリエントリーを機序とする．

2 頻拍時心電図の特徴

　それぞれのSVTにはQRS波に対するP波の位置に特徴がある．代表的なAVNRTであるslow-fast型では，P波は，QRS波に重なりほぼ見えないか，QRS波終末に下方誘導で偽性s波，V1誘導で偽性r'波として認められる 図1A ．AVRTでは，心房の興奮は副伝導路を逆伝導に引き続き生じるのでQRS波の直後に陰性P波を認める 図1B ．陰性P波が記録される誘導は副伝導路の部位により異なる．ATではQRS波の前にP波を認めるが 図1C ，fast-

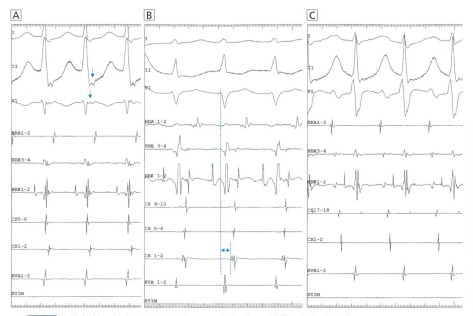

図1 上室頻拍の体表面心電図（Ⅰ，ⅡおよびV1誘導）と心内電位

A: slow-fast型AVNRT. 心房最早期部位はHis束記録部位（HBE）で心室波とほぼ同時である. P波の終末部がV1誘導で偽性r'波，Ⅱ誘導で偽性s波（↓）として認められる.
B: AVRT. 心房最早期部位は左側側壁の冠静脈洞遠位部（CS1-2）で心室波の直後にみられる. QRS波の開始点から最早の心房波までの間隔（矢印）は70 ms以上である.
C: AT（洞結節リエントリー性頻拍）. 心房最早期部位は高位右房（HRA）で心房波はQRS波の前にみられる.

slow型AVNRT 図2 や伝導時間の長い副伝導路，いわゆる「slow Kent束」を介するAVRTでもQRS波の前（QRS波から離れた後ろ）にP波を認めることから，これらを総じてlong RP頻拍と呼称される.

3 頻拍中の心内電位所見の意義

頻拍中の心内電位所見のポイントは，① 頻拍中の心房（A）波，His束（H）電位および心室（V）波の間隔とその順序，② A波の心房内興奮順序，である．SVTそれぞれには典型的な所見はありうる．例えば，slow-fast型AVNRTでは，A波とV波がほぼ同時で，A波の最早期部位はH電位記録部位であり 図1A ，左側副伝導路を介するAVNRTではA波はV波のすぐ後ろ

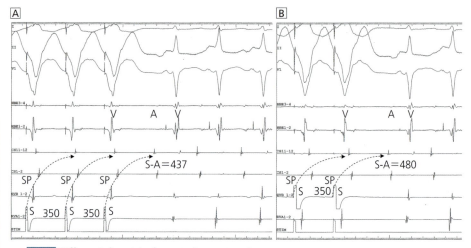

図2 Differential ventricular entrainment pacing

冠静脈洞（CS111-12）が心房最早期の long RP 頻拍で，fast-slow AVNRT と後中隔の「slow Kent 束」を介する AVRT との鑑別を要する症例である．右室心尖部（RVA）および心基部（RVB）からの刺激周期（S-S）350 ms のエントレインメント・ペーシングを行い直後の S-A 時間を比較すると，心尖部ペーシング時の 437 ms に比し心基部ペーシング時の 480 ms の方が長いことから，AVRT は否定された．また，刺激終了後，slow pathway（SP）を逆伝導後，V-A-V の興奮順序で頻拍が再開している．

で最早期部位は副伝導路部位付近である 図1B．しかし相互に類似した所見を呈することもあり，これらの所見のみから SVT の鑑別診断をすることには限界があると考えた方がいい．

4 電気生理所見による SVT の鑑別診断

鑑別診断の基本的な考え方

　SVT の鑑別診断の基本的プロセスは症例によって異なり，電気生理所見の組み合わせによって除外診断を行う，あるいは特定の電気生理所見によって 1 つの頻拍を確診する，のいずれかである．前者は，① まず AVRT を除外した後に，AT を除外できるか検討する，あるいは ② まず AT を除外した後に，AVRT を除外できるか検討する，のいずれかである．これは，近年 AVNRT の多様性が明らかになるに伴い，AVNRT の可能性を除外することが難しいか

らである．一方，後者が可能な症例は限られている．留意すべきは long RP 頻拍の鑑別診断は難渋することもあり，体系化された考え方に基づいて行うことが重要である．しかし，いずれの方法によっても診断ができない場合もありうる．

除外診断に用いる診断法

AVRT を除外する方法

頻拍中の房室ブロックの出現

頻拍中の心室高頻度刺激時の室房解離所見

いずれの所見も，心室は頻拍の成立に関与していないことを示すものであり，AVRT を否定する強力な指標である．一方，いずれの所見も AT や AVNRT にも認めうることも重要である．

室房伝導が存在しない

心室刺激直後に追随する心房興奮を全く認めなければ，室房伝導はないので AVRT は除外される．しかし，なんらかの室房伝導が存在する場合には，「slow Kent 束」の存在を完全には否定できないことを留意すべきである．

Differential ventricular entrainment pacing[1] 図2

右室心尖部と心房最早期部位に近い基部それぞれからエントレインメント・ペーシングを行い，刺激直後の VA 時間を比較して，基部からの VA 時間が長ければ刺激部位付近に副伝導路があることはありえないので AVRT を否定できる，逆に基部からの VA 時間が短ければ AVRT と確診できる方法である．遅い逆伝導があるために fast-slow AVNRT と「slow Kent 束」を介する AVRT との鑑別が難しい症例に有用である．

Transition zone criteria[2] 図3

頻拍中に心室刺激を開始した直後の QRS 波形が完全なペーシング波形になるまでの間（transition zone）に，心房周期は変動（短縮あるいは延長）あるいは刺激と心房波の間隔が一定とならなければ，左側副伝導路例の一部を除き AVRT は除外できるとされる．

頻拍中の VA 時間

Kent 束を介する AVRT では，頻拍中の VA 時間（QRS 開始点から最早心房波まで時間）が 70 ms を下回ることは通常ない 図1B ．

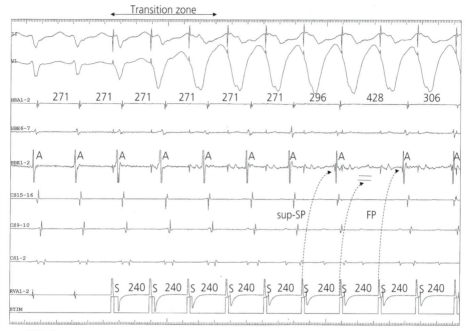

図3 Transition zone criteria と termination without atrial capture

superior slow pathway（sup-SP）を逆伝導路とする slow-slow 型 AVNRT に対し右室心尖部（RVA）から刺激周期（S-S）240 ms で心室高頻度刺激を行った際の記録である．完全なペーシング波形になった第3拍目まで（transition zone, 矢印）の心房周期は不変であり，AVRT に合致していない．さらに第6拍目の刺激後に心房周期が延長し，第7拍目の後に頻拍が停止している．これは，第6拍目の刺激が sup-SP に進入して伝導遅延を生じ，さら第7拍目の刺激後に sup-SP 内で伝導ブロックを生じたためである．第8拍目の刺激後，速伝導路（FP）を逆伝導している．

AT を除外する方法

頻拍中の逆伝導を有する例では，前4者の評価が可能である．
心室エントレインメント時の V-A-V 反応[3] 図2

AT を除外する絶対的な指標であり，AVNRT あるいは AVRT で認めうる．頻拍中により短い周期の心室高頻度刺激を行い，さらに1対1に心房を捕捉（心室エントレインメント）した後に刺激を停止し，その直後に頻拍の再開様式が心室-心房-心室（V-A-V）の興奮順序である所見をいう．頻拍が再開した第1拍目のA波が直前のV後の逆伝導によることから，AT は完全に否定される．

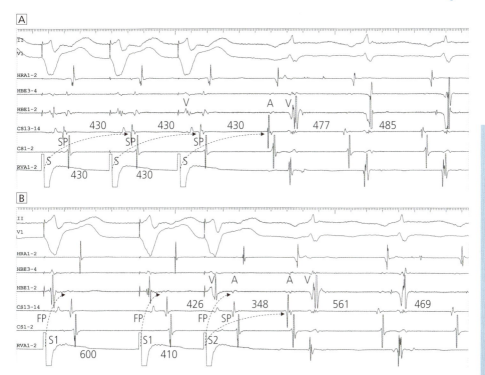

図4 Fast-slow型AVNRT症例における心室刺激による誘発時のV-A-V反応（A）とdouble atrial response（V-A-A-V反応）（B）

A：刺激周期430 msの右室連続刺激中にslow pathway（SP）を逆行し（矢印），刺激終了後V-A-Vの興奮順序で頻拍が誘発されている．

B：基本周期（S1-S1）600 ms，連結期（S1-S2）410 msの右室期外刺激から，fast pathway（FP）とSPを同時に逆伝導するdouble atrial responseから頻拍が誘発されている．V-A-A-V反応のA-A間隔348 msがその後の頻拍周期469 msより短いことは，double atrial responseに合致している．

（Kaneko Y, et al. Heart Rhythm. 2017; 14: 1615-22[5]を改変）

心室刺激による誘発時のV-A-V反応[3] 図4A

心室エントレインメント後のV-A-V反応と同じ意義を有するが，Aが直前にVによる逆伝導であることが条件である．心室エントレインメント不能の症例でも，誘発時にV-A-V反応を呈しうることから重要視される．

Termination without atrial capture[4] 図2

頻拍中に心室単発あるいは連続刺激を行い，心房を早期捕捉せず，頻拍が停止する現象であり，AVNRTあるいはAVRTで認めうる．停止直前に心室刺

激が回路内で伝導遅延を生じる結果，心房周期が延長する場合も含める．自然停止の可能性を極力除外するために再現性を評価する必要がある．

Double atrial response[4,5] 図 4B

心室エントレインメント後あるいは誘発時に速伝導路，さらに遅伝導路あるいは "slow Kent" を介する逆伝導を生じる結果，1 つの心室波の後に 2 つの心房興奮を生じる現象で，V–A–A–V の興奮順序を呈する．従来，V–A–A–V 反応は AT の指標とされてきたが，稀有型 AVNRT では double atrial response による V–A–A–V 反応を高頻度に生じうる．double atrial response の診断方法については，AT 時の V–A–A–V と異なり V–A–A–V の A–A 間隔が頻拍周期より短くなりやすいので，特に 20 ms 以上短い V–A–A–V を認める例は AT ではないと考えている．

Differential atrial entrainment pacing（VA linking の評価）[6]

心房各所からエントレインメント・ペーシングを行い，刺激終了直後の VA 時間のばらつき（ΔVA）を評価し，ΔVA が 17 ms 以上あれば AT とする診断法である．日本から発信された，世界的に汎用されている方法で，頻拍中の逆伝導がない症例において特に有用である．しかし，AVNRT でも ΔVA が大きくなる場合がある．

一つの頻拍を単一所見で確診する診断法

AVRT を確診する方法

同時に AT および AVNRT を除外しうる．

心房早期捕捉現象

頻拍中の His 束電位の不応期に遭遇する心室単発刺激を加えた際に，心房波を早期捕捉すると同時に頻拍周期をリセットする現象である．Kent 束を介する AVRT のみならず，nodo-ventricular/fascicular fiber を介する AVRT でも陽性所見を呈する．留意すべきは，左側自由壁の副伝導路のような刺激部位から副伝導路まで離れている例ではこの現象を認めないことがあり，また slow Kent 束を介する AVRT では副伝導路の伝導遅延のために見かけ上リセットをみられないこともある．

Differential ventricular entrainment pacing

前述の通りである．

AT を確診する方法（同時に AVRT および AVNRT を除外しうる）
頻拍中の心房最早期部位

近年，房室弁輪部に進展する slow pathway の亜型を介する AVNRT の存在が明らかになりつつあるため[6-8]，洞結節，分界稜といった，心房最早期部位が房室弁輪部から離れた頻拍 図1C であれば AT と診断しうると考えられる．

頻拍中の心室刺激時にみられる心房内解離所見

AT 中に心室連続刺激を行った際に，速伝導路を逆伝導した興奮と AT との融合（心房内解離）を認める場合がある．AT の強力な診断所見である．

頻拍中の心房刺激時にみられる constant fusion 所見

頻拍中に心房高頻度刺激を行い一部の心房波が orthodromic capture される現象であり，ATP 感受性 AT で認めうる[10]．しかし，稀有型 AVNRT でも

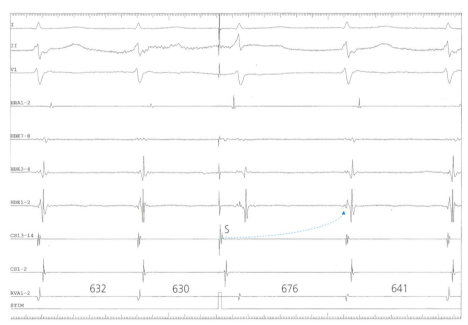

図5 Slow-fast 型 AVNRT に対する心房刺激時にみられた slow pathway を介する orthodromic capture

心拍数が遅く，心房興奮と心室興奮がほぼ同時である頻拍であり，slow-fast 型 AVNRT，接合部頻拍の鑑別が問題となる症例である．頻拍中に遅い連結期で冠静脈洞入口部から加えた期外刺激（S）の後に心室周期が延長している．これは，順伝導路とする slow pathway に刺激による興奮が侵入し，頻度依存性に伝導遅延を生じたためであり，AVNRT と診断される．

類似した現象を生じうるので，この所見の診断には細心の注意が必要である．

AVNRT を確診する方法

心房刺激による slow pathway を介する orthodromic capture 所見 図5

　slow-fast 型あるいは slow-slow 型 AVNRT のような，頻拍中の AH 時間が長い頻拍中に心房（単発あるいは連続）刺激を行い，刺激から長い AH 伝導時間を要して His 束が捕捉された場合，頻拍回路の順伝導が slow pathway である，ひいては AVNRT であると診断しうる[6]．この方法は，接合部頻拍（junctional tachycardia）との鑑別診断においても有用である[11]．

おわりに

　以上，簡単に SVT の鑑別診断に用いる診断法・所見について簡単にまとめた．紙面の制約のために提示できなかった心内電位については他誌を参照されたい．

Reference

1) Bennett MT, Leong-Sit P, Gula LJ, et al. Entrainment for distinguishing atypical atrioventricular node reentrant tachycardia from atrioventricular reentrant tachycardia over septal accessory pathways with long-RP [corrected] tachycardia. Circ Arrhythm Electrophysiol. 2011; 4: 506-9.

2) AlMahameed ST, Buxton AE, Michaud GF. New criteria during right ventricular pacing to determine the mechanism of supraventricular tachycardia. Circ Arrhythm Electrophysiol. 2010; 3: 578-84.

3) Knight BP, Zivin A, Souza J, et al. A technique for the rapid diagnosis of atrial tachycardia in the electrophysiology laboratory. J Am Coll Cardiol. 1999; 33: 775-81.

4) Kaneko Y, Naito S, Okishige K, et al. Atypical fast-slow atrioventricular nodal reentrant tachycardia incorporating a "superior" slow pathway: a distinct supraventricular tachyarrhythmia. Circulation. 2016; 133: 114-23.

5) Kaneko Y, Nakajima T, Irie T, et al. Atrial and ventricular activation sequence after ventricular induction/entrainment pacing during fast-slow atrioventricular nodal reentrant tachycardia: new insight into the use of V-A-A-V for the differential diagnosis of supraventricular tachycardia. Heart Rhythm. 2017; 14: 1615-22.

6) Maruyama M, Kobayashi Y, Miyauchi Y, et al. The VA relationship after differential atrial overdrive pacing: a novel tool for the diagnosis of atrial tachycar-

dia in the electrophysiologic laboratory. J Cardiovasc Electrophysiol. 2007; 18: 1127-33.

7) Stavrakis S, Jackman WM, Lockwood D, et al. Slow/fast atrioventricular nodal reentrant tachycardia using the inferolateral left atrial slow pathway. Circ Arrhythm Electrophysiol. 2018; 11: e006631.

8) Kaneko Y, Nakajima T, Nogami A, et al. Atypical fast-slow atrioventricular nodal reentrant tachycardia utilizing a slow pathway extending to the inferolateral right atrium. Circ Rep. 2019; 1: 46-54.

9) Kaneko Y, Nakajima T, Iizuka T, et al. A case of atypical fast-slow atrioventricular nodal reentrant tachycardia utilizing a slow pathway extending to the superoanterior right atrium. Int Heart J. in press.

10) Yamabe H, Okumura K, Morihisa K, et al. Demonstration of anatomical reentrant tachycardia circuit in verapamil-sensitive atrial tachycardia originating from the vicinity of the atrioventricular node. Heart Rhythm. 2012; 9: 1475-83.

11) Padanilam BJ, Manfredi JA, Steinberg LA, et al. Differentiating junctional tachycardia and atrioventricular node re-entry tachycardia based on response to atrial extrastimulus pacing. J Am Coll Cardiol. 2008; 52: 1711-7.

[金古善明]

第1章 ● 不整脈の見かた

研修医からの質問―不整脈の何がわからない？ ―心電図関係

1 心電図のP，QRS，T，U波を別々に見る時に何から見ていけばよいのかわからない

- P-QRS-T-U波はユニットとしてみる．
- 敢えて答えると，一番目立つQRS波をマークしてその前後にP波を探す．

実際に不整脈の心電図を解析しながら上記の疑問に答えていく．

心電図の各波を別々に見る前にまず，全体を見てP-QRS-T-U波（図1の○印）がユニットとして規則正しく反復しているか確認することが大切であり，その後，各波形に注目する．不整脈が発生すると規則正しい心電図ユニットの間隔が変わるので何らかの不整脈が出たと気づく．

まず，図1でQRS波の中で一番目立つR波を目安にRR間隔を観察する．1，2，3の矢印（↔）で示すRR間隔はほぼ1秒で均一であるが，4〜6番目以降は急に短くなっているのに気づく．かつ，最初の2拍のQRS波（●印）

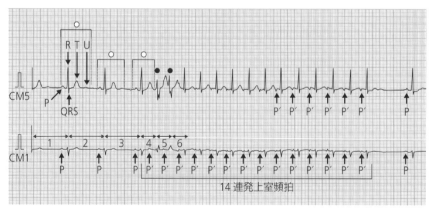

図1 上室頻拍の心電図

は幅広く，前後の正常波形とは異なっている．●印の2拍のQRS波はRR間隔の短縮から期外収縮の連発と判断されるが，その発生起源が上室か心室か不明である．それを診断する鍵は先行するP波の有無なので，●印のQRS波の前にP波があるかどうかを確認する．

　最初の3拍（○印）では，R波のほぼ0.2秒前に陽性のP波が全て存在しており，この3拍は正常洞調律と診断できる．●印のQRS波は幅の広い右脚ブロック型になり1拍目と2拍目の波形も変化している．CM5では，●印のQRS波の前のT波の上行部分にノッチがありCM1ではT波が平低なので棘状のP'波がより明確である．上室頻拍の心拍が遅くなる後半部分では陰-陽2相性のP'波がCM5ではっきり見える．したがって，●印以降の14連発の頻拍症は一連の上室頻拍と診断される．●印のQRS波は突然RR間隔が短縮したため，右脚の不応期短縮が間に合わず，右脚ブロック波形を呈した変行伝導と診断される（心室期外収縮ではない）．3拍目からは右脚の不応期短縮が追いつき正常QRS波形に回復している．●印以降のRR間隔は0.40秒前後となっており心拍は約150/分の上室頻拍症である．

　このように頻拍症が上室か心室かの判断は，通常はQRS波形の変化がないことと共にP波を伴うか否かを検討する．また，右脚は左脚に比べ不応期が長いので，上室期外収縮の伝播してくるタイミングが左脚不応期終了後で右脚不応期がまだ続いている時には右脚ブロック波形となる．心拍上昇に伴い生理的にどの部位の不応期も短縮するので，この上室頻拍では3拍目のタイミングで右脚不応期が短縮してQRSが正常化している．このような現象はよくみられ，●印をQRSの形が正常と異なるので心室期外収縮と判断しないことが大切である．また，上室頻拍の場合，心房内にリエントリー回路がある心房頻拍や副伝導路（Kent束など）が存在する房室回帰性頻拍の場合にはP'波を認識しやすいが，房室結節回帰性頻拍の場合，逆行性の心房興奮波がQRS波と重なることも多く，認識できないことも多い．したがってP'波が見つからない幅の狭いQRS波の上室頻拍は房室結節回帰性頻拍の可能性が高い．

2 心筋梗塞時の鏡像という概念がわかりにくい

- 12誘導心電図の胸部誘導や肢誘導の各電極が心臓のどの部位の起電力を反映しているか立体的に理解する 図2 .
- 心電図波形の陽性・陰性成分は起電力が電極に向かう場合に陽性，電極から離れる場合に陰性，電極に対して直角に通過していく起電力は陽性-陰性になる 図2C .

　図2A に示すように V1 誘導に向かう電位は V6 誘導から遠ざかる方向に向かうので V1 誘導の陽性波は V6 誘導では陰性波となる 図2C, D . 図2B の肢誘導でも aVL 誘導と III 誘導や aVF 誘導，I 誘導と aVR 誘導はほぼ相対しており，波形は鏡像に近いものとなる．実際の心臓は三次元なので胸部誘導（水平

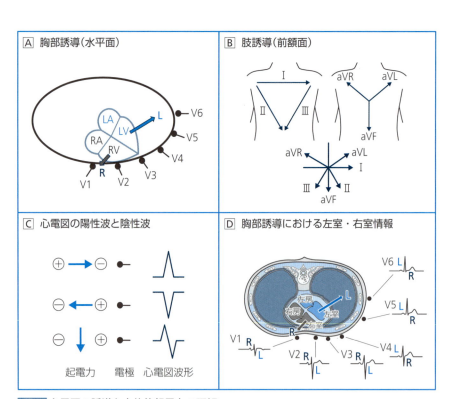

図2 心電図の誘導と立体的起電力の理解

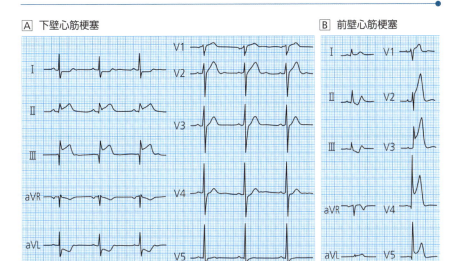

図3 心筋梗塞時のST変化の鏡像現象

面）と肢誘導（垂直面）を一緒に考えることによって三次元を構成できる．例えば，胸部誘導のV6誘導と肢誘導のⅢ誘導やaVF誘導，V1誘導とⅠ誘導やaVL誘導も相対しており鏡像現象がみられる．したがって 図2D のようにV1, 2, 3誘導のQRSのr波とV4, 5, 6誘導のs波は右室情報（R）を，V1, 2, 3誘導のQRSのS波とV4, 5, 6誘導のR波は左室情報（L）を反映する．

鏡像はQRS波のみならず，P-QRS-T波すべてに鏡像の考えかたを適応できST部分の上昇や下降も同様である．図3A の下壁心筋梗塞の心電図では，Ⅱ，Ⅲ，aVF誘導でST上昇がみられ，その相対する誘導であるaVL誘導では鏡像としてST低下，陰性T波がみられ，Ⅰ誘導ではST低下がみられる．本来なら明確な陽性T波がみられるはずのV5, 6誘導のT波はⅡ, Ⅲ, aVF誘導のST部分とT波上昇の鏡像現象の弱い影響を受けてT波が平低化している．図3B は前壁心筋梗塞であるが，V1誘導からV5誘導にかけてST部分とT波の上昇がみられるが，このST-T部分の上昇の鏡像現象としてⅡ，Ⅲ，aVF誘導のST低下がみられる．このように記録電極の位置関係を把握すれば鏡像が理解できる．

3 心電図（2次元）を実際の心臓の興奮（3次元）としてどのように理解すればいいのか？

- ベクトル心電図法という記録方法があり，標準12誘導心電図法よりやや複雑であるが，心電図を3次元で理解するのに適している．
- ベクトル心電図は，刺激伝導系により心房から心室へ興奮伝播する起電力の大きさと方向を瞬時ベクトルの矢印の振幅と方向で3平面（水平，前額，右矢状面）に経時的，空間的に表示される．

ベクトル心電図は，原点を中心に経時的に回転する瞬時電気的ベクトル（矢印）の先端を結びループ表示する 図4．このループを水平面（A），前額面（B），右側矢状面（C）のループとして3次元化する．水平ループは12誘導心

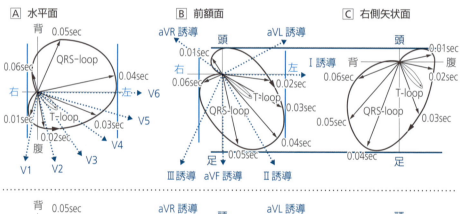

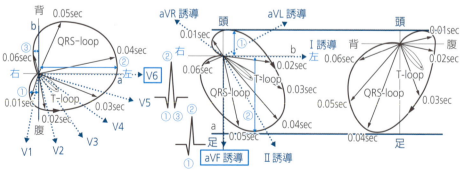

図4 ベクトル心電図と標準12誘導心電図の関係

電図の胸部誘導と対応し，前額面ループは肢誘導と対応する．拡大率を上げるとループの中心に，まずP波に対応するPループから始まり次に一番大きなQRSループが始まり，その後，Tループで1心拍が終了する．

心室の興奮が始まって0.01秒後は心室中隔のみがHis束近傍の心筋から興奮し始めているので0.01秒の矢印が示すベクトルは起電力も小さく，水平面では右腹側に，前額面では右頭側を向いており，3次元では右・腹・頭側に起電力が向かう．0.02秒後: 左・腹・足側，0.03秒後: 左・腹・足側，0.04秒後: 左・背・足側，0.05秒: 左・背・足側，0.06秒後: 右・背・足側となり，最後は起電力が小さくなって原点に戻ってくる．

心室の興奮が冷める再分極時にも電位差が発生し，興奮伝播時よりゆっくり（0.2秒前後）再分極が伝播するので電気的ベクトルが回転しTループが形成される．どの面から見ても細い楕円形でQRSループと同じ回転方向である．

次に，12誘導心電図（スカラー心電図という）が（例: V6誘導，aVF誘導），ベクトル心電図からどのように求められるか 図4 下段で解説する．まず，V6誘導と原点を結ぶ直線aに直交する線bを引く．直線bで仕切られた空間でV6側でない部分をQRSベクトルが向いている間（0.01秒）はV6のQRS波は陰性に振れ（small q, ①），V6側に向かうと（0.02〜0.05秒），陽性に振れる（large R, ②）．再び線bを越えて反V6側に回り（0.06秒）終了するのでsmall s（③）となる．線aに平行で最大のループの振幅が，各々q波（①），R波（②），s波（③）の振幅となる．

aVF誘導も同様に原点と結ぶ直線aに直交する線bを引くと直線bで仕切られた空間でaVF側でない部分をQRSベクトルが向いている間（0.01秒）は陰性に触れ（small q波，振幅①），aVF側に向かうと陽性に触れる（large R波，振幅②）．その後，線bを越えることなく原点に戻って終了するのでsmall s波はない．

このように12誘導心電図の電極とループの原点を結ぶ線に直交する線を引いて，その反電極側をループが回る時には陰性波，電極側をループが回ると陽性波という原則を理解しておけばベクトル心電図からスカラー心電図への変換は容易であり，逆に2次元のスカラー心電図から3次元を類推できる．

4 心電図 ST-T 変化で，特異的変化と非特異的変化，虚血性と非虚血性はどのように鑑別するのか？

- 心電図 ST 低下の原因は虚血以外に心肥大，心室内伝導障害（脚ブロック，WPW 症候群），電解質異常，薬物（ジギタリス）など多様である．ST 上昇も心筋梗塞以外に心筋炎，心外膜炎，Brugada 症候群，若年男性にみられる正常早期再分極などがある．
- 明確な原因がない軽微な平低 T 波，浅い陰性・二相性 T 波，軽度の ST 低下を非特異的 ST-T 変化という．中年女性に多くみられ無症候である．したがって

A 正常心電図

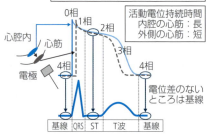

B 正常若年男性の早期再分極によるST上昇

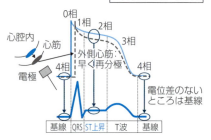

C 狭心症による ST 低下

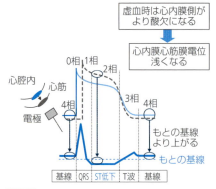

D 急性心筋梗塞時の ST 上昇

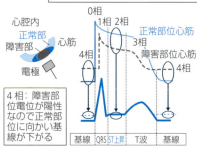

図5 ST-T 変化の電気生理学的機序

心電図だけで非特異的変化と診断するのは難しく典型的な病的 ST-T 変化を理解した上で臨床的要因を除外できた時に非特異的 ST-T 変化という．

ST-T 変化の電気生理学的機序を簡略に 図5 に示す．図5A の正常心電図の静止膜電位（4 相）はどの心筋でもほぼ同等で，プラトー相（2 相）の振幅と活動電位持続時間は心内膜側より心外膜側がやや小さく短い．これは 図5B の若年男性では心外膜側の 2 相の振幅がより小さいので，心内膜側がより陽性電位となり内から外へ電位差が生じ ST 部分が上昇する（正常早期再分極）．図5C の狭心症では心内膜側虚血が強いため 4 相が浅く活動電位の振幅も小さいために，4 相で内から外へ電位差が生じ基線が上昇，2 相では外から内に電位差が生じ ST 低下となる．図5D の急性心筋梗塞時には貫壁性に心筋が障害

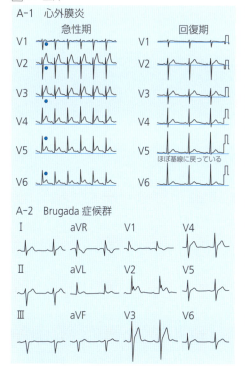

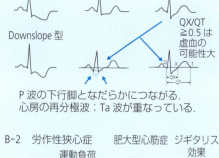

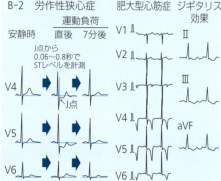

図6 ST-T 変化の心電図例

され，障害部位の活動電位振幅は小さく4相も浅くなるために外から内へ電位差が生じ基線が低下し，2相では内から外に電位差が生じ両者でST部分が上昇する．

　図6Aの心外膜炎は心外膜全体の炎症のためほぼ全誘導でST上昇をきたし，炎症の改善と共に正常化する．Brugada症候群は右室流出路の局所的心筋異常なのでcoved型，saddle back型ST上昇がV1，2に限局する．図6Bに示すST低下では，虚血性は一般的に水平型，下降型である．肥大によるStrain型と冠性T波の違いは，Strain型陰性T波は下りが緩やかで昇りが急峻な不等辺三角形であるが，虚血では二等辺三角形に近い点である．このように出現する誘導や形に相違がある．

[樗木晶子]

第1章 ● 不整脈の見かた

9-2 研修医からの質問―不整脈の何がわからない？―
―不整脈機序

1 房室ブロックでは補充収縮が出現し意識を保っているのに，意識消失を起こすのはなぜか？

　心原性意識消失は脳灌流低下に伴う一過性の全脳虚血により引き起こされ，6～8秒の脳循環の中断，または収縮期血圧の60 mmHg以下に低下した場合に起こる[1]．持続性の房室ブロックの場合には，補充収縮の心拍数は補充収縮の発現部位の高さによるが概ね30～50 bpm程度で安定しており，この範囲では血圧が保たれていれば脳血流量は維持されることが多く意識を保つことができる．この場合には症状としては心拍出の低下による息切れ・全身倦怠感などの心不全症状を起こすことが多い．房室ブロックで意識消失を起こすのは，① 補充収縮の心拍数が極端に徐脈の時，② 補充収縮が不安定で下位の補充調律に移行した時，③ 徐脈性QT延長によるtorsades de pointes，④ 発作性房室ブロックである．

　補充収縮の心拍数が30 bpm以下と高度な徐脈を呈した場合には脳血流が労作時に不足するため失神を起こすことがある．

　補充収縮の心拍数は房室ブロック部位が下位であるほど低下することが知られている．ブロック部位が房室結節内であれば，房室結節やHis束からの心拍数50/分程度の補充調律が期待できるが，His束以下のブロックの場合には，心室の補充調律となり心拍数は30～40/分となる．安定した補充調律が出現している症例で失神する場合には房室ブロック部位が下位でQRS幅が広い症例の可能性が高い．補充調律が不安定な場合には補充調律が下位の補充調律に移行することで失神に至ることもある．徐脈に伴うQT延長によりtorsades de pointesが起こり失神をきたす場合もある．

　また，高血圧に罹患している症例などでは脳血流の自動調節能が健常人と比較して同じ体血圧でも脳血流を低下させる方向にシフトしているため，同様の条件でも脳虚血が生じうる．そのため意識障害を起こす閾値は各症例の背景に

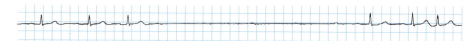
図1 失神時のモニター心電図波形

より異なる.

　房室ブロックで意識消失を起こしやすいのは発作性房室ブロックの場合である．発作性房室ブロックでは房室伝導が突然に途絶するため下位の自動能が出るまでに時間がかかり，意識消失を起こし得る．また，迷走神経の過緊張に伴う房室ブロックの場合には末梢血管拡張に伴う血圧低下も脳血流の低下に寄与する．

　Brignoleらの報告では器質性心疾患のない発作性房室ブロックに伴う失神をきたした症例について観察研究を行っているが，その際の失神時の心停止時間は平均9±7秒であり，発作性房室ブロック症例において補充調律の出現までに時間を要していることがわかる[2]．図1に当院での発作性房室ブロックに伴う失神に対して恒久的ペースメーカ植込みを行った症例を示す．発作時のHolter心電図では発作性房室ブロックによる5.4秒の心停止を認めており失神発作を伴っている．発作性房室ブロック症例では脚ブロックを伴う内因性の房室伝導障害を安静時に認める例のみでなく，安静時には異常所見を認めない外因性の房室ブロックの症例もある．外因性房室ブロックの症例においては発作頻度が少ないことが指摘されているため，診断が難しくなる．そのため，安静時心電図，心エコー検査が正常である症例についても心原性失神を疑って精査を行う必要がある．

2　心房細動が徐脈性になったり頻脈性になったりする理由は？　発作性と非発作性はいつ切り替わるのか？

　心房細動中の心拍数の変動は房室結節の伝導時間の変動と不応期によって説明される．房室結節は心房筋・心室筋より伝導速度が遅く不応期が長い．洞調律中は房室結節の伝導に時間がかかることで，心房収縮の終了まで心室の拡張時間を維持できる．心房細動中は，心房が高頻度で興奮するが，房室伝導をブロックすることで，心室応答の過剰な増加を防ぐことができる．

　心房細動時には心房は400〜600 bpm で不規則に興奮しているため，房室

結節には種々の間隔で心房からの興奮が伝達され，その興奮は伝導したり，ブロックしたりという状態になり，心室は 100～120 bpm で興奮する．房室結節でブロックされた心房興奮は，次の拍の房室伝導に影響して伝導時間を延長するが，これを潜行伝導という．心房興奮自体も不規則であり，また潜行伝導によって心室に伝導された心房興奮の AH 間隔は不規則になるため，心房細動中の心拍数は絶対不整になる．

頻脈性心房細動については Toivonen らは心房細動中の心室拍数は房室結節の不応期，1：1 房室伝導が可能な最小の心房ペーシング間隔が心房細動中の平均 RR 間隔と相関していたと報告している[3]．そのため，臨床的には交感神経の亢進などで房室結節の不応期が短縮した際，心房細動の f 波の間隔が長くなった際に頻脈をきたすことになる．徐脈性心房細動については 2 つの機序がある．一つは発作性心房細動の停止時の洞停止に伴うものである．心房細動には洞不全を合併しやすく，心房細動中の高頻度の心房興奮により停止後の心房の自動能が抑制される（overdrive suppression）ため，洞停止をきたし徐脈となる．もう一方は遅い心室応答によるもので，こちらは内因性の房室結節伝導の障害，または内服しているレートコントロール薬に伴う房室伝導の抑制によって起こる．また心房細動中の心拍数は房室結節の伝導性によって決まるが，洞調律に比べて自律神経の影響を受けやすい．夜間は徐脈，日中，運動時は頻脈になりやすい，というのが心房細動の一つの特徴でもある．

発作性心房細動は抗不整脈薬投与下で年間 5.5% が慢性化し，平均 14 年±8.1 年の観察期間で洞調律を維持していたのは 10 年後で 42.9%，15 年後で 23.8%，20 年後には 10.6% のみであったと報告されている[4]．心房細動発作は心房細動を引き起こす上室性期外収縮（トリガー）が心房内においてリエントリーを形成することで生じる．非発作性心房細動でのリエントリーは特定の大きな旋回路を回るものではなく，心房筋局所の不応期と伝導方向のバラツキによって生じる不安定な旋回路を回るものであり，この旋回路が心房筋の電気的リモデリングや線維化により維持されやすくなると心房細動は持続するようになると考えられている．電気的リモデリングは心房細動発作中に心房筋のイオンチャネルの発現が変化することによって生じる．また，構造的なリモデリングである心房の線維化も心房細動が持続することによって進んでいくことが知られている．さらに心房細動中には細胞内の Ca^{2+} の過負荷も増加するため，心房の focal ectopic activity を亢進させることも心房細動の持続に寄与す

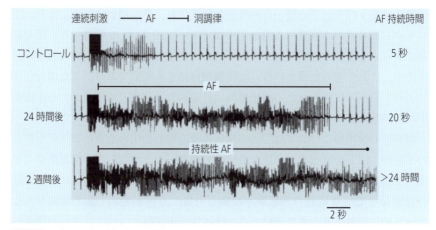

図2 ヤギの心臓に植込んだ電極によって人為的に心房細動を誘発
24時間，2週間と誘発した心房細動の持続時間によってその後の心房細動の持続時間が延長していくことがわかる．
(Wijffels MC, et al. Circulation. 1995; 92: 1954-68[5])を改変)

る．このように心房細動の発作自体により心房細動が持続しやすい状況を作ることを"AF begets AF"と呼ばれており，発作回数・持続時間が増えるに従って発作性から徐々に持続性へと移行していくと考えられる 図2．

3 脚枝間リエントリー性頻拍と他の機序の心室頻拍との鑑別は？

　脚枝間リエントリー性頻拍（BBRVT）はHis束遠位，右脚，心室中隔，左脚を頻拍回路とするマクロリエントリー性頻拍であり，200 bpm以上の速い心拍数となることが多い．図3にBBRVTのリエントリー回路の模式図を示す．多くの場合は右脚を下行して心室興奮が始まるため，QRS波形は左脚ブロックパターンを呈する．頻度は低いが左脚を下行し，右脚を上行する場合もあり，この場合には右脚ブロックパターンを呈する．
　通常His-Purkinje系は伝導が速く，不応期が長いため，脚枝間リエントリーの成立は困難である．脚枝間リエントリーが持続するためには順行路の不応期を脱するために逆行路に心室内伝導遅延が必要となる 図3．拡張型心筋症，大動脈弁置換後，虚血性心疾患などを基礎疾患として持つ症例で本頻拍が起こ

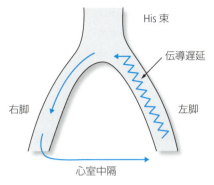

図3 脚枝間リエントリー回路
左脚に伝導遅延があると,右脚から心室中隔を介して左脚を上行する伝導が右脚に到達するまでに時間がかかるため右脚の不応期を脱しておりリエントリー回路を旋回することができる.
(Neiger JS, et al. World J Cardiol. 2011; 3: 127-34[8])を改変)

ることが多く,非発作時の心電図は心室内伝導遅延,PR 間隔の延長(HV 間隔の延長を反映する)をきたす[6]. 発作時の心電図は右脚ブロックまたは左脚ブロックパターンといった心室内伝導遅延を呈し,洞調律時の波形と類似することが多く,リエントリーを機序とするため,心室期外収縮によって誘発される.

鑑別を要する不整脈としては,左脚ブロック型の wide QRS 頻拍で,不整脈源性右室心筋症(ARVC)に伴う心室頻拍,上室頻拍の左脚ブロック型の変行伝導や逆方向性房室回帰性頻拍,特に Mahaim 線維を介した房室回帰性頻拍などがある. まず体表心電図での鑑別を述べる. BBRVT は右脚を下降し心室興奮するため,典型的な完全左脚ブロック波形となる. ARVC では右室の流出路,流入路などが回路となることが多く,典型的な左脚ブロックパターンを呈することは少なく,この点で BBRVT と鑑別される. 上室頻拍の左脚ブロック型の変行伝導,また atrio-fascicular Mahaim は波形的には BBRVT とほぼ同一となりうる. 頻拍中の房室解離や融合収縮の有無をみること,また非発作時の心電図で鑑別するしかないが,BBRVT で室房伝導が 1:1 伝導を呈している場合には鑑別が困難である.

電気生理検査によって,より詳細に鑑別を行うことができる. BBRVT は抗不整脈薬での加療が難しくカテーテルアブレーション治療が第一選択となるため,電気生理学所見に習熟することが重要となる. 重要な点は BBRVT では His・脚電位が心室電位の上流にあるという点である. EPS では,頻拍中の VV 間隔の変動が先行する HH 間隔の変動に規定されること,頻拍中の QRS 波形に His 電位が先行しており,脚電位が心室波に先行することを示すことで他の頻拍と鑑別することができる. 瘢痕関連性心室頻拍では VV 間隔が HH 間隔を

規定し，ベラパミル感受性頻拍では左脚電位がHis電位に先行する．上室頻拍の場合には房室解離の有無を確認することで鑑別することができる．また，BBRVTの場合には右脚をその回路に含むため，右室心尖部でentrainment pacingを行った際の刺激後局所興奮までの時間は頻拍周期に近い．それが30 msec以上の場合にはBBRVTは否定的である[7]．

　上記の診断を行った上でBBRVTでは基本的には右脚をターゲットにアブレーションを行う．しかし，高度な心室内伝導遅延を呈している症例が多いためアブレーション治療後にペースメーカ，植込み型除細動器での加療が必要となる症例も少なくない．

4　特発性心室細動の発生機序は？

　特発性心室細動は広義には器質的心疾患を伴わない心室細動と定義され，Brugada症候群，早期再分極症候群（ERS），カテコラミン誘発多形性心室頻拍（CPVT），先天性QT延長（LQT）症候群，QT短縮（SQT）症候群，short-coupled variant of torsade de pointes（SCTdP）などが挙げられる．本項ではそれぞれの発生機序につき概説する．特発性心室細動の多くは心筋細胞のイオンチャネルやリアノジン受容体などの機能異常が原因とされ，遺伝子異常が数多く報告されている．しかし，遺伝子異常の見つからない特発性心室細動も多く，原因のすべてが明らかにされたわけではない．

　Brugada症候群では約20%にSCN5AというNaチャネルの遺伝子異常が見つかり，Naチャネル遮断薬の投与により，V1，V2のST上昇が顕著となることから，右室自由壁のNaチャネルの機能異常が原因と推測されている．心外膜には外向き電流K^+チャネルであるI_{to}チャネルが存在し，活動電位第1相のノッチ形成に関与している．Brugada症候群ではNa電流の流入減少により，相対的にI_{to}が活性化し心外膜電位で活動電位第1相のnotchが深くなり，それが顕著になると第2相のdomeが消失し，心外膜側の心筋細胞では極端に活動電位持続時間が短縮する．これにより心内膜側と心外膜側の間に電位勾配が生じることで右側胸部誘導においてcoved型のST上昇をきたす．活動電位の短い組織と長い組織が並んでいると，活動電位の短い組織は電気緊張性に活動電位の長い組織の影響を受け，連結期の非常に短い期外刺激（phase 2リエントリー）が生じ，結果的に多形性心室頻拍/心室細動を誘発すると考えられて

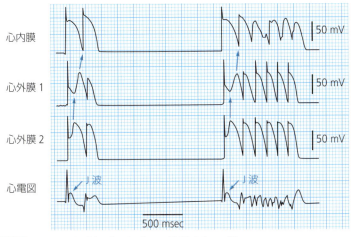

図4 早期再分極症候群における不整脈メカニズム
犬モデルにて phase 2 リエントリーにより多型性心室頻拍が開始している．心外膜側1，2の部位での活動電位の差により phase 2 リエントリーが始まっている．
(Benito B, et al. J Am Coll Cardiol. 2010; 56: 1177-86[10])を改変)

いる（再分極異常説）．また近年では右室流出路の心外膜側をマッピングすると，局所的な伝導遅延を認め，同部位に対するカテーテルアブレーションが治療に奏効するという報告があり，局所的な伝導遅延がリエントリーをきたすとする説（脱分極異常説）もあり，複合的な機序が想定されている．

次に ERS について述べる．ERS は下壁または側壁誘導の隣接する2つ以上の誘導において 0.1 mV 以上の J 点の上昇を認める症例と定義されている[9]．J 点は心外膜側で外向きの電流の増加（I_{K-ATP}, I_{K-ACh}），または内向きの電流の減少（I_{Na}, I_{Ca}）により形成され，この電位勾配による phase 2 リエントリーの機序が想定されている 図4 [10]．しかし，J 点の上昇は健常人でも認めるものであり，ERS で心室細動をきたす詳細な病態はまだ明らかになっていない．

LQT 症候群については Na 電流など内向き電流の増加や K 電流外向き電流の減少により再分極の障害をきたす．70～80％でイオンチャネルの遺伝子異常が見つかる．これにより活動電位が延長することで早期後脱分極（EAD）が生じ，撃発活動による多形性心室頻拍が生じる．LQT では心室内膜・外膜と比較して心室中膜の心筋細胞で APD が延長しており，その不応期のバラツキが心室頻拍を維持する基質となるとも考えられている．

SQT 症候群では内向き電流の減少・外向き電流の亢進により APD が短縮し

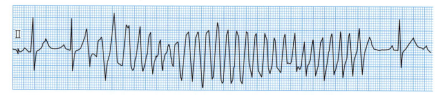

図5 short-coupled variant of torsade de pointes 症例の入院時モニター心電図

QT短縮をきたす．心室不応期の短縮により期外刺激に対する受攻性が高まることから心室細動をきたすと考えられている．

CPVTでは細胞内Ca^{2+}イオンの放出を調節するリアノジン受容体（RyR2）の異常などが原因とされている．本疾患ではリアノジン受容体の感受性が亢進し，わずかな細胞内Ca^{2+}イオン濃度の上昇で細胞内にCa^{2+}を貯蔵している筋小胞体からCa^{2+}が細胞内に放出される．この過剰なCa^{2+}を細胞外のNa^+と交換するためNa^+の流入によってDAD（遅延後脱分極）が生じ，2方向性や多形性心室頻拍をきたす．交感神経亢進時にはβアドレナリン受容体刺激により内向きCa電流が亢進するため，DADが生じCPVTの誘引となる．2方向性心室頻拍は2箇所の異なるHis-Purkinje系から生じたbigeminyが機序として推測されている[11]．

SCTdは300 ms以下の短い連結期のR on T typeの心室期外収縮より生じるtorsade de pointesに類似した多形性の心室頻拍である[12]．トリガーとなる心室期外収縮はベラパミルで抑制されることから不整脈の機序としてはDADの可能性が疑われている．トリガーとなるPVCにはPurkinje由来のものが多く認め，カテーテルアブレーションにて心室細動の発作を抑制できたと報告されている[13,14]．当院にて経験したSCTdPの一例を示す．入院中のモニター心電図にて 図5 に示す短い連結期の心室期外収縮よりTdP様の多型性心室頻拍を認めている．本症例はICD植込みの上，ベラパミル，アテノロール内服でコントロール不良でありトリガーとなるPVCのアブレーションにより良好に経過している．

Reference

1) Sheldon R, Killam S. Methodology of isoproterenol-tilt table testing in patients with syncope. J Am Coll Cardiol. 1992; 19: 773-9.

2) Brignole M, Deharo JC, De Roy L, et al. Syncope due to idiopathic paroxysmal atrioventricular block: long-term follow-up of a distinct form of atrioventricular block. J Am Coll Cardiol. 2011; 58: 167-73.

3) Toivonen L, Kadish A, Kou W, et al. Determinants of the ventricular rate during atrial fibrillation. J Am Coll Cardiol. 1990; 16: 1194-200.

4) Kato T, Yamashita T, Sagara K, et al. Progressive nature of paroxysmal atrial fibrillation. Observations from a 14-year follow-up study. Circ J. 2004; 68: 568-72.

5) Wijffels MC, Kirchhof Cj, Dorland R, et al. Atrial fibrillation begets atrial fibrillation. A study in awake chronically instrumented goats. Circulation. 1995; 92: 1954-68.

6) Mizusawa Y, Sakurada H, Nishizaki M, et al. Characteristics of bundle branch reentrant ventricular tachycardia with a right bundle branch block configuration: feasibility of atrial pacing. Europace. 2009; 11: 1208-13.

7) Merino JL, Peinado R, Fernandez-Lozano I, et al. Bundle-branch reentry and the postpacing interval after entrainment by right ventricular apex stimulation: a new approach to elucidate the mechanism of wide-QRS-complex tachycardia with atrioventricular dissociation. Circulation. 2001; 103: 1102-8.

8) Neiger JS, Trohman RG. Differential diagnosis of tachycardia with a typical left bundle branch block morphology. World J Cardiol. 2011; 3: 127-34.

9) Priori SG, Wilde Aa, Horie M, et al. HRS/EHRA/APHRS expert consensus statement on the diagnosis and management of patients with inherited primary arrhythmia syndromes: document endorsed by HRS, EHRA, and APHRS in May 2013 and by ACCF, AHA, PACES, and AEPC in June 2013. Heart Rhythm. 2013; 10: 1932-63.

10) Benito B, Guasch E, Rivard L, et al. Clinical and mechanistic issues in early repolarization of normal variants and lethal arrhythmia syndromes. J Am Coll Cardiol. 2010; 56: 1177-86.

11) Baher AA, Uy M, Xie F, et al. Bidirectional ventricular tachycardia: ping pong in the His-Purkinje system. Heart Rhythm. 2011; 8: 599-605.

12) Leenhardt A, Glaser E, Burguera M, et al. Short-coupled variant of torsade de pointes. A new electrocardiographic entity in the spectrum of idiopathic ventricular tachyarrhythmias. Circulation. 1994; 89: 206-15.

13) Haissaguerre M, Shah DC, Jais P, et al. Role of Purkinje conducting system in triggering of idiopathic ventricular fibrillation. Lancet. 2002; 359: 677-8.

14) Haïssaguerre M, Shoda M, Jais P, et al. Mapping and ablation of idiopathic ventricular fibrillation. Circulation. 2002; 106: 962-7.

[藤澤大志，高月誠司]

第 1 章 ● 不整脈の見かた

9-3 研修医からの質問―不整脈の何がわからない？
―不整脈の治療

1 緊急一時ペーシングの適応は？ 血圧低下あるいは頻回の long pause 出現時の時だけでよいのか？

　緊急一時ペーシングの適応は，時に徐脈性不整脈（洞不全症候群，房室ブロック，徐脈性心房細動）のみでなく，頻脈性不整脈の停止に対しても有効な場合がある．以下に，自験例を提示してみたい．

　症例 1 は 71 歳，男性．約 2 年前に当院で僧帽弁ならびに三尖弁閉鎖不全症のために，僧帽弁ならびに三尖弁形成術を施行した．基本調律は慢性心房細動であり，術後に非持続性心室頻拍が出現したためにアミオダロン 200 mg/日が開始されたが，間質性肺炎による副作用ために内服が中止され，ビソプロロール 1.25 mg/日の内服で管理されていた．心臓超音波検査では，左室駆出分画が 33％と低左室機能であり，利尿薬による心不全管理も行われていたが，深酒した翌朝に嘔吐・大便失禁をした後に動悸・前胸部不快感が出現したために当院救急センターを受診．受診時心電図 図1 では心拍数 185 拍/分の心室頻拍を認め，収縮期血圧も 80～90 mmHg と低下していた．ランジオロール持続点滴（1～3 μg/kg/min）ならびにシンビット静脈投与（15 mg）するも頻拍は停止せず，また，副作用既往のためにアミオダロンも使用しにくかった．そのために一時的ペースメーカを右室心尖部に留置して，心拍数 160 bpm のオーバードライブ・ペーシングで頻拍停止が可能となった 図2．以後，心拍数 70 bpm の一時的ペーシング 図3 ならびにシンビット持続点滴で心室頻拍の再発予防を行った．

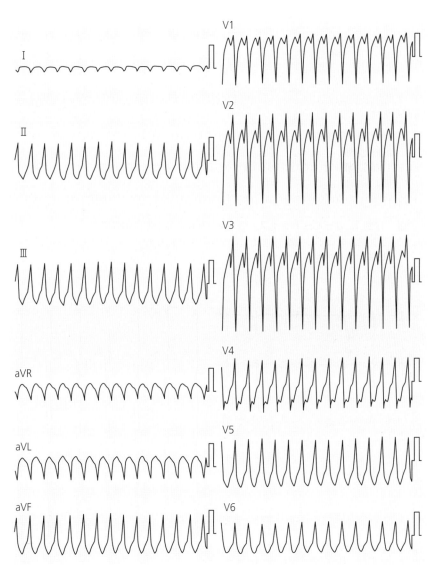

図1 ［症例1］受診時心電図
心拍数 185 拍/分の左脚ブロック型下方軸の心室頻拍を認めた．

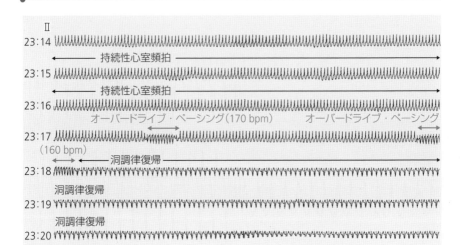

図2 ［症例1］オーバードライブ・ペーシングによる心室頻拍の停止
持続性心室頻拍に対して心拍数170拍/分のオーバードライブ・ペーシングでは停止しなかったが，心拍数160拍/分のオーバードライブ・ペーシングでは停止した．

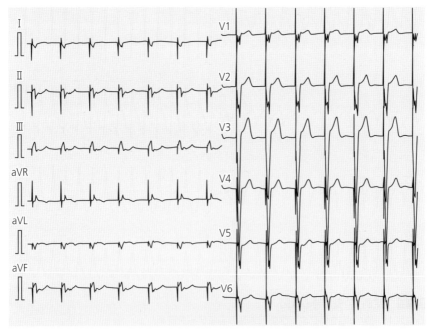

図3 ［症例1］一時的ペーシングによる心室頻拍の再発予防
心拍数70拍/分の一時的ペーシング後は，持続性心室頻拍の再発を認めなかった．

症例2は30歳，女性．当院小児科で遺伝子検査により，家族性QT延長症候群（TypeⅠ）と診断されていたが，今までに不整脈イベントもなく経過観察とされていたが，仕事中急に意識消失ならびに痙攣を認め当院救急センターに搬送された．受診時12誘導心電図 図4 ではQTc時間0.60秒と著明な延長を認めていた．以後，集中治療室で心電図モニターの観察を行っていたところ，翌朝には心室期外収縮から多形性心室頻拍（torsade de pointes）が出現し 図5 ，同時に意識消失ならびに尿失禁も認め，電気的除細動による洞調律復帰を必要とした．以後，心拍数90〜100拍/分の緊急一時的ペーシング 図6 ならびにランジオロールの持続点滴（3〜5μg/kg/min）により，多形性心室頻拍の再発予防を行った．

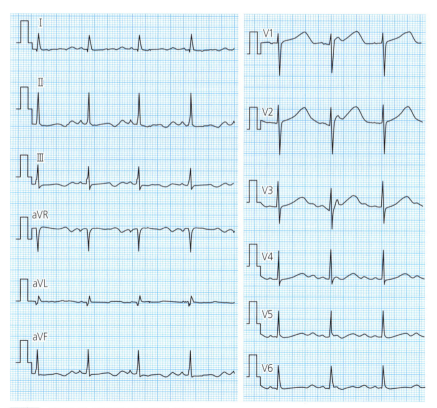

図4 ［症例2］受診時12誘導心電図
洞調律時の心拍数は75拍/分，QTc間隔は0.60秒と延長している．

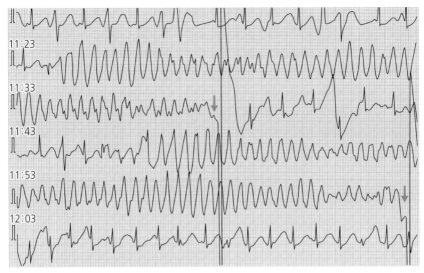

図5 ［症例2］入院後のモニター心電図
経過中に心室期外収縮から多形性心室頻拍（torsade de pointes）のエレクトリカル・ストームへ移行した．複数回の電気的除細動（→）を必要とした．

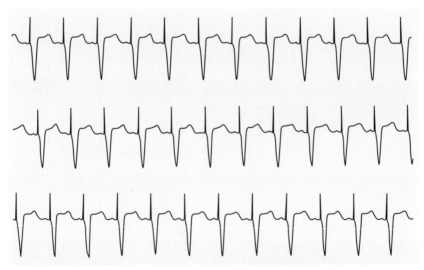

図6 ［症例2］一時的ペーシングによる多形性心室頻拍の再発予防
心拍数90拍/分の一時ペーシング後は，多形性心室頻拍（torsade de pointes）の再発を認めなかった．

自験例のごとく，致死的な心室性頻脈性不整脈の停止ならびに再発予防に緊急一時ペーシングが有効な場合がある．ACC/AHA/HRS guideline 2015 によれば[1]，異常自動能あるいは撃発活動の機序による頻脈性不整脈は，オーバードライブ・ペーシングにより一過性に抑制され，また，リエントリーの機序による頻脈性不整脈はオーバードライブ・ペーシングにより停止が可能であることが示されている[2]．オーバードライブ・ペーシングの心拍数は，エントレインメントされる頻拍周期の約5〜10％短い周期から開始し，15秒以上持続した頻回ペーシングを施行する．漸次5〜10 msecずつペーシング周期を短縮させながら，洞調律復帰するまで施行する[3]．もちろん，オーバードライブ・ペーシングによる頻拍抑制ならびに停止効果は心室性頻脈性不整脈のみでなく，緊急を要する上室性頻脈性不整脈にも適応される．

2 心房粗動（心房頻拍）と洞頻脈の鑑別が難しい時の鑑別方法は？

動悸を主訴に受診した症例で，12誘導心電図上心房粗動（心房頻拍）と洞頻脈との鑑別が困難な場合に遭遇する．その鑑別法にアデノシン三リン酸（ATP）

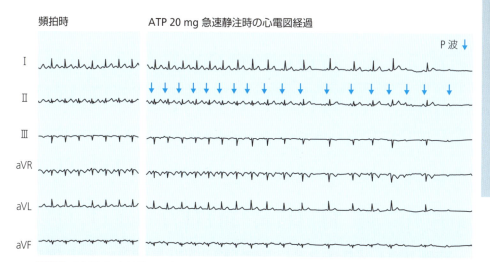

図7 ［症例3］心拍数150拍分の洞頻脈に対してATP 20 mg 急速静注時の心電図経過
洞調律（P波）の心拍数はATP静注後一過性の抑制を受け，その心拍数（→）は低下している．

の急速静注（10〜20 mg）が有用であるが，以下に症例を示す．

症例3は33歳，女性．約4年前に全身性エリテマトーデス（SLE）の診断でプレドニゾロン 15 mg/日を内服中であった．数カ月前から徐々に増悪し徐々に軽快する動悸発作が出現し当院受診．心電図では心拍数 140 拍/分の narrow QRS 頻拍を認め，ATP 20 mg 急速静注後の反応を観察したところ，頻拍時と同じ P 波が一過性に抑制され洞頻脈と診断された 図7．本例は不適切洞頻脈（inappropriate sinus tachycardia）の診断で，β遮断薬や非ジヒドロピリジン系 Ca 拮抗薬（ジルチアゼムやベラパミル）に忍容性が不良であり，高周波カテーテルアブレーションによる治療が行われた[4]．

症例4は47歳，男性．6カ月前から動悸ならびに労作時の易疲労感が出現し当院受診．心電図では心拍数 154 拍/分の narrow QRS 頻拍を認め，ATP 20 mg 急速静注後の反応を観察したところ，一過性房室ブロックの出現時にⅡ，Ⅲ，aVF 誘導（下壁誘導）に鋸歯状波を認め，2：1 房室伝導比の心房粗動（通常型）と診断された 図8．通常，心拍調節薬としてβ遮断薬，非ジ

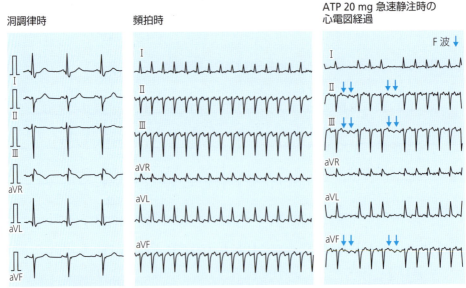

図8 ［症例4］心拍数 154 拍/分の心房粗動（通常型）に対して ATP 20 mg 急速静注時の心電図経過
房室伝導は ATP 静注後一過性の抑制を受けて，下壁誘導の鋸歯状波（→）が明瞭となっている．

ヒドロピリジン系Ca拮抗薬あるいはジゴキシンが選択され[5]，その目標心拍数は安静時80拍/分未満，中等度運動時110拍/分未満が推奨されている[6]．ただし，投薬前に心臓超音波検査による心機能評価や基礎心疾患の有無を確認することが重要であり，中等度以上の心機能低下例では第一選択薬にβ遮断薬（急性期: ランジオロール，慢性期: ビソプロロール）が推奨されるが[7]，心不全の悪化に注意しつつ，その導入や増減の際には慎重な管理を必要とする．また，永久的ペースメーカ移植術を受けていない洞不全症候群や房室ブロック，心室内伝導障害例やWPW症候群を代表とする早期興奮症候群では，非ジヒドロピリジン系Ca拮抗薬やジゴキシン投与は避けるべきである．なお，ACC/AHA/HRS guideline 2015によれば，薬物治療抵抗性心房頻拍/心房粗動は高周波カテーテル心筋焼灼術がClass I 適応となっている[1]．

3 血圧低下を伴った時の上室頻拍に対するカルシウム拮抗薬の適応は？

　上室性頻拍の停止を試みる場合は，心血行動態の安定性や併存する心疾患の有無を考慮しつつ，その方法を選択する必要がある．まず，心不全やショック，急性心筋虚血などを合併していれば，経静脈麻酔下の電気的除細動（R波同期: 通常50～100 J）や高頻度ペーシング法を優先させる[8]．心血行動態が不安定あるいは心不全を合併した上室性頻拍に対して，非ジヒドロピリジン系Ca拮抗薬（ジルチアゼムやベラパミル）の静注投与は，その陰性変力作用によりむしろ禁忌とされている[1]．このような症例では迷走神経刺激（Valsalva手技など）[9]で停止する場合もあるが，頻拍の停止目的で使用される第一選択薬にATP（10～20 mg）の急速静注が挙げられ，その有効性は90～95％と高率である[10,11]．もし，ATP投与後にも停止効果が得られなければ，経静脈麻酔下の電気的除細動を行うようにすべきである[1]．その後の再発予防には，ランジオロールの少量持続点滴（1～3 μg/kg/min）が有効かもしれない．ただし，そのエビデンスとなったJ-Land試験[12]では，左室駆出率25％未満例や血圧90 mmHg未満の重症心不全例は除外対象とされており，かかる症例では投与中の心血行動態の厳重な監視や副作用の出現に十分な注意が必要であろう．

4 心房細動のリズムコントロールはすべて循環器専門医が行うべきか？

　WHO（世界保健機関）は，循環器疾患による死亡を 2020 年までに 20％減らすという大目標（いわゆる 20/20）を掲げ，近年の心房細動管理における急速な進歩に注目している．すなわち，心房細動に対する適切な診断とリスク評価が大きく心血管予後の改善をもたらす可能性が示され，その目標達成には循環器内科医のみならず，一般医家の協力・援助が必須と考えられている．これを受けて本邦の厚生労働省が，すでに心房細動を"common disease"と認定して，一般医家にもその診療が広く施されるように提唱している．

　心房細動に対する洞調律維持（リズムコントロール）療法の最終的な治療目標は，自覚症状を改善させ，生活の質（QOL）と生命予後を向上させることにある．その治療薬として使用される抗不整脈薬は，薬剤の有効性に対する評価とともに，起こり得る副作用に注意を払う必要がある．あくまでも，抗不整脈薬療法は根治療法ではなく対症療法であることを認識して，抗不整脈薬の使用に際して，患者背景（特に，年齢，血中電解質，肝腎機能，基礎心疾患の有無と心機能）に注目しつつ，長期投与による有害事象に注意を払わなければなら

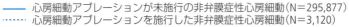

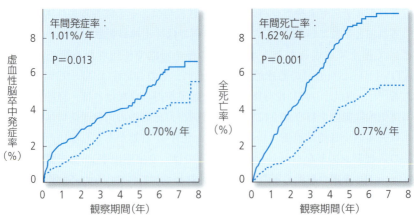

図9　スウェーデン患者登録における薬物治療と心房細動アブレーション治療後の心血管予後

ない．また，薬物療法の洞調律維持効果には治療的限界があり，QOL を改善しうるものの[13]，心血管予後を改善させるかはいまだ明らかではない．

　近年，心房細動アブレーション（主に肺静脈隔離術）における発展はめざましく，高周波からバルーンカテーテルを用いた冷凍凝固あるいは加熱焼灼する方法が普及してきている．その手技の難易度を減らし，治療時間も短縮されることで，心房細動根治術の普及に大きく寄与しており，本邦においても年間 5万件以上も施行されている．しかし，心房細動アブレーションは原則的に発作性あるいは罹患期間の短い持続性心房細動に施行され，長期に持続した心房細動には治療的限界がある[14]．すなわち，進行性疾患である心房細動は罹患早期に根治療法を目指すことが治療指針の基本であることを再認識する必要がある．

　最近になって，薬物療法と心房細動アブレーションの平均観察期間 4.4 年における心血管予後を比較したスウェーデン患者登録の報告によれば[15]，心房細動アブレーションは薬物療法に比し，虚血性脳卒中ならびに全死亡の発症率を有意に減少させた 図9 ．このように，心房細動アブレーションによる高い洞調律維持効果はその後の心血管予後を改善させる可能性が示され，リズムコントロール療法の主流になりつつある現状である．すでに，高齢化社会が急速に進みつつある本邦においても心房細動の罹患率が増加しており，高齢者心房細動の死因の約 2/3 は非心血管死であることも報告されている[16]．すなわち，高齢者心房細動の予後を改善させるためには循環器疾患の管理のみでは不十分である．将来，もし慎重な長期管理を必要とする薬物療法が心房細動アブレーションの非適応例や効果不十分例にのみ選択される時代がくるならば，病診連携を考慮する上でも治療後のフォローアップをかかりつけ医が果たす役割は大きいであろう．

📖 Reference

1) Al-Khatib SM, Arshad A, Balk EM, et al. Risk stratification for arrhythmic events in patients with asymptomatic pre-excitation: a systematic review for the 2015 ACC/AHA/HRS guideline for the management of adult patients with supraventricular tachycardia: a report of the American College of Cardiology/American Heart Association Task Force on Clinical Practice Guidelines and the Heart Rhythm Society. Heart Rhythm. 2016; 13: e222-37.

2) Chen SA, Chiang CE, Yang CJ, et al. Sustained atrial tachycardia in adult patients. Electrophysiological characteristics, pharmacological response, possible mechanisms, and effects of radiofrequency ablation. Circulation. 1994;

90: 1262-78.

3) Peters RW, Shorofsky SR, Pelini M, et al. Overdrive atrial pacing for conversion of atrial flutter: comparison of postoperative with non-postoperative patients. Am Heart J. 1999; 137: 100-3.

4) Yoshizawa R, Kojima K, Komatsu T. Radiofrequency catheter ablation for inappropriate sinus tachycardia in a patient with systemic lupus erythematosus: a case report. Eur Heart J. 2019; 40 (22): in press.

5) 日本循環器学会. 循環器病の診断と治療に関するガイドライン2009. 不整脈薬物治療に関するガイドライン. http://www.j-circ.or.jp/guideline/pdf/JCS2009_kodama_h.pdf

6) Kirchhof P, Benussi S, Kotecha D, et al. 2016 ESC Guideline for the management of atrial fibrillation developed in collaboration with EACTS. Eur Heart J. 2016; 37: 2893-962.

7) CIBIS-II Investigators and Committees. The Cardiac Insufficiency Bisoprolol Study II (CIBIS-II): a randomized trial. Lancet. 1999; 353: 9-13.

8) Roth A, Elkayam I, Shapira I, et al. Effectiveness of prehospital synchronous direct-current cardioversion for supraventricular tachyarrhythmias causing unstable hemodynamicstates. Am J Cardiol. 2003; 91: 489-91.

9) Mehta D, Wafa S, Ward DE, et al. Relative efficacy of various physical maneuvers in the termination of junctional tachycardia. Lancet. 1988; 1: 1181-5.

10) Glatter KA, Cheng J, Dorostkar P, et al. Electrophysiologic effects of adenosine in patients with supraventricular tachycardia. Circulation. 1999; 99: 1034-40.

11) Furlong R, Gerhardt RT, Farber P, et al. Intravenous adenosine as first-line prehospital management of narrow-complex tachycardias by EMS personnel without direct physician control. Am J Emerg Med. 1995; 13: 383-8.

12) Nagai R, Kinugawa K, Inoue H, et al. Urgent management of rapid heart rate in patients with atrial fibrillation/flutter and left ventricular dysfunction. —comparison of the ultra-short-acting β1-selective blocker landiolol with digoxin (J-Land Study) —. Circ J. 2013; 77: 908-16.

13) Ogawa S, Yamashita T, Yamazaki T, et al. J-RHYTHM Investigators. Optimal treatment strategy for patients with paroxysmal atrial fibrillation: J-RHYTHM Study. Circ J. 2009; 73: 242-8.

14) Brooks AG, Stiles MK, Laborderie JL, et al. Outcome of long-standing persistent atrial fibrillation: a systematic review. Heart Rhythm. 2010; 7: 835-46.

15) Friberg L, Tabrizi F, Englund A. Catheter ablation for atrial fibrillation is associated with lower incidence of stroke and death: Data from Swedish health registries. Eur Heart J. 2016; 37: 2478-87.

16) Fauchier L, Samson A, Chaize G, et al. Cause of death in patients with atrial fibrillation admitted to French hospitals in 2012: a nationwide database study. Open Heart. 2015; 2: e000290. doi: 10.1136.

[小松　隆]

第2章 ● 不整脈治療の考えかた

第 2 章 ● 不整脈治療の考えかた

1-1 徐脈性不整脈
―薬物治療の考えかた

Have a nice day Photo/Shutterstock.com

1 治療を要する徐脈とは？　そして徐脈の原因は？

　徐脈治療において重要な点は，まずその徐脈が治療を要するか否かである．それと同時に，その背景にある原疾患の検索を忘れてはならない．通常は脈拍 <60/分を徐脈と呼ぶが，全ての徐脈が治療を要するわけではない．徐脈はすなわち刺激伝導系の機能異常であり，洞不全（洞停止を含む）と房室ブロックに大別される．慢性的な経過で治療適応に至る場合から，急性発症で緊急治療適応となることもある．治療適応となるのは，低血圧・意識障害・心不全（広義の循環不全を含む）がある場合，あるいは，動悸・呼吸困難および息切れ・ふらつきなどの症状を有する場合である．徐脈の治療法には薬物治療とペーシング治療とがあり，病状経過に応じて治療を選択する必要がある．突然発症の徐脈を認めた場合は血行動態が破綻していることもあり，AHA ACLS ガイドラインにもあるように緊急対応が必要なことがある 図1 [1]．

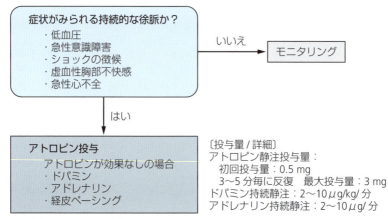

図1　徐脈に対する救急対応
（ACLS プロバイダーマニュアル AHA ガイドライン 2015 準拠．東京: シナジー; 2017[1]）より改変）

表1 緊急対応を要する徐脈の原因

①急性冠症候群	最初に疑うべき疾患. 完全に否定されるまでは鑑別に残す. 12誘導心電図にてST変化を確認.
②心筋炎	先行感染に引き続き発症するため, 病歴聴取が極めて重要. 重症例では心停止となる.
③徐脈頻脈症候群	頻脈(特に心房細動)に合併するため,「動悸＋意識消失」がキーワード.
④高カリウム血症	急性腎障害に合併しやすい. P波の消失やwide QRSの場合は心停止や心室細動の危険性あり.
⑤副腎不全	「徐脈＋ショック＋意識障害」をきたす. 長期ステロイド使用患者が発熱, 外傷といったストレスを受けた時に起こる.
⑥甲状腺機能低下症	甲状腺ホルモンの欠乏から意識障害, 徐脈, 低体温, 電解質異常(低ナトリウム)をきたす疾患. 甲状腺ホルモン値が測定不可の場合には診断に難渋する
⑦薬剤性	β遮断薬, ジギタリス, カルシウム拮抗薬の過量内服で起こる. なお, 高齢者の場合は, 常用量でも複数薬剤による発症あり.
⑧血管迷走神経反射	遭遇する頻度は最も高い. 強い痛みなどの急性ストレスにより起こる. 一過性の場合が多く, アトロピンに対する反応が良好.
⑨頭蓋内圧亢進	脳卒中後の脳幹障害によるもの. 「意識障害＋徐脈＋高血圧」の場合は除外が必要.
⑩脊髄損傷	「外傷によるショック＋徐脈」の代表格. ショック状態にもかかわらず, 脈拍上昇がみられない時は要注意.
⑪低体温症	J波出現から心室細動に移行することがあるので, 復温を急ぐ.

　重要かつ時に緊急対応を要する徐脈の原因として, 急性心筋梗塞, 心筋炎, 徐脈頻脈症候群, 電解質・代謝異常(アシドーシスなど), 甲状腺機能低下症, 薬物による副作用, 感染症などがあり, 徐脈治療と共に原疾患に対する介入が必要となる 表1 . なお, 項末では最新のACC/AHA/HRSガイドラインから具体的な薬物投与法について, その注意点も交えて示す 表2 .

2 アトロピン

　徐脈に対し即効性が期待でき, 緊急時にも静注で使いやすい薬物であり, 第一選択と言ってもよい. アトロピンは, ムスカリン性アセチルコリン受容体をブロックし副交感神経を遮断することでその効果を発揮し, 洞房結節の自動能

表2 徐脈に対する急性薬物治療

薬剤	用量	注意点
すべての症候性徐脈		
アトロピン	0.5〜1.0 mg 静注（3〜5 分毎に最大3.0 mg まで）	
ドパミン	5 μg/kg/分 持続静注より開始（最大 20 μg/kg/分まで）	高用量では血管収縮/催不整脈作用
イソプロテレノール	20〜60 μg ボーラス投与後，10〜20 μg 静注または 1〜20 μg/分	狭心症症状（胸痛）に注意
アドレナリン	2〜10 μg/分または 0.1〜0.5 μg/kg/分 持続静注	
急性心筋梗塞に伴う高度房室ブロック		
アミノフィリン	250 mg ボーラス投与	
カルシウム拮抗薬の過量服薬		
10%塩化カルシウム	1〜2 g 静注（10〜20 分毎）または 0.2〜0.4 mL/kg/時 持続静注	
10%グルコン酸カルシウム	3〜6 g 静注（10〜20 分毎）または 0.6〜1.2 mL/kg/時 持続静注	
β 遮断薬またはカルシウム拮抗薬の過量服薬		
グルカゴン	3〜10 mg 静注と同時に 3〜5 mg/時 持続静注	
高用量インスリン	1 単位/kg 静注後，0.5 単位/kg/時 持続静注	グルコースとカリウム値の確認
脊髄損傷		
アミノフィリン	6 mg/kg を 100〜200 mL に希釈し 20〜30 分で投与	
テオフィリン	5〜10 mg/kg/日（経口投与）開始後，用量調整	有効血中濃度（10〜20 μg/mL）以下で効果も

（ACC/AHA/HRS 徐脈治療のガイドライン 2018 より改変）

や房室結節の伝導性・自動能を亢進させる．アトロピンは静注で使用し 0.5〜3 mg の間で反復投与が可能である．ただし，半減期は約 2 時間と短く，β 刺激薬の持続投与や一時ペーシングなどのより安定した治療までのつなぎと考えた方がよい．

使用に際しての注意点としては，迷走神経緊張が徐脈に関与している場合は有効であるが，不可逆的な器質的伝導障害が主因の場合には効果は期待できな

い点がある．他の治療に迅速に移っていくべきである．例として，房室ブロック，特に His 束や Purkinje レベルの器質的障害がある場合はあまり効果が期待できないばかりか，洞結節レートが上昇し，房室伝導比が減少してかえって徐脈を助長することすらある．したがって，比較的下位のブロックの場合や房室ブロック患者で心室内伝導障害が疑われる wide QRS 波を認める場合はアトロピンを控えるべきとの意見もある．さらに，急性心筋梗塞患者においては，過度の心拍数増加は，虚血を増悪することが報告されている．また，アトロピンの副作用としては，口渇，視力の鈍化，紅斑，尿貯留，せん妄などがある．

アトロピンは即効性・有効性の高い薬剤であるため，いくつかの注意点に気をつけながら，その早期使用を躊躇しないことが循環破綻の予防につながる．

3　β刺激薬

アトロピンの効果がない時，あるいはアトロピンの薬効低下後に徐脈が再増悪する時は β刺激薬を考慮する．イソプロテレノールは，心臓の陽性変時・変力作用の両方を有する非選択的 β アゴニストであり，昇圧効果を発揮することなく洞機能および房室結節機能を改善する．ただし，β1 作用により心筋酸素需要を増加させつつ β2 作用を介して冠動脈血流を低下させるので，心筋虚血が疑われる状況では避けるべきである．ドパミンは，$\alpha\beta$ アドレナリン作動性およびドパミン作動性のカテコラミンである．1〜2γ の低用量では主に血管拡張性であり，5〜20γ の高用量では心臓に対する陽性変時・変力作用が優勢となる．十分な脈拍増加には高用量が必要となる場合もあるが，過度の血管収縮や不整脈誘発に注意する必要がある．アドレナリンは，強力な $\alpha\beta$ アドレナリン作動性のカテコラミンであり，陽性変時および陽性変力作用，血圧上昇，さらには筋酸素消費の増加をきたす．ACLS での標準的な投薬量は，脈拍や血圧をみながら 2〜10 μg/分で調整することとなっている．

最後に，いずれの β刺激薬にも共通することは，投与量は患者さんごとに決めなければならないということである．そのため，薬剤使用時はモニタリングを行いながら用量調整を行う必要がある．

4 その他の薬剤

シロスタゾールは閉塞性動脈硬化症や脳梗塞に対して使用される薬剤であるが，洞結節に対する陽性変時作用を示す．その機序は，ホスホジエステラーゼを阻害して cyclic-AMP を増加させることにある．徐脈性不整脈に対する保険適用は得られていないが，実臨床において有効な症例を経験する．

β遮断薬やカルシウム拮抗薬の過剰投与による徐脈の際は，カルシウム，グルカゴン，高用量インスリンが有効とされており，ジゴキシン中毒に対してはジゴキシン特異的抗体（Fab）の有効性が報告されている．さらに，テオフィリンとアミノフィリン（テオフィリン誘導体）のメチルキサンチン類は，洞結節に対するアデノシンの作用を阻害して脈拍上昇効果を示す．しかしながら，いずれの薬剤もその効果は個人差があり臨床現場ではあまり頻用されない．ジゴキシン特異的抗体（Fab）は，本邦では未承認の薬剤である．薬物の過剰による重篤な徐脈の際には透析による薬物の除去を検討してもよいが，透析で除去できる薬物はあまり多くない．

📖 Reference

1) ACLS プロバイダーマニュアル AHA ガイドライン 2015．東京: シナジー; 2017．

[坂本和生，向井　靖]

第2章 ● 不整脈治療の考えかた

1-2 徐脈性不整脈 —非薬物治療の考えかた

徐脈性不整脈に対するペースメーカ治療は，生命予後とQOL（quality of life）の改善を目的とし，ほぼ確立された治療法である．日本不整脈デバイス工業会（JADIA）の調査によると，2017年わが国においては約41,000例にも及ぶ新規ペースメーカの植込み治療がなされている．

ペースメーカはバッテリーと電子機器装置を含む本体（パルスジェネレータまたはcan）とリードから構成され 図1 ，本体に接続されたリードが心筋に接触することで自己の心筋の電気活動を感知（センシング）し，また刺激を与えて（ペーシングして）心筋を興奮させる．

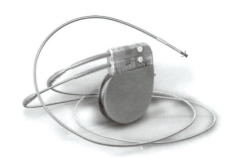

図1 ペースメーカ（本体とリード）

ペースメーカ治療が始まって50年以上が経過し，心房心室順次ペーシングや心拍応答機能といった生理的ペーシングの実現，遠隔モニタリングによる植込み患者のマネジメントの向上，条件付きMRI対応機種やリードレスペースメーカの登場など目覚ましい発展を遂げてきている．

本稿では徐脈性不整脈に対するペースメーカ植込みの適応およびペースメーカの作動様式（モード）を中心に概説する．

1 徐脈性不整脈に対するペースメーカ植込みの適応

一般的に，症状を伴う徐脈性不整脈はペースメーカの適応と考えてよい．ただし，症状と徐脈の因果関係を確認すること，および徐脈が回復不能で可逆的なものかどうかを判断することが重要である[1,2]．

徐脈性不整脈に基づく一過性脳虚血のために生じる失神，めまい，眼前暗黒

感，ふらつきなどを Adams-Stokes（アダムス・ストークス）症候群という．回復が期待できる徐脈の原因としては，下壁の心筋梗塞，β遮断薬などによる薬剤性，電解質異常や甲状腺機能低下症，低体温症などの代謝に関連するものに加えて，最近では睡眠時無呼吸症候群（sleep apnea syndrome: SAS）の関与も注目[3]されている．治療可能な原因が存在する場合には原因の治療や薬剤の中止を優先して行い，必要に応じて一次的体外式ペースメーカを用いる．

　以下に各徐脈性不整脈について簡単に解説した上で，日本循環器学会/日本不整脈心電学会「不整脈非薬物治療ガイドライン（2018年改訂版）」に準じたペースメーカ植込みの適応について記載する．

房室ブロック

　房室ブロックは，心電図所見から1度房室ブロック，2度房室ブロックおよび3度房室ブロックに分類される[4] **図2** ．1度房室ブロックは，心電図上 PQ 時間が0.2秒を超えて延長している（房室伝導時間が延長している）が，QRS 波の脱落は認めない．

　2度房室ブロックには，Wenckebach（ウェンケバッハ）型と Mobitz（モビッツ）Ⅱ型とがあるが，いずれも QRS の脱落を認める．Wenckebach 型2度房室ブロックとは，PQ 時間が徐々に延長した後に QRS 波が脱落するもので，QRS 波脱落直後の PQ 時間が脱落直前の PQ 時間よりも短縮しているのが特徴である．一方，Mobitz Ⅱ型2度房室ブロックでは，PQ 時間の延長を伴わずに突如 QRS 波が脱落する．房室伝導比が2：1の場合，あるいは2：1よりも伝導比が悪い場合（3：1以下の場合），心電図上 Wenckebach 型なのか Mobitz Ⅱ型なのか分類できないため，高度房室ブロックに分類される．

　3度房室ブロックは，房室解離を伴い心房のレート＞心室のレートとなる．完全房室ブロックとは，P 波レートが正常範囲内にある場合をいうが，心室は補充調律となる．心房細動に完全房室ブロックが併発すると徐脈になり，補充調律のため RR 間隔が一定になる．

　ブロック部位を考慮して適応を検討する必要があるが，房室ブロックに起因する自覚症状があればペースメーカ植込みの適応と考えてよい．一般的に覚醒中の Mobitz Ⅱ型2度房室ブロック，高度房室ブロック，3度房室ブロックはブロック部位が下位（His 束内または His 束以下）であることが多い[4]ため，ペースメーカ植込みが行われる．ブロック部位の同定には心臓電気生理学的検

1度房室ブロック

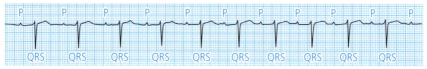

Wenckebach型2度房室ブロック

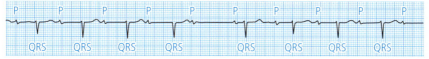

MobitzⅡ型2度房室ブロック

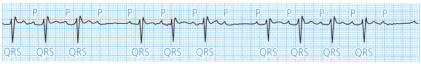

3度房室ブロック

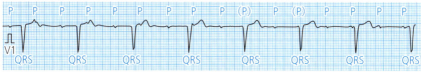

図2 房室ブロックの心電図分類

査（electrophysiological study: EPS）が施行されることがあるが，ブロック部位が下位であるほど補充調律は遅く，幅の広いQRS波形を呈することが多い．

　房室ブロックに対するペースメーカの適応と推奨度を **表1** に示す．ACC/AHA/HRSガイドラインでは，たとえ無症状の房室ブロックであっても，覚醒時に3秒以上の心室停止（ポーズ）が確認される場合や心拍数40回/分を下回るような場合にはペースメーカ植込みを推奨している[5]．

　なお，心電図上慢性の2枝あるいは3枝ブロックを示す患者でのペースメーカ植込みの適応の詳細についてここでは割愛するが，自覚症状の有無と高度の房室ブロックをきたす可能性があるかどうかが判断基準となる．

洞不全症候群

　洞機能不全は，心電図所見からRubenstein分類を用いてⅠ～Ⅲ型の3群に

表1 日本循環器学会/日本不整脈心電学会合同ガイドラインにおけるペースメーカの適応: 房室ブロック

Class I	1. 徐脈による明らかな臨床症状を有する第2度, 高度または第3度房室ブロック
	2. 高度または第3度房室ブロックで以下のいずれかを伴う場合 (1) 投与不可欠な薬剤によるもの (2) 改善の予測が不可能な術後房室ブロック (3) 房室接合部のカテーテルアブレーション後 (4) 進行性の神経筋疾患に伴う房室ブロック (5) 覚醒時に著明な徐脈や長時間の心室停止を示すもの
Class II a	1. 症状のない持続性の第3度房室ブロック
	2. 症状のない第2度または高度房室ブロックで, 以下のいずれかを伴う場合 (1) ブロック部位がHis束内またはHis束下のもの (2) 徐脈による進行性の心拡大を伴うもの (3) 運動または硫酸アトロピン負荷で伝導が不変もしくは悪化するもの
	3. 徐脈によると思われる症状があり, 他に原因のない第1度房室ブロックで, ブロック部位がHis束内またはHis束下のもの

〔日本循環器学会/日本不整脈心電学会合同ガイドライン. 不整脈非薬物治療ガイドライン (2018年改訂版)[1)]を改変〕

分類される **図3** . 徐脈に伴う症状を認める場合には, 洞不全症候群としてペースメーカ植込みの適応となる.

Rubenstein I 型は持続性で説明不能な (原因の同定できない) 心拍数50 bpm未満の洞徐脈, Rubenstein II 型は洞停止と洞房ブロック, Rubenstein III 型は徐脈頻脈症候群で, 発作性上室頻拍・心房粗動・心房細動といった上室頻拍後に徐脈をきたすものと定義[6)]されている. 洞不全症候群に対するペースメーカの適応と推奨度を **表2** に示す.

徐脈性心房細動

心房細動の患者が徐脈をきたしている場合には, 房室伝導障害が示唆される. 基本的には上記2疾患と同様に, 症状を伴う徐脈性心房細動はペースメーカ植込みの適応となる. 徐脈性心房細動に対するペースメーカの適応と推奨度を **表3** に示す. ACC/AHA/HRSのガイドラインでは, たとえ無症状であっても, 覚醒中に5秒以上の心室停止 (ポーズ) が確認される場合には, ペースメーカ植込みを推奨している[5)].

洞徐脈

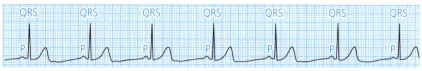

洞停止

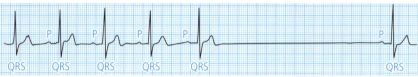

徐脈頻脈症候群

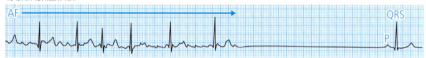

図3 洞不全症候群の心電図分類

表2 日本循環器学会/日本不整脈心電学会合同ガイドラインにおけるペースメーカの適応: 洞不全症候群

Class I	1. 失神，痙攣，眼前暗黒感，めまい，息切れ，易疲労感等の症状あるいは心不全があり，それが洞結節機能低下に基づく徐脈，洞房ブロック，洞停止あるいは運動時の心拍応答不全によることが確認された場合．それが長期間の必要不可欠な薬剤投与による場合を含む
Class IIa	1. 上記の症状があり，徐脈や心室停止を認めるが，両者の関連が明確でない場合 2. 徐脈頻脈症候群で，頻脈に対して必要不可欠な薬剤により徐脈を来たす場合

〔日本循環器学会/日本不整脈心電学会合同ガイドライン．不整脈非薬物治療ガイドライン（2018年改訂版）[1]を改変〕

表3 日本循環器学会/日本不整脈心電学会合同ガイドラインにおけるペースメーカの適応: 徐脈性心房細動

Class I	1. 失神，痙攣，眼前暗黒感，めまい，息切れ，易疲労感等の症状あるいは心不全があり，それが徐脈や心室停止によるものであることが確認された場合．それが長期間の必要不可欠な薬剤投与による場合を含む
Class IIa	1. 上記の症状があり，徐脈や心室停止を認めるが，両者の関連が明確でない場合

〔日本循環器学会/日本不整脈心電学会合同ガイドライン．不整脈非薬物治療ガイドライン（2018年改訂版）[1]を改変〕

2 ペースメーカの作動様式（モード）について

ペースメーカには，リードを心房・心室いずれかに 1 本だけ留置するシングルチャンバーと両心腔に留置するデュアルチャンバーペースメーカとがある．どちらのペースメーカを用いるかによって作動様式は異なる．

ペースメーカの設定は，NBG コード（NASPE/BPEG Generic pacemaker code）という 5 文字のアルファベットを用いて表現される 表4 ．一般的には，3 文字で表記された基本設定（例えば DDD や VVI など）に加えて，心拍応答機能（rate response）[※1]がついていれば 4 文字目に「R」を表記する．基本設定が決まれば，患者の病態に合わせてペーシングレート（下限レートと上限レート）や AV ディレイ（房室間隔）[※2]などを決定していくが，設定の詳細に関しては成書を参考にしていただきたい．

疾患ごとに用いられるペースメーカの種類と推奨されるモードは異なる[7] 図4 ．適切なモードを選択しなければ，ペースメーカ特有の問題によって患者の QOL を損ないかねない．洞不全症候群や房室ブロック患者においては，

表4 ペースメーカの作動様式を表すコード

1 文字目 ペーシング部位	2 文字目 センシング部位	3 文字目 センシングイベント後の動作	4 文字目 心拍応答機能
A: 心房	A: 心房	I: 抑制	R: 心拍応答機能あり
V: 心室	V: 心室	T: 同期	
D: 心房・心室両方	D: 心房・心室両方	D: 抑制および同期	
O: なし	O: なし	O: なし	

[※1] 心拍応答機能（rate response）：洞機能不全や徐脈性心房細動の患者では，患者自身の機能で心拍数を上昇させることができない場合があり，そのような場合には常にペースメーカの設定された下限レートで心房または心室ペーシングが行われる．心拍応答機能を設定することで，患者の体動や呼吸を感知して，健常者のように生理的に心拍数を上昇させることができる．

[※2] AV ディレイ（房室間隔）：心房のイベント（自己の心房興奮または心房ペーシング）から予定している心室ペーシングまでの間隔のこと．この間に自己の心室興奮が起これば，心室ペーシングは抑制される．

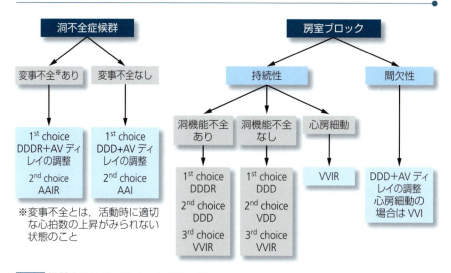

図4 推奨されるペースメーカのモード
〔European Society of Cardiology (ESC), et al. Europace. 2013; 15: 1070-118[7)]を改変〕

シングルチャンバーであるため非生理的となるリードレスペースメーカ（VVIまたはVVIR）は使用すべきではない．

以下に各徐脈性不整脈において推奨されるペースメーカのモードについて示す．

房室ブロック

房室ブロックの患者において，ペースメーカ症候群[※3]を回避し運動耐容能を改善するためには，デュアルチャンバーペースメーカを用いた心房心室順次ペーシングが望ましく，DDDモードやVDDモードが推奨される．生命予後の改善のみを目的とするのであれば，VVI（R）モードでもよい．なお，房室ブロックに加えて洞機能不全も有する患者においては，心拍応答機能を設定する必要がある．

[※3] ペースメーカ症候群：ペースメーカ患者の心房と心室の収縮のタイミングが不適切なことが原因で，心拍出量の減少と血圧低下に伴う症状（めまい，倦怠感，呼吸困難感，頸部の拍動など）が起こるもの[8)]．例えば，完全房室ブロックの患者にVVIペースメーカを留置した場合，心拍数は維持されるが心房と心室の非同期（興奮タイミングの解離）が起き，様々な症状が出現することがある．心房と心室の同期性を回復することで，改善が得られる．

洞不全症候群

　洞不全症候群の患者における不必要な心室ペーシングは，心房細動を引き起こしたり心不全を悪化させたりする[9]ことが知られており，極力避けるべきである．一方で洞不全症候群の患者では，0.6～1.9%/年の頻度で房室ブロックを合併すると報告されており，デュアルチャンバーペースメーカを選択した上で，心室ペーシングを極力回避するためのAVディレイの調整やアルゴリズム[※4]の使用が推奨されている．活動時に自己心拍が上昇せず設定されたペースメーカの下限レートで心房ペーシングが持続する場合には，心拍応答機能を設定する必要がある．

徐脈性心房細動

　徐脈性心房細動は，ほとんどが慢性心房細動患者で心房は機能していないため，一般的に心房へのリード挿入は不要（無意味）であり，シングルチャンバーペースメーカであるVVI（R）モードを用いる．心拍応答機能を設定した方が

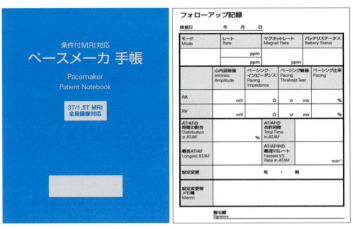

図5　患者のペースメーカ手帳（左）および設定が記載されるページ（右）

※4 心室ペーシングを極力回避するためのAVディレイの調整やアルゴリズムの使用：各社不要な心室ペーシングを回避するための工夫がなされているが，洞不全症候群の患者において普段はAAIモードで作動し，房室ブロックになるとDDDモードへ切り替わるアルゴリズムや自動でAVディレイを延長させて心室ペーシングを回避するものもある．

運動耐容能の改善がみられ QOL は向上する．

　以上ペースメーカの適応と基本的な設定について概説したが，ペースメーカの設定は，患者の状態に合わせて変更していくことがあるため，どのような設定になっているのかをペースメーカ手帳 図5 を見て確認しておく必要がある．

Reference

1) 日本循環器学会/日本不整脈心電学会合同ガイドライン．不整脈非薬物治療ガイドライン（2018 年改訂版）．http: //www.j-circ.or.jp/guideline/pdf/JCS2018_kurita_nogami.pdf
2) Mulpuru SK, Madhavan M, McLeod CJ, et al. Cardiac pacemakers: function, troubleshooting, and management: part 1 of a 2-part series. J Am Coll Cardiol. 2017; 69: 189-210.
3) Kusumoto FM, Schoenfeld MH, Barrett C, et al. 2018 ACC/AHA/HRS guideline on the evaluation and management of patients with bradycardia and cardiac conduction delay: a report of the American College of Cardiology/American Heart Association Task Force on Clinical Practice Guidelines and the Heart Rhythm Society. In Press, Accepted Manuscript, Available online 6 November 2018.
4) Josephson ME. Josephson's clinical cardiac electrophysiology: techniques and interpretations. 5th ed. Wolters Kluwer; 2015. p.93-112.
5) Epstein AE, DiMarco JP, Ellenbogen KA, et al. 2012 ACCF/AHA/HRS focused update incorporated into the ACCF/AHA/HRS 2008 guidelines for device-based therapy of cardiac rhythm abnormalities: a report of the American College of Cardiology Foundation/American Heart Association Task Force on Practice Guidelines and the Heart Rhythm Society. J Am Coll Cardiol. 2013; 61: e6-75.
6) Rubenstein JJ, Schulman CL, Yurchak PM, et al. Clinical spectrum of the sick sinus syndrome. Circulation. 1972; 46: 5-13.
7) European Society of Cardiology（ESC）; European Heart Rhythm Association（EHRA）; Brignole M, et al. 2013 ESC guidelines on cardiac pacing and cardiac resynchronization therapy: the task force on cardiac pacing and resynchronization therapy of the European Society of Cardiology(ESC). Developed in collaboration with the European Heart Rhythm Association（EHRA）. Europace. 2013; 15: 1070-118.
8) S・セルジュ・バロルド，ローランド・X・ストローハンド．著．庄田守男，他訳．イラストで学ぶ心臓ペースメーカー Step by step．東京: 医学書院; 2017．p.317-9.
9) Sweeney MO, Bank AJ, Nsah E, et al. Minimizing ventricular pacing to reduce atrial fibrillation in sinus-node disease. N Engl J Med. 2007; 357: 1000-8.

［大江学治，安部治彦］

TOPICS 1　リードレスペースメーカの将来

●ペースメーカの問題点

　ペースメーカ（PM）は徐脈に対する確立された治療で，発明から60年の年月の中でsingle chamberからdual chamber，患者の体動や呼吸をaccelerometerにより感知してペーシングレートを調整するrate response機能，MRI撮影が可能な機種，さらには遠隔モニタリングにより自宅にいながらデバイスのチェックが可能になるなど，めざましい進歩を遂げてきた．日本では年間約6万人がPM植え込みを受けている．

　PMの合併症の多くは，本体を留置する皮下ポケットあるいはリードに関連している．前胸部の皮下ポケットの血腫，感染，皮膚びらんなどは5年間で約8%，リード断線，皮膜損傷，静脈閉塞，三尖弁閉鎖不全などリードに関連する合併症は5年で約11%生じる[1,2)]．デバイス感染の多くはポケットから生じ，本体ならびにリードの抜去が必須となる．長年留置されているリードは心筋，静脈と強い癒着があるため，抜去は静脈損傷や心筋障害のリスクを伴う．透析患者や静脈閉塞のある患者ではその対側の植込みが必要となり，植込むルートがないこともある．心内に直接植込みが可能であるリードレスPMは長年の間切望されて研究が続けられてきた．しかし，長寿命で小型なバッテリーの開発，心筋への固定方法など困難な課題が多かったため，リードレスPMが初めて人に植込まれたのは2013年であった[3)]．

●リードレスPMの機能

　現在，本邦で植込まれているのはMedtronic社製のMicra™である 図1 ．経静脈型PMの約10分の1の重量，容量であるが，rate response機能を備え，1.5ならびに3T MRIの撮像が可能である．また，閾値（心筋を電気刺激で捕捉するための最小限の出力のこと）を24時間ごとに自動測定し閾値よりも少し高い出力でペーシングし電池消耗を最低限に抑える（Capture Management™）．このように，リードレスPMには従来の機能がほぼ備わっている．現在はVVI（右室の興奮を感知しない場合，右室を刺激する．興奮が感知された場合は刺激は抑制される）のみが存在する．

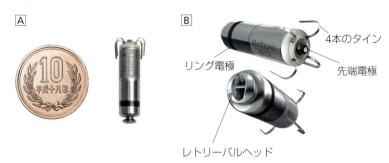

図1 Micra™
A: 10円玉と比較したMicraの大きさ．
B: 心筋に固定するための4本のニチノール製タイン．本体の先端には抜去の際にスネアをかけて牽引することのできるレトリーバルヘッドがついている．

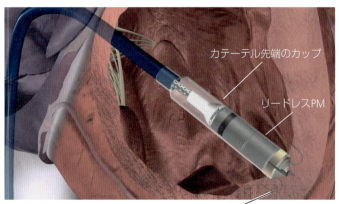

図2 Micra™の留置
カテーテルを右室に挿入し，心室中隔に固定する．

●植込み方法

　大腿静脈から専用のイントロデューサーを留置し，先端のカップにリードレスPMが装着されたカテーテルを右室に挿入する．心室中隔を造影により心室中隔を確認しタインを心筋内に刺入して固定する **図2** ．PMはカテーテルとテザー（糸）で固定されているため，糸を軽く引くとタインが心臓の動きに合わせて開き心筋への固定が確認できる．2つ以上のタインの固定を確認してからテザーを切る．術時間は約30分である．

●リードレス PM の安全性

　前向き，多施設共同，非ランダマイズのグローバル研究では，2013年12月から2015年5月までに計744人の患者が登録された[3]．主要評価項目は，安全性〔デバイス，手技に関連した重大合併症がないこと（死亡，機能停止，入院，入院期間の延長，デバイスの植替え）〕，有効性（安定した低閾値: 植込み時が2V以下，その後1.5Vよりも高い閾値上昇がないこと）で，経静脈PM患者（2,667人）と比較された．主要合併症は4%，有効性は98.3%の患者で達成された．合併症は従来のペースメーカに比較して半減したが，その半数近く（1.6%）が心嚢液貯留であった．その後行われた市販後調査[4]には，既存のデバイス植込み患者（登録患者の15%）や経静脈PMを植込めない患者（デバイス感染の既往，静脈アクセスが限られている，アクセスを温存したい透析や血栓症，抗癌薬ポートなど）（22.4%）が含まれた．重大合併症は1.5%とさらに減少した．

　心嚢液貯留のリスク因子は，①女性，②低BMI（BMI＜20），③高齢（85歳以上），④慢性呼吸器疾患，⑤うっ血性心不全，⑥心房細動と関連しない植込み理由，が挙げられている．"心房細動と関連のない植込み"には，おそらくフレイル，認知症など通常のPMが望ましくない理由があると考えられる．リスク因子数と心臓損傷の割合を示す 図3．PMの脱落は海外ではほとんどないが，本邦では複数例生じている．タインの良好な固定の確認後にテザーを切ることが必須であり，不十分な確認やテザーの抜去が慎重さを欠くと脱落の可能性があると思われる．心室中隔にしっかりと押し当ててPMを留置することが必須である．

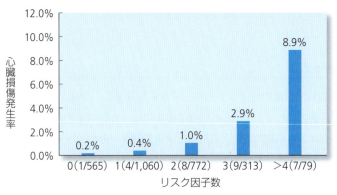

図3　リスク因子の数と心臓損傷の発生頻度

●本邦でのリードレス PM 植え込みの現状

2017 年 9 月 1 日より保険収載された後，2018 年 11 月現在で約 3,700 台が植込まれている．日本での植込み適応は，心房細動に関連した徐脈が半数，洞不全症候群が 3 割，心房細動に関連しない房室ブロックが 1 割であった．海外では 6 割強が心房細動に合併した徐脈であった．植込みシステムのサイズは一つであり，体格の小さな日本人において同様の安全が確保されるのか危惧されたが，グローバル試験により日本人においても同様に良好な結果であることが示された[5]．

●今後のリードレス PM の展望

現段階でリードレス PM は single chamber であるが，accelerometer を利用して心房収縮を感知し設定した AV 間隔で心室ペースを行う VDD モードとして作動することが可能であることが示された（MARVEL 研究: Micra Atrial Tracking Using A Ventricular AccELerometer）[6]．現在使用されている VVI のリードレス PM が，プログラムのみで VDD として機能しえることは非常に大きな進歩である．dual chamber，さらには左室心内膜にリードレス PM を留置し心臓再同期療法も可能となるだろう．現在行われている心臓再同期療法は，冠静脈洞に留置したリードを用いて左室自由壁を刺激して行っているが，正常な心室興奮は心内膜側から Purkinje 線維を介して始まるため，興奮の方向が生理的ではない．したがって，左室の心内膜から刺激が可能になれば，より生理的であり有効性も向上する可能性がある．心房，右心室，そして左心室のリード間の communication をいかに可能にするかが今後の課題と思われる．リードと皮下ポケットがないことは最大の長所で，長い期間にわたりペーシングが必要で従来の PM では複数本のリードを必要とする小児，感染リスクが高く，かつ植込み側が制限される（透析シャントとは反対側であることが望ましい）透析患者などではリードがないことに大きな恩恵が期待される．

📖 Reference

1) Udo EO, Zuithoff NPA, Van Hemel NM, et al. Incidence and predictors of short- and long-term complications in pacemaker therapy: The FOLLOW-PACE study. Hear Rhythm. 2012; 9: 728-35.
2) Kirkfeldt RE, Johansen JB, Nohr EA, et al. Complications after cardiac implantable electronic device implantations: An analysis of a complete,

nationwide cohort in Denmark. Eur Heart J. 2014; 35: 1186-94.
3) Reynolds D, Duray GZ, Omar R, et al. A leadless intracardiac transcatheter pacing system. N Engl J Med. 2016; 374: 533-41.
4) Roberts PR, Clementy N, Al Samadi F, et al. A leadless pacemaker in the real-world setting: The Micra Transcatheter Pacing System Post-Approval Registry. Hear Rhythm. 2017; 14: 1375-9.
5) Soejima K, Asano T, Ishikawa T, et al. Performance of Leadless Pacemaker in Japanese Patients vs. Rest of the World—Results From a Global Clinical Trial—. Circ J. 2017; 81: 1589-95.
6) Chinitz L, Ritter P, Khelae SK, et al. Accelerometer-based atrioventricular synchronous pacing with a ventricular leadless pacemaker: results from the Micra atrioventricular feasibility studies. Hear Rhythm. 2018; 15: 1363-71.

[副島京子]

TOPICS 2 バイオペースメーカの実現性と問題点

●徐脈性調律異常の治療

　現在，重篤な徐脈性調律異常に対しては，主に機械式ペースメーカ植込みによる治療が行われており，幅広く受け入れられている．一方で，デバイス感染，電池交換の必要性，心機能への影響，リード留置部位の限定，自律神経活動に対する心拍応答性の限界，電磁波による誤作動，医療経済的負担の増大，人工異物植込みに伴う心理的負荷などの課題が伴っており，これらの克服が望まれている．近年ではリードレス化や MRI 対応など画期的な技術革新もみられるが，現行デバイスでは，その根本的な解決には限界があり，新しい治療法の開発が期待されている．

●心筋再生治療および遺伝子治療技術の進歩

　近年，再生医学や遺伝子工学の進歩により，心筋再生や遺伝子導入による新しい徐脈性不整脈治療の可能性が探求されている 図1A．幹細胞からペースメーカ様細胞に分化誘導そのものを作成，あるいは生体の心房・心筋などの作業心筋細胞にペースメーカ特性を持たせる遺伝子治療技術の開発が行われている．

　再生治療の領域では，様々な細胞ソース（筋芽細胞，間葉系幹細胞，多能性幹細胞など）を用いた心筋再生が可能となり，重症心不全や虚血性心疾患に対する再生治療に向けた研究が進められており，筋芽細胞や間葉系幹細胞については自家移植が可能であることからすでに臨床応用が進められている 図1A[1]．一方，iPS/ES 細胞などの多能性幹細胞，特に iPS 細胞は臨床応用に向けた基礎研究が進められているが，これらの細胞は生体心筋に匹敵する特性を有することが知られており，大きな期待を集めている．

　一方，遺伝子治療の領域では，アデノウイルスやアデノ随伴ウイルスを用いた遺伝子治療研究が進められていたが，重篤な副作用が問題となり，臨床応用の支障となっていた．しかしながら，ベクターなどの目覚ましい改良により，安全性が高められ，再び脚光を浴びるようになり，実際に AADC 欠損症（芳香族 L アミノ酸脱炭酸酵素欠損症）などの治療で用いられ，良好な結果を示した．ただ，心臓に対する遺伝子治療，特にバイオペースメーカにおいては，まだ臨床応用のレベルではな

第2章 ● 不整脈治療の考えかた─①徐脈性不整脈

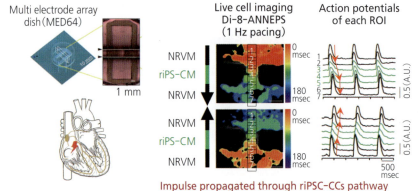

図1 心筋再生治療に用いられる細胞ソースとiPS細胞由来心筋細胞の電気生理特性
A: 細胞ソース（Dimmeler S, et al. J Clin Invest. 2005; 115: 572-83 をもとに作成），B: ヒトiPS細胞由来心筋細胞の電気生理特性（Zhang J, et al. Circ Res. 2009; 104: e30-41[2)]をもとに作成），C: ラットiPS細胞由来心筋細胞を用いた同種細胞間での伝導特性（Yoshida A, et al. Europace. 2018; 20: 1553-60[3)]）．

く，本稿においては主に心筋再生を基盤とした細胞治療の可能性について述べる．

● **間葉系幹細胞からペースメーカ様細胞への分化誘導**

　間葉系幹細胞は，低効率ながら，心筋細胞に分化することが知られており，加えて自家移植が可能であることから，その特性の解析と細胞治療に向けた研究が進め

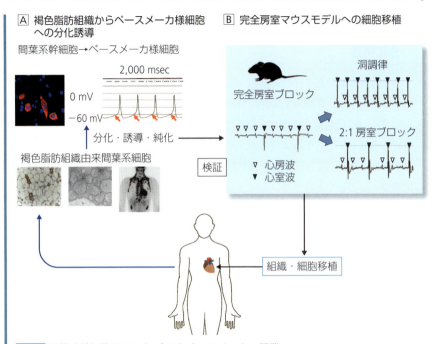

図2 間葉系幹細胞を用いたバイオペースメーカの開発
A: 褐色脂肪組織由来間葉系細胞からペースメーカ様特性を示す細胞への分化誘導．B: 脂肪組織由来ペースメーカ様細胞を用いて，興奮伝導修復および自動能生成特性の評価．
(Takahashi T, et al. Circ J. 2015; 79: 2703-12[4])

られていた．当初は骨髄由来の間葉系幹細胞が用いられることが多かったが，現在は低侵襲で採取可能な脂肪組織が使われることが多い．Takahashiらは褐色脂肪由来間葉系幹細胞から刺激伝導系細胞へ分化誘導させることに成功した 図2 [4]．マウスの褐色脂肪組織から組織幹細胞を採取し，BMP4およびγ-secretase inhibitorを作用させたところ，心筋関連遺伝子Nkx2.5，GATA6，MLC2v，Cx30.2，Cx40，Cx45の発現レベルの増加がみられた．持続的な自己拍動が観察され，パッチクランプ実験にて，ペースメーカ細胞としての特性を示した．

この褐色脂肪組織幹細胞由来ペースメーカ様細胞を，あらかじめ作成した完全房室ブロックマウスの房室結節およびその近傍領域に細胞移植すると50％のマウスで洞調律への復帰が観察された．このことは，従来ペースメーカの植込みによる治療を行っていた重篤な興奮伝導障害に対して，自家移植による再生治療の可能性を示したものと考えられる[4]．

●ヒト ES/iPS 細胞由来心筋細胞を用いた洞結節・刺激伝導系細胞への分化誘導

多能性幹細胞である胚性幹細胞（ES 細胞）は，間葉系幹細胞に比べ安定した分化誘導効率を示し，心筋再生の細胞ソースの一つとして幅広く研究されてきた．しかしながら，ES 細胞は受精卵から樹立されるため倫理的問題があり，臨床応用は困難と考えられてきた．そのような中，2006 年に山中伸弥教授が，ES 細胞とほぼ同様の多能性を有する iPS 細胞の樹立を報告し，現在では再生医療における最も有望な細胞ツールの一つとなっている．

iPS 細胞由来心筋細胞については，主に 3 つの心筋サブタイプ（結節型，心房筋型，心室筋型）が存在していることが報告されている．iPS 細胞心筋細胞を適切な条件で培養を続けると，生体心筋に匹敵する電気生理特性を示すことから，バイオペースメーカへの応用に関心が集まっている．

一方で，生体心に移植された時の特性については依然として不明である．特に生体心筋との電気的相互作用は極めて重要であるが，同種由来の iPS 心筋細胞と生体心筋細胞を得ることが難しいため，これまで十分な評価が行われてこなかった．筆者らのグループは，iPS 心筋と生体心筋との興奮伝導特性を，ラット iPS 細胞由来心筋細胞塊をラット生体由来の初代培養心筋細胞塊に近接培養して調べたところ，一定期間後に両者間で電気的結合が生じることを観察し，同種多能性 iPS 細胞由来心筋細胞移植による伝導障害の修復の可能性を示した 図1C [3]．

しかしながら，iPS 細胞由来心筋細胞全体に占める結節型（ペースメーカ型）細胞の割合は多くの分化誘導方法において 10〜20％台程度で，分化心筋の大半は作業心筋タイプとなり，バイオペースメーカに用いるには洞結節・刺激伝導系細胞への効率的な分化誘導法の確立が重要となる．

洞結節の発生に関わる転写因子として Shox2，Tbx3，Tbx5，Tbx18 などが知られており，特に Tbx18 は洞結節発生に関与する転写因子制御機構の上流に位置し，洞結節分化を考える上で key となる因子とされ，新生仔ラット心室筋細胞に Tbx18 を強制発現させたところ，洞結節様細胞に形質転換したことが報告されており，今後の展開に関心が集まっている [5]．洞結節・刺激伝導系細胞分化の機序に関してはまだ不明な点が多いものの，詳細な分泌誘導過程の検証によりヒト iPS 細胞から洞結節様細胞の培養に成功したとする報告もある 図3 [6]．

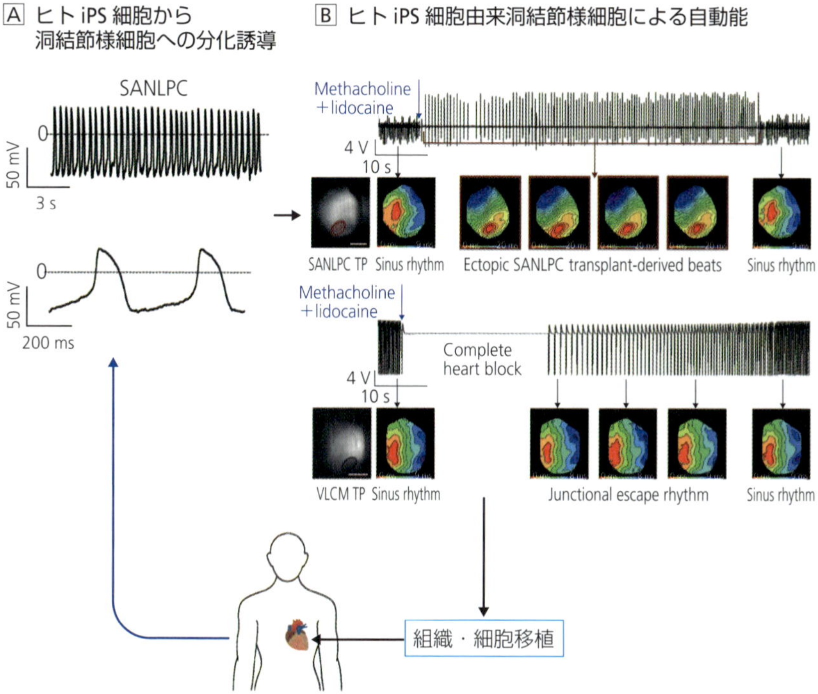

A ヒト iPS 細胞から
洞結節様細胞への分化誘導

SANLPC

B ヒト iPS 細胞由来洞結節様細胞による自動能

Methacholine + lidocaine

4 V
10 s

SANLPC TP　Sinus rhythm　Ectopic SANLPC transplant-derived beats　Sinus rhythm

Methacholine + lidocaine

Complete heart block

4 V
10 s

VLCM TP　Sinus rhythm　Junctional escape rhythm　Sinus rhythm

組織・細胞移植

図3 ヒト iPS 細胞から洞結節様細胞への分化誘導とその自動能

A: ヒト iPS 細胞から洞結節様細胞への分化誘導（SANLPC: sinoatrial node–like pacemaker cell），B: ラットへの細胞移植とランゲンドルフ灌流心で房室ブロックを誘発し，異所性調律が生じることを検証した.
（Protze SI, et al. Nat Biotech. 2017; 35: 56–68[6]）より許諾を得て転載）

●再生心筋によるバイオペースメーカ研究の現状と実用化に向けた課題

　今後，バイオペースメーカ治療を実現するためには，① 幹細胞から洞結節・刺激伝導系細胞への効率的な分化誘導，② 洞結節・刺激伝導系細胞の単離・純化，③ ペースメーカ組織の構築，④ 徐脈心への移植，という課題を解決するとともに，1) 移植細胞とホスト心筋細胞との機能的結合が形成されるか，2) 移植後も長期間ペースメーカ組織としての機能を維持できるか，3) 再生心筋間における拍動レートのばらつきが大きく，各症例に応じた最適レートに対応できるか，4) 迅速な心拍応答の実現のため，ペースメーカ組織への自律神経誘導法の確立が必要，5) 未分化細胞混入に伴う腫瘍形成のリスクなどを解決することが求められる.

おわりに

iPS 細胞の登場以降，再生医療技術は目覚ましい進歩を遂げ，不整脈領域においてもこれまでに集積された基礎電気生理学的知見を取り入れつつ，臨床応用に向けた動きが国内外で進んでいる.

機械式ペースメーカにおいては，リードレス化などの技術革新が達成され，種々の課題が解決されている.

他方，バイオペースメーカ治療には，安全性および有効性の問題も含めて克服すべき課題が数多く残されている. しかしながら，機械的人工物に依存せず，生体本来の心筋を再生する治療は，機械式ペースメーカが依然として抱える種々の問題点を解決できる治療法として期待でき，実用化に向けた研究の進展が期待される.

謝辞

本研究に参加・協力いただいたすべての関係者の皆様に心から感謝いたします.

📖 Reference

1) Dimmeler S, Zeiher AM, Schneider MD. Unchain my heart: the scientific foundations of cardiac repair. J Clin Invest. 2005; 115: 572-83.

2) Zhang J, Wilson GF, Soerens AG, et al. Functional cardiomyocytes derived from human induced pluripotent stem cells. Circ Res. 2009; 104: e30-41.

3) Yoshida A, Lee JK, Tomoyama S, et al. In vitro platform of allogeneic stem cell-derived cardiomyocyte transplantation for cardiac conduction defects. Europace. 2018; 20: 1553-60.

4) Takahashi T, Nagai T, Kanda M, et al. Regeneration of the cardiac conduction system by adipose tissue-derived stem cells. Circ J. 2015; 79: 2703-12.

5) Kapoor N, Liang W, Marban E, et al. Direct conversion of quiescent cardio-myocytes to pacemaker cells by expression of Tbx18. Nat Biotechnol. 2013; 31: 54-62.

6) Protze SI, Liu J, Nussinovitch U, et al. Sinoatrial node cardiomyocytes derived from human pluripotent cells function as a biological pacemaker. Nat Biotechnol. 2017; 35: 56-68.

[李　鍾國]

DEBATE 1a

BTS に対するアブレーション治療
ペースメーカとの併用は必要？　不必要？
必要の立場

●洞不全症候群（SSS）と心房細動

洞不全症候群（SSS）は，加齢や様々な基礎心疾患による洞結節の変性や心臓手術に起因し洞結節のペースメーカとしての機能が障害され徐脈や心停止をきたす疾患である[1-3]．洞結節のみならず周辺の心房筋にも変性が及び洞房ブロックを引き起こし，心電図上洞停止と考えられるものも実際は洞房ブロックの連続である場合が少なくないとされる[4,5]．病的な洞結節は高頻度興奮にさらされると"overdrive suppression"を呈するが，これは心臓電気生理学的検査において overdrive 洞抑制試験による洞結節回復時間として示させる洞機能の指標となる．また心房筋変性は右心房内の不応期の dispersion を引き起こし，心房細動を主体とした合併心房性頻脈性不整脈の一因とも考えられる[6]．さらに SSS では下位自動能である房室接合部からの補充収縮や補充調律の出現も障害され[4]，洞停止の際心停止を呈する．

SSS は心電図上洞徐脈，洞房ブロック，洞停止として現れるが，Rubenstein は洞不全症候群の心電図所見を **図1** のように 3 型に分類した[7]．臨床的には，上記のような病態から併存する発作性心房細動（PAF）停止時に overdrive suppression により洞停止をきたし，補充収縮の発生の遅れから心停止が引き起こされる Rubenstein Ⅲ型〔徐脈頻脈症候群（bradycardia-tachycardia syndrome: BTS)〕の形態をとることが最も多い[1,7] **図1C**．また PAF 抑制のための抗不整脈薬も，この機序を助長することとなる．

SSS は，洞結節から房室接合部を含めた広範な刺激伝導系を含む右心房の障害と考えるべきであり，PAF も必ずしも肺静脈起源ではない症例も多数存在すると考えられる[6,8,9]．

●SSS と BTS の治療

Rubenstein Ⅰ型（洞徐脈），Ⅱ型（洞停止）では，身体活動時心拍応答不全から心不全症状をきたしたり，特に誘因なく洞停止が発生し脳虚血症状を呈するため，症候性であれば恒久的ペーシングが最適な治療である．BTS に対しては，カテーテルアブレーション（CA）が進歩する以前はペーシングバックアップのもと抗不整脈

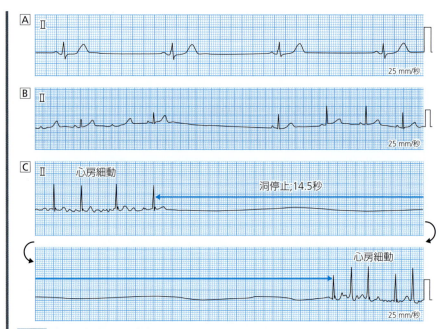

図1 洞不全症候群の心電図所見(Rubenstein分類)
A：洞徐脈(Rubenstein I型/Type 1)．洞性収縮の心拍数が毎分50以下であるもの．
B：洞房ブロック，洞停止(Rubenstein II型/Type 2)．洞調律から洞結節からの刺激が心房に伝導しない(洞房ブロック)，もしくは洞結節の刺激生成が停止した状態(洞停止)．
C：徐脈頻脈症候群(Rubenstein III型/Type 3)．心房性頻脈性不整脈を合併したもので，そのほとんどは心房細動である．頻脈発作停止時に洞性収縮の発生が遷延し，洞停止が起こる．下位自動能による補充収縮の出現もしばしば遅れ，長い心停止となることも多い．病的な洞結節の自動能が頻脈によって著しく抑制される overdrive suppression が機序とされ，頻拍発作に対する抗不整脈薬など薬剤投与によってむしろ顕著になる場合も少なくない．

薬でPAFを抑制する方法が唯一の治療であった．
　一方CAは頻脈性不整脈の根治目的で行われるが，PAFも肺静脈隔離術などでCAによって根治可能である．一方BTSで認める洞停止は真のSSSではなくPAFによる洞結節のreversibleなremodelingの結果であるとの概念が存在し[10]，洞停止の誘因が全てPAFである場合CAでPAFを根治し抗不整脈薬を使用しない状況とし，ペースメーカ植込みを回避するという治療も行われるようになってきた．2017年の欧米の心房細動に対するCAのガイドラインで，BTSに対するCAは「reasonable」と記載される一方[11]，BTSに対するCAに関しては 表1 に示すよ

うな研究報告があるのみで，BTS に対する治療として CA 単独での安全性に関する大規模試験もなくエビデンスは確立されていない．これらを要約すると，

- 初回 CA 後の PAF 再発率が 30〜50％程度と高い[8,13-16]．
- 2 回以上の CA 施行例が 20〜50％に認められる[8,13-16]．
- 2 回以上の最終 CA 後であっても，PAF 再発率は 10〜20％と満足できるものではない[8,11,14-16]．
- BTS ではない PAF の CA の成績と比べると，PAF 再発率が高い[8]．
- type 1，type 2 SSS 例で，むしろペースメーカ植込みを要した症例が多い[8,16]．
- 最終的にペースメーカ植込みが必要となった症例が，5〜15％程度は存在した[8,9,10,14-16]．

となり，ペースメーカを 100％回避できるものではなく，むしろ 1 割程度はペースメーカ植込みを要し，PAF 再発時ペースメーカのバックアップなしでの抗不整脈薬使用に伴う症候性徐脈や失神などのリスクを考えると現時点ではかなり限界があると考えられる治療オプションと考えなくてはいけない．前述のように，SSS では右心房の不応期の dispersion が大きく不整脈器質になる可能性が高いこと，報告でもいわゆる「non-PV foci」が特に BTS 例で多いとの指摘もあり[8,9]，BTS における CA の成績に影響すると考えられる．Miyanaga らの報告では，肺静脈起源の PAF は約半分で初回 CA 後の再発も半数と多く，PAF 再発予測因子は見つけられていない[13]．また PAF は根治できたが CA 後心房頻拍で再発し，洞停止を誘発した例も存在し，2 回目の CA 後も PAF 根治は 93％で 8％で PMK を要し，ブランキング期間内での心房細動再発も問題であったと指摘している[13]．また Kim らの報告では，PAF 根治は 80％であり，9％で CA 後ペースメーカ植込みを要し，6 秒以上の長い洞停止はペースメーカ植込み患者の予測因子と報告している[9]．BTS が真の SSS ではなく PAF による洞結節の reversible な remodeling という概念は BTS 全例に該当するものではなく，確実にペーシングが必要な進行性の洞結節の器質的障害を持つ症例も多数含まれていると考えられ，その見極めは困難であろう．

●BTS に対する CA: ペースメーカとの併用は必要？　あるいは不必要？

　BTS において，PAF は基本的に致死的不整脈でない一方，洞停止は失神など危険な症状を引き起こす．BTS に対する CA は，ペーシングバックアップがなされた状

表1 洞機能不全を合併した心房細動に対するカテーテルアブレーションに関する研究報告

報告者	報告年	対象例	症例数	CA 方法	AF 再発 (初回 CA 後)
Hocini M, et al[10]	2003	BTS（洞停止＞3 秒）	20 例	PVI＋追加 CA	—
Khaykin Y, et al[12]	2004	Type 1〜2 SSS/BTS（洞停止＞3 秒）	31 例（PMK 植込み後 19 例）	PVI	4 例（13%）
Miyanaga S, et al[13]	2009	BTS（洞停止＞3 秒）（との比較）	11 例	PVI＋追加 CA	3 例（27%）
		比較対象: 非 BTS 例	15 例	PVI＋追加 CA	5 例（33%）
Inada K, et al[14]	2014	BTS（洞停止＞3 秒）	37 例	PVI＋追加 CA	18 例（49%）
		比較対象: 非 BTS 例	243 例	PVI＋追加 CA	
Chen YW, et al[15]	2014	BTS（洞停止＞3 秒）	43 例	PVI＋追加 CA	13 例（30%）
		PMK 植込み後 BTS	57 例	PVI＋追加 CA	—
Hayashi K, et al[8]	2016	Type 1〜2 SSS/BTS（洞停止＞3 秒）	108 例（PMK 植込み後 16 例）	PVI＋追加 CA	50 例（47%）
		比較対象: SSS のない例	108 例	PVI＋追加 CA	30 例（28%）
Kim D-D, et al[9]	2018	BTS（洞停止＞3 秒）	121 例	PVI＋追加 CA	23 例（19%）
Hada M, et al[16]	2018	Type 1 SSS/BTS（洞停止平均5.6 秒）	12 例/54 例	PVI＋追加 CA	37 例（57%）

AF: 心房細動，CA: カテーテルアブレーション，BTS: 徐脈頻脈症候群，SSS: 洞不全症候群，
PMK: ペースメーカ，PVI: 肺静脈隔離術

　況下で，症候性 PAF が抗不整脈薬で抑制できない場合，薬剤減量などを目的に行うべきと考える．CA 後の PAF 再発時やそれに対する抗不整脈薬再開時も危険な洞停止はペーシングで回避できることから，ペースメーカ併用は安全上必要と考える．BTS に対する単独 CA は，現状では若年者，短い洞停止にとどまる例，ペースメーカを回避したい症例などを中心に，ペーシングのない場合のリスクを十分に説明し理解を得た上で施行すべき治療オプションと考える．

　　BTS に対するペーシングバックアップなしの CA の安全性確立には，今後長期のフォローアップデータの蓄積や大規模試験・ランダマイズド試験を行う必要がある．

2 回以上の CA 施行	AF 再発（最終 CA 後）	最終的な PMK 植込み患者	備考
10 例（50%）	2 例（10%）	1 例（5%）	CA 遠隔期に洞結節回復時間など洞機能改善．半数は>2 回の CA 施行．
2 例（6%）	2 例（7%）	PMK 非植込み例 12 例中 0 例（0%）	PMK 植込み後例では，CA 後心房ペーシング率が 64%→5%と激減．
3 例（27%）	0 例（0%）	0 例（0%）	BTS 例では，非 BTS 例 15 例に比較し CA 後の心拍数増加が少ない．
5 例（33%）	0 例（0%）	0 例（0%）	
16 例（43%）	5 例（13%）	3 例（8%）	BTS 例は非 BTS 例に比較し，高齢で抗不整脈使用数が多い．
8 例（19%）	7 例（16%）	2 例（5%）→PMK 適応，うち 1 例（3%）で PMK 植込み	CA 例は，PMK＋抗不整脈例に対し抗不整脈薬を使用せず高い洞調律維持率を示し入院加療も少なかった．
—	—	—	
33 例（31%）	25 例（Type 1～2 洞不全例 36%，BTS 例 22%）	PMK 非植込み例 92 例中 11 例（非 BTS 例 100%，BTS 例 6%）	SSS のない AF 例との比較で，Non-PV foci が洞不全例で 26%と有意に多く複雑な CA を要し，CA 後の AF 再発．例，2 回以上の CA 施行例も有意に SSS 例で多かった．
19 例（18%）	13 例（12%）	—	
—	—	11 例（9%）	Non-PV foci を 7%に認め，>70 歳で AF 再発が多い．>6 秒の洞停止は PMK 植込みを要する予測因子．
29 例（44%）	13 例（21%）	9 例（14%）	PMK 植込み後例中 6 例が type 1 SSS で，高齢，左室機能低下も PMK 植込みの予測因子．

追加 CA: 左房線状焼灼，後壁隔離，左房器質アブレーション，三尖弁-下大静脈峡部アブレーション，上大静脈隔離などを含む

まとめ

以上のように，現状では BTS に対する CA は単独では first-line therapy とはなりにくいと考え，ペースメーカ併用は必要であると考える．

Reference

1) Evans R, Shaw DB. Pathological studies in sinoatrial disorder (sick sinus syndrome). Br Heart J. 1977; 39: 778-86.
2) Thery C, Grosselin B, Lekieffre J, et al. Pathology of sinoatrial node. Correlation with electrocardiographic findings. Am Heart J. 1977; 93: 735-40.

3) Sugiura M, Ohkawa S. A clinicopathologic study on sick sinus syndrome with histological approach to the sinoatrial node. Jpn Circ J. 1980; 44: 497-504.

4) Josephson ME. Sinus node function. In: Clinical cardiac electrophysiology, techniques and interpretations. 2nd ed. Pennsylvania: Lea & Febliger; 1993. p.71-95.

5) 八木 洋，鈴木秀夫，杉野敬一，他．洞自動能，洞房伝導能に対する overdrive suppression の臨床的意義と自律神経系の overdrive suppression に及ぼす影響；洞結節電位直接記録法による検討．心電図．1996; 16: 360-8.

6) 戸叶隆司，中田八洲郎，佐々木玲聡，他．洞機能不全症候群における右心房不応期の dispersion に関する検討．心電図．2004; 24: 49-58.

7) Rubenstein JJ, Schulman CL, Yurchak PM, et al. Clinical spectrum of the sick sinus syndrome. Circulation. 1972; 46: 5-13.

8) Hayashi K, Fukunaga M, Yamaji K, et al. Impact of catheter ablation for paroxysmal atrial fibrillation in patients with sick sinus syndrome. Circ J. 2016; 80: 887-94.

9) Kim D-H, Choi J-Il, Lee KN, et al. Long-term outcomes of catheter ablation in patients with atrial fibrillation predisposing to tachycardia-bradycardia syndrome: a long pause predicts implantation of a permanent pacemaker. BMC Cardiovascular Disorders. 2018; 18: 106-13.

10) Hocini M, Sanders P, Deisenhofer I, et al. Reverse remodeling of sinus node function after catheter ablation of atrial fibrillation in patients with prolonged sinus pauses. Circulation. 2003; 108: 1172-5.

11) Calkins H, Hindricks G, Cappato R, et al. 2017 HRS/EHRA/ECAS/APHRS/SOLAECE expert consensus statement on catheter and surgical ablation of atrial fibrillation. Heart Rhythm. 2017; 14: e275-444.

12) Khaykin Y, Marrouche NF, Martin DO, et al. Pulmonary vein isolation for atrial fibrillation in patients with symptomatic sinus bradycardia or pauses. J Cardiovasc Electrophysiol. 2004; 15: 784-9.

13) Miyanaga S, Yamane T, Date T, et al. Impact of pulmonary vein isolation on the autonomic modulation in patients with paroxysmal atrial fibrillation and prolonged sinus pauses. Europace. 2009; 11: 576-81.

14) Inada K, Yamane T, Tokutake K, et al. The role of successful catheter ablation in patients with paroxysmal atrial fibrillation and prolonged sinus pause: outcome during a 5-year follow-up. Europace. 2014; 16: 208-13.

15) Chen Y-W, Bai R, Lin T, et al. Pacing or ablation: Which is better for paroxysmal atrial fibrillation-related tachycardia-bradycardia syndrome? PACE. 2014; 37: 403-11.

16) Hada M, Miyazaki S, Kajiyama T, et al. Catheter ablation pf paroxysmal atrial fibrillation in patients with sick sinus syndrome. Heart and Vessels. 2018; 34: 503-8.

[戸叶隆司，中里祐二]

DEBATE 1b

BTS に対するアブレーション治療
ペースメーカとの併用は必要？　不必要？
不必要の立場

　徐脈頻脈症候群（bradycardia-tachycardia syndrome: BTS）に対するカテーテルアブレーション治療においてペースメーカ植込みの併用が必要か，不必要かという問いに対しては，（ごく一部の症例を除いては）不必要と断言できる．近年のように心房細動アブレーションが一般的となる前には，BTS に対する治療として恒久式ペースメーカ植込みのバックアップ下に抗不整脈薬を投与するという治療オプションしかなかった．しかしながら，ペースメーカ植込みと抗不整脈薬併用の"ハイブリッド"治療には挙げればきりがないほどの多くのウィークポイントがある．デバイス関連合併症や電池寿命に伴うデバイス交換の必要性，抗不整脈薬の副作用，抗不整脈薬が無効となった場合の心房細動慢性化，頻脈惹起性の心不全や心機能低下，抗凝固療法継続に伴う出血性合併症などが代表的なものである．BTS に対してアブレーション治療を行うことで大多数の症例でペースメーカ植込みが不必要であったとする論文は多く報告されており，逆にペースメーカ植込みは必要と結論付けているエビデンスは小生の知る限り存在しない．

●洞機能不全合併心房細動に対するカテーテルアブレーションの成績に関するエビデンス

　洞機能不全を合併した心房細動の治療戦略として，カテーテルアブレーションが有益とする数々のエビデンスが報告されている．発作性心房細動停止時に洞停止を合併するいわゆる BTS を対象とする報告や，長期持続性心房細動も含めたすべてのタイプの心房細動を対象とするもの，あるいは洞不全症候群の Rubenstein 分類 1型や 2 型も対象に含むものなどがある．

2003 年 Circulation，対象: BTS，施設: Bordeaux[1]

　BTS における洞機能不全は可逆性であり，カテーテルアブレーションにより洞機能が改善することを示した最初の論文である．心房細動停止時に平均 4.8 秒の洞停止を認める 20 人の発作性心房細動患者に対するカテーテルアブレーション後，経時的に平均心拍数・最大心拍数は上昇し，洞結節回復時間も短縮することが示された．本研究では平均観察期間 26.0±17.6 カ月でペースメーカ植込みを要した患者は 1 人のみであった．

2014年 Europace, 対象: BTS, 施設: 慈恵医科大学[2]

　カテーテルアブレーションを行った280人の発作性心房細動患者のうち，症状を伴うポーズ（平均最大ポーズ6±2秒）を合併する37人について5.8±1.2年経過観察をした結果，初回のアブレーションのみにて19人（51%）が頻脈徐脈のいずれもが消失した．頻脈が再発した18人のうち14人に対して複数回のアブレーションが行われたが，最終的に3人（8%）の患者のみがペースメーカ植込みを要した．3人のうち1人は6.5年の長期経過において徐々に洞機能不全が進行したもので，残る2人はアブレーション後3.5年と5.5年の遠隔期に頻脈が再発したことによる徐脈であった．このことよりBTSの大多数の患者はカテーテルアブレーションで徐脈頻脈ともに消失させることができるが，長期間の経過観察をすべきであると結論付けている．なお，頻脈の再発要因は肺静脈-左房間の再伝導が主なものであったとしている．

2016年 Circulation Journal, 対象: 発作性心房細動＋全タイプ洞機能不全, 施設: 小倉記念病院[3]　図1

　88人のBTSを含む108人の洞機能不全患者を有する発作性心房細動患者と，背景因子をマッチさせた108人の洞機能不全を有さない発作性心房細動患者におい

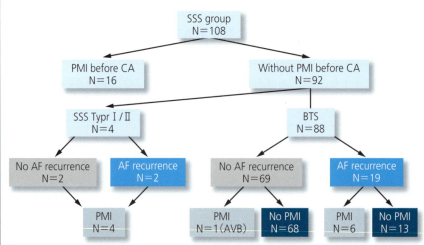

図1 洞機能不全を伴う発作性心房細動患者におけるカテーテルアブレーション後の臨床経過

SSS: 洞不全症候群，PMI: ペースメーカ植込み，CA: カテーテルアブレーション，BTS: 徐脈頻脈症候群，AF: 心房細動，AVB: 房室ブロック
(Hayashi K, et al. Circ J. 2016; 80: 887-94[3])

て，カテーテルアブレーション後32.8±17.5カ月の経過観察を行った検討であり，洞機能不全を有する群では非肺静脈起源の心房細動を呈することが多く，心房細動再発の独立した予測因子であったと報告している．BTS患者においては心房細動が再発した19人では6人がペースメーカ植込みを行った一方で，心房細動の再発がなかった69人では1人のみがペースメーカ植込みを要しているが，その適応となった病態は房室ブロックであったとしている．

2012年PACE，対象: 長期持続性心房細動＋全タイプ洞機能不全，施設: 桜橋渡辺病院[4]

102人の長期持続性心房細動患者のカテーテルアブレーション後，平均観察期間23±10カ月において洞機能不全が顕在化しペースメーカ植込みを要した患者は5人（5％）であった．いずれの患者においても追加治療としての上大静脈隔離や術後の抗不整脈薬投与も行われていなかった．ペースメーカ適応となった原因としては，3人は再発した心房細動の停止時の洞停止（BTS）で，残る2人はアブレーション直後の症候性の高度徐脈であった．なお本検討では，洞機能不全を予測する因子として心房細動中の心室応答が遅いことが示されている．

2018年Circulation Journal，対象: 全タイプ心房細動＋全タイプ洞機能不全，施設: 京都大学[5] 図2

高周波カテーテルアブレーションにて初回の心房細動アブレーションを行った合計1,131人が登録され，アブレーション後にペースメーカ植込みを必要としたかどうかを検討している．799人が発作性心房細動患者であり，うち15.1％にあたる121人に洞機能不全（心拍数50回/分未満の洞徐脈 [type I]，洞停止または洞房ブロック [type II]，心房細動停止時に3秒以上のポーズを伴うBTS [type III] のいずれかと定義）を合併していた．非発作性心房細動患者では，332人中73人（22％）で安静時心拍数80回/分未満の遅い心拍応答を呈していた．5年間のフォローでペースメーカ植込みを要したのは発作性心房細動患者のうち洞機能不全を有していた患者では14.8％，有していなかった患者では1.7％であった．一方，非発作性心房細動患者では遅い心拍応答であった患者の14.8％に，また遅い心拍応答ではなかった患者の4.7％にそれぞれペースメーカ植込みを要した．発作性心房細動患者では既存の洞機能不全と女性が，非発作性心房細動では遅い心拍応答であることと75歳以上の年齢がそれぞれペースメーカ植込みの予測因子であった．洞機能不全がすでに存在する発作性心房細動の場合でも85％以上の患者でペースメーカ植込みを回避することができることが示されているが，ペースメーカを必要とす

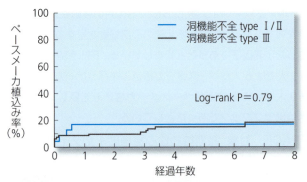

図2 洞機能不全 type Ⅰ/Ⅱ および洞機能不全 type Ⅲ 合併例における発作性心房細動アブレーション後のペースメーカ植込み率のカプラン・マイヤー曲線

（Kawaji T, et al. Circ J. 2018; 82: 2493-8[5]）

る患者は女性に多く，男性の4.5倍のリスクであったと報告している．本研究では洞機能不全の定義をRubenstein分類で定義しており，typeⅠおよびtypeⅡの群とtypeⅢ（BTS）の群との2群間でも比較しており，前者では術後比較的早期（1年以内）にペースメーカ植込みが必要となるケースが多いが，後者では経年的にペースメーカ植込みを要するケースが徐々に増えてくることを示している．その詳細をみてみるとおよそ2/3の症例で心房細動の再発がみられている．このことより，BTS患者の場合は心房細動アブレーション後の頻脈再発を減らすことでペースメーカ植込みを回避できる可能性が増えることが考えられる．

●どのようなBTS患者ではアブレーション後ペースメーカ植込みが必要となるのか？

これまで紹介してきたエビデンスによると大多数（85～95％）のBTS患者においてカテーテルアブレーションを先行して行うことでペースメーカ植込みを回避できることがわかるが，一部の症例ではペースメーカが必要であることも事実である．1st line therapyとしてアブレーションを行って，必要に応じてペースメーカ植込みを追加することが妥当であるが，事前にペースメーカ植込みの必要性を予測する指標に関するデータは少ないのが現状である．

Kimらの報告[6]では，カテーテルアブレーションを行ったBTS患者121人のうち平均観察期間21カ月において11人（9.1％）の患者がペースメーカ植込みを要

し，ペースメーカ植込みを要した群と要さなかった群での心房細動停止時の最大ポーズはそれぞれ 7.9±3.5 秒と 5.1±2.1 秒（P<0.001）であり，ROC 曲線による解析ではカットオフ 6.3 秒で AOC＝0.75，感度 72.7％，特異度 79.1％であった．多変量解析では 6.3 秒以上の長いポーズがアブレーション後のペースメーカ植込みと関連していた（ハザード比 1.332，95％信頼区間 1.115-1.591，P＝0.002）と報告している．

Akoum ら[7]は，MRI で心房線維化を評価することでアブレーション後のペースメーカ植込み必要性の予測因子について検討している．ガドリニウム遅延造影 MRI にて心房線維化の定量化を行った 344 人の心房細動アブレーション患者のうち（134 人においては右房線維化の評価も施行），平均観察期間 329±245 日の間に 22 人（6.39％）でペースメーカ植込みを要した．このうち大多数がアブレーション前には洞機能不全が顕在化していなかった患者であり，より心房線維化が進行していることがアブレーション後においてもペースメーカ植込みを必要とすることを予測する独立した因子であると報告した．現時点では，MRI によるイメージングテクニックで心房線維化を評価する手法は一般的ではないが将来有用な指標になり得ると思われ，今後の進展に期待したい．

●Pacing or Ablation?

これまで紹介してきたカテーテルアブレーションを行った患者群での後ろ向き研究は，アブレーションがペースメーカ植込みよりも優れているという仮説を立てて行った無作為前向き試験ではないため，最初からペースメーカ植込みを行った患者が除外されているといった患者選択バイアスが存在することは否定できない．しかし，この仮説を証明するための前向き無作為試験は倫理上実施することが困難と思われる．BTS に対する治療としてペーシングか，アブレーションか，どちらの治療がよいか？という点を比較検討した論文は少ないが，Chen ら[8]は，プライマリーエンドポイントを心血管関連入院，追加のエンドポイントを心房細動再発率・抗不整脈薬使用・塞栓症イベント・前失神/失神エピソードとして，43 人のアブレーション群と 57 人のペースメーカ＋抗不整脈薬群で後向きに検討している．平均観察期間 20.1±9.6 カ月において，43 人中 41 人（95.3％）がペースメーカ植込みを不必要としており，頻脈に関連した入院（14％ vs. 0％，P＝0.029），抗不整脈薬使用（40.4％ vs. 4.7％，P<0.001）はペースメーカ群で多く，洞調律維持率はアブレーション群で高かったと報告している（83.7％ vs. 21.1％，P<0.001）　図3 ．

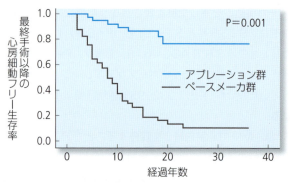

図3 BTS患者に対するアブレーションおよびペースメーカ後の心房細動再発率のカプラン・マイヤー曲線

(Chen YW, et al. PACE. 2014; 37: 403-11[8])

最後に

　発作性心房細動停止後に洞停止が生じるいわゆるBTS患者においては，カテーテルアブレーションを先行して行い心房細動の発作を抑えることで90％前後の患者においてペースメーカ植込みを回避できる．ペースメーカ植込みを先行して行うことによるメリットは多くなく，まずカテーテルアブレーションを行って，頻拍の再発があれば追加のカテーテルアブレーションを行い，それでもなお頻脈停止時に徐脈が出現し失神などの症状が臨床的に問題となる時や，頻脈のコントロールが困難なために薬物療法が適応される時あるいは房室接合部アブレーションを行う時にのみペースメーカが必須となってくる．よって，ごく一部の症例を除いて「BTSに対するアブレーション治療にペースメーカとの併用は不必要」である．

Reference

1) Hocini M, Sanders P, Deisenhofer I, et al. Reverse remodeling of sinus node function after catheter ablation of atrial fibrillation in patients with prolonged sinus pauses. Circulation. 2003; 108: 1172-5.
2) Inada K, Yamane T, Tokutake K, et al. The role of successful catheter ablation in patients with paroxysmal atrial fibrillation and prolonged sinus pauses: outcome during 5-year follow-up. Europace. 2014; 16: 208-13.
3) Hayashi K, Fukunaga M, Yamaji K, et al. Impact of catheter ablation for paroxysmal atrial fibrillation in patients with sick sinus syndrome—important role of non-pulmonary vein foci—. Circ J. 2016; 80: 887-94.

4) Masuda M, Inoue K, Iwakura K, et al. Preprocedural ventricular rate predicts subsequent sick sinus syndrome after ablation for long-standing persistent atrial fibrillation. PACE. 2012; 35: 1074-80.

5) Kawaji T, Shizuta S, Yamagami S, et al. Impact of pre-existing bradycardia on subsequent need for pacemaker implantation after radiofrequency catheter ablation for atrial fibrillation. Circ J. 2018; 82: 2493-9.

6) Kim DH, Choi J, No Lee K, et al. Long-term clinical outcomes of catheter ablation in patients with atrial fibrillation predisposing to tachycardia-bradycardia syndrome: a long pause predicts implantation of a permanent pacemaker. BMC Cardiovasc Disord. 2018; 18: 106.

7) Akoum N, Mcgann C, Vergara G, et al. Atrial fibrosis quantified using late gadolinium enhancement MRI is associated with sinus node dysfunction requiring pacemaker implant. J Cardiovasc electrophysiol. 2012; 23: 44-50.

8) Chen YW, Bai R, Lin T, et al. Pacing or Ablation: Which is better for paroxysmal atrial fibrillation-related tachycardia-bradycardia syndrome? PACE. 2014; 37: 403-11.

［深水誠二］

第2章 ● 不整脈治療の考えかた

2-1 頻脈性不整脈　—薬物治療の考えかた

1 上室性

発作性上室頻拍

治療の概要

　PSVTの大半を占める房室結節リエントリー性頻拍（AVNRT）と房室回帰性頻拍（AVRT）は，いずれも房室結節をリエントリー回路に含む．それゆえ，房室結節伝導を抑制すればほとんどのPSVTは停止させられる．

　慢性期の予防は顕性WPW（Wolff-Parkinson-White）症候群と不顕性WPW症候群を含むそれ以外のPSVTではターゲットが異なる．一般に，顕性WPW症候群のAVRTではⅠ群薬による副伝導路の抑制が好まれる．AVNRTや不顕性WPW症候群のAVRTには房室伝導の抑制が試みられることが多い．顕性WPW症候群で房室結節伝導を選択的に抑制すると，心房細動が起きた時，副伝導路経由の心室興奮の頻度が多くなり，血行動態が不安定になる可能性が高まるからである．この頻脈は偽性心室頻拍と呼ばれる．

静注薬によるPSVT停止

① ベラパミル

- ベラパミル（5 mg）1～2アンプルを5分以上かけて緩徐な静注

　図1はPSVT停止の様子である．洞結節機能が低下していれば，頻拍停止後により長い心休止を認める．β遮断薬でもⅠ群抗不整脈薬でもPSVTを停止させることができる．Na^+チャネル遮断薬は房室伝導と副伝導路の両方に作用し，AVRTでもAVNRTでも逆行性伝導の途絶により頻拍が停止させられる．しかし，房室結節経由の伝導への作用は，β遮断薬やベラパミルよりも少ない．

　一般にベラパミルが第一選択となる理由は，作用が用量依存的，効果を予測しやすく，AVNRTではⅠ群薬よりも効果が顕著であるからである．ベラパミ

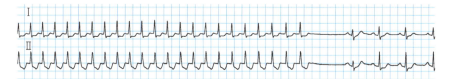

図1 ベラパミル 10 mg 投与による PSVT の停止

ルには陰性変力作用とわずかに血管拡張作用がある．しかし，健常心の PSVT なら若干血圧が低めでも，頻拍レートの低下が血行動態を改善する．緩徐に投与すれば 10 mg までは耐えられることが多い．

② ATP 製剤（アデノシン三リン酸ナトリウム: アデホス® L）

- アデホス® L（1 アンプル 10 mg，20 mg，40 mg）5 mg を生理食塩水で希釈して 5 mL とし，点滴ラインの側管から 1 秒で投与

ATP は房室伝導を強力に抑制し，房室結節を回路に含む頻拍を停止させる．ATP は脱リン酸化を経てアデノシンとして房室結節に作用する．受容体に結合すると，抑制性 G 蛋白を介してアセチルコリン感受性 K^+ チャネルの開口を促す．K^+ チャネルはすべて外向きに流れる．アデノシンは膜電位をマイナス側に持っていき，過分極となる．活動電位が深くなると，脱分極しにくくなる．L 型 Ca^{2+} 電流も抑えられて，房室結節の伝導はいっそう抑えられる．その半減期はおよそ 10 秒と短いため，急速静注が必須である．

ジピリダモール（ペルサンチン®）が投与されている時はアデノシンの代謝が遅れ，効果が遷延する．血圧が低下している時には，ベラパミルよりアデホス® L を選ぶ．メタ解析では ATP による停止率 90.8％であり，ベラパミルの 89.9％とほぼ同等である[1]．

③ I 群抗不整脈薬

顕性 WPW 症候群では主に副伝導路の伝導を抑制して PSVT を停止する．

- プロカインアミド 400 mg を生理食塩水で 10 mL に溶解し，側管より 2 mL/min の速さで投与
- ジソピラミド 50 mg を生理食塩水で 10 mL に希釈し，側管より 5 分かけて投与
- ピルシカイニド 50 mg を 5 分かけて投与

慢性期の PSVT の予防

　メカニズムがわからない時も，経口のベラパミルかβ遮断薬の投与は有用である．一方，顕性 WPW 症候群症例ではⅠ群薬が勧められる．カテーテル・アブレーションが予定されていても，Ⅰc 群薬投与は偽性心室頻拍への備えとして有用である．

- ベラパミル　120 mg/日　3x
- ビソプロロール　5 mg/日　1x
- フレカイニド　100〜200 mg/日　2x
- ピルシカイニド　150 mg/日　3x

心房細動

治療の概要

　AF の治療は，洞調律の回復と維持，AF 中の心拍数コントロール，血栓塞栓症の予防の 3 点にある．抗不整脈薬と抗凝固薬などを用いた薬物治療とカテーテル・アブレーションが基本となる．最近はカテーテル・アブレーション症例の半数は抗不整脈薬の投与を経験することなしに治療が行われている．

　僧帽弁閉鎖不全などの弁膜疾患を合併し，AF の慢性化が予想されるなら，積極的な評価と外科的治療を考慮する．器質的背景がある時にⅠ群薬を使用すると，予後を悪くする．また，血栓塞栓症のリスクを評価するために，背景病態と心エコーなどの所見を参考とする．DOAC の普及により抗凝固療法の適応は広くなった．

　初回の発作性 AF なら，再発しないかもしれない．短い 1 回だけのエピソードで抗不整脈薬を開始することは標準的な治療ではない．発作頻度と持続時間により抗凝固薬の適応も異なるが，適応について厳密な定量的基準はない．

抗不整脈薬

　国外の AF への薬物治療ガイドラインでは，アミオダロンとⅠc 群薬が勧められている[2]．発症後まもない AF の洞調律化には，心機能低下や器質的背景が濃厚ならアミオダロン静注，心機能に不安がなければ静注か経口のⅠc 群薬が考慮される．ピルシカイニドは国内のみで使われており，欧州のガイドラインには含まれないが，それを加えて発症間もない AF に対する治療を 表1 に記す．

表1 発症間もない AF に対する治療

血行動態	不安定	安定			
心不全	?	心不全あり		心不全なし	
背景疾患	?	心不全＋＋ AS	心不全＋ LVH＋＋ CAD	静注薬: ピルシカイニド フレカイニド プロパフェノン	経口薬: ピルシカイニド フレカイニド プロパフェノン
選択肢	DC 除細動	アミオダロン	ニフェカラント アミオダロン		

表2 待機的な AF の洞調律維持や洞調律化

背景	心疾患なし	CAD, 弁膜症, LVH	心不全
経口薬	フレカイニド ピルシカイニド プロパフェノン	アミオダロン	アミオダロン
カテーテル・アブレーション	よい適応	適応あり	選択可能

　待機的な洞調律化あるいは洞調律の維持の指針を **表2** に示す[2]．待機的な洞調律化あるいは洞調律の維持にはカテーテルアブレーションが選択肢に入るが，薬物治療は発症の AF と似ている．

心拍数のコントロール

　RACE II トライアルでは持続性心房細動における心房細動の厳格なレートコントロールの意義が検討された[3]．緩やかなコントロール群は安静時心拍数＜110/min を目指し，厳格なコントロール群では安静時＜80/min かつ中等度の運動時＜110/min を目指した．心血管イベントは，緩やかなコントロールは厳格なコントロール群に遜色のない経過を認めている（12.9% vs. 14.9%）．厳格なコントロール群では薬剤の数が多くなりやすく，副作用発現率も高かった．

　一般に洞調律では心拍数が低い方が長寿である．心房細動では 100/min を下回れば，この傾向が少なくなる．動悸感がなければ，多少高めでもよいと考えられるようになっている．心房細動のレートコントロールの良し悪しの判断に，Holter 心電図は必須ではない．BNP の推移はレートコントロールの指標に使える．

　レートコントロールには，β遮断薬，カルシウム拮抗薬（ベラパミルかジル

チアゼム），ジギタリスが用いられるが，ここに挙げた順番でレートコントロールの力が強い．

β遮断薬が第一選択であり，ジギタリスは積極的には使われない．ジギタリスは，安静時のレートは下げるが，労作時のレートへの作用が乏しい．ジギタリスは副交感神経活動を亢進させて房室伝導を抑制すると推測されている．房室結節経由の伝導に関与するイオンチャネルに直接抑制して不応期や伝導時間を延長させる作用は，実質的にはない．

処方例

- ビソプロロール 2.5〜5 mg 分 1 朝
- カルベジロール 5〜10 mg 分 1 朝
- ビソプロロール 5 mg＋ジゴキシン 0.125〜0.25 mg 分 1 朝
- ビソプロロール 5 mg＋ベラパミル（40 mg）錠 分 1 朝

母集団の性格には差があるだろうが，処方箋ベースで心房細動の予後を比較すると，β遮断薬投与例の生存率が高い[4]．しかし，2014年のメタ解析では心不全におけるβ遮断薬の価値は洞調律でのことであり，AFでは予後改善には貢献しないと結論されている[5]．2016年になって，逆に「心不全＋AF」でもβ遮断薬の予後改善効果を支持する報告も現れており，AF症例でのβ遮断薬の意義については議論が残る[6]．

心房粗動

基本的な考え方

カテーテルアブレーションは心房粗動の根治に有力である．一方，薬物治療の効果には限界がある．Ⅰ群薬は心房粗動を洞調律にする力は弱く，むしろ心房粗動を生じやすくする．心房粗動への急性期治療の主眼は，とりあえずレートコントロールによる血行動態の安定である．

心房粗動が持続してもレートコントロールが良好なら症状や心機能低下の面で許容できる．心房粗動が心房細動に匹敵する血栓塞栓症のリスクを持つのなら，抗不整脈薬やカテーテル・アブレーションを駆使する必要性は高い．また，心房粗動を放置すると，心房細動に移行する可能性もある．

最近のレビューでは，心房粗動があれば対照群に比べて脳卒中のリスクは1.4倍，死亡のリスクは1.9倍になるという[7]．脳卒中の増加が洞調律の1.4倍

というのは，積極的な抗凝固療法を一律に求めるには小さい．

抗不整脈薬による洞調律化

　心房粗動の 17 人に行ったⅢ群薬のニフェカラントによる治療では，7 人が自然停止し，4 人は期外刺激 1 個で停止している[8]．心房筋の不応期の延長は excitable gap を短縮させるが，粗動周期の延長はみられない．経口のフレカイニドは，心房細動の洞調律化には 49%（21/43）で成功したが，心房粗動の洞調律化では 34%（10/29）にとどまっている[9]．Ⅰ群薬の中でも特にⅠc 群薬は心房粗動の治療効果に劣る．静注，経口を問わず抗不整脈薬による洞調律化の試みはメリットが少ないため，積極的に勧められる薬剤はない．

2　心室性

　Wide QRS tachycardia は心室頻拍のみでなく，なんらかの理由で QRS が拡大している上室性頻脈性不整脈がある．後者はもともと脚ブロックや心室内伝導障害がある時と，機能的脚ブロックによる時がある．

特発性心室頻拍

　陳旧性心筋梗塞など器質的背景が明らかでない wide QRS tachycardia を認めた時は，特発性 VT を念頭に置く．特発性 VT は血行動態的に比較的安定しており，特定の抗不整脈薬の有効性が期待される．

ベラパミル感受性 VT

　図2 は右脚ブロック＋左軸偏位型の VT であり，ベラパミルが著効する．

　この VT は左室中隔の刺激伝導系を回路に含み，数 cm に及ぶ大きいサイズのリエントリーで生じる．QRS 幅は比較的狭い．"ベラパミル感受性"とは，「リエントリー回路に Ca^{2+} 電流に依存する組織を含む」ことを意味する．多くは左脚後枝領域の Purkinje ネットワークにおけるリエントリーと考えられている．

処方例
- ■ ベラパミル（5 mg）2 アンプル＝10 mg を生理食塩水 20 mL に溶解し，2 mL/min で側管より投与

1・薬物治療の考えかた

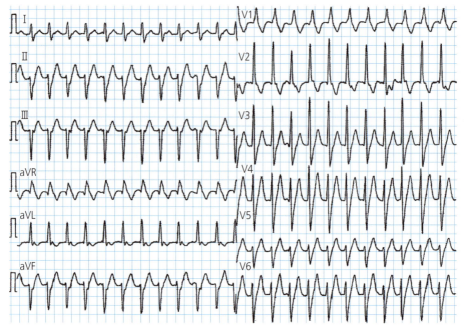

図2 右脚ブロック＋左軸偏位型の VT

　ベラパミルにより徐々にレートが下がり，投与量を増やせば停止する可能性が高くなる．心拍数低下がみられない時は診断が誤っている可能性を疑う．例えば，心房粗動の房室伝導比 2：1 で右脚ブロックがあれば，ベラパミル感受性 VT に似る．しかし，ベラパミルによる房室伝導比の低下により，心房粗動波が明らかとなり，同時に心拍数が安定すれば血行動態の安定を得られる．

流出路起源の特発性 VT

　「左脚ブロック＋右軸偏位」は右室流出路起源のものが多い．しかし，稀ならず左室流出路起源も存在する．

　流出路起源の VT は主に triggered activity によって生じると推測されている．cAMP 依存性（cyclic AMP-mediated triggered activity）であり，β遮断薬，アデノシン，ベラパミルが有効である．cAMP 依存性とは交感神経活動依存性であり，安静により停止しやすい．血行動態への影響が少ないものから選ぶ．

- アデホス® L 5 mg を生理食塩水に混和して 5 mL とし，点滴ラインの側管から 1 秒で投与

  ※文献的には 20～40 mg の投与が行われている．5 mg で停止しなければ，増量する．
- ベラパミル（5 mg）2 アンプル＝10 mg を生理食塩水 20 mL に溶解し，2 mL/min で側管より投与

　このタイプは，レートの低下は目立たないまま頻拍が突然停止しうる．カテーテルアブレーションによる根治が期待できる．

器質的背景を持つ VT

静注抗不整脈薬の添付文書に沿った処方例

- リドカイン

  50～100 mg（1～2 mg/kg）を，1～2 分間で静注．
  効果が認められない場合には，5 分後に同量を投与する．効果の持続を期待する時には 10～20 分間隔で同量を追加投与してもさしつかえないが，1 時間内の基準最高投与量は 300 mg とする．
- アミオダロン

  初期急速投与: 125 mg（2.5 mL）を 5％ブドウ糖液 100 mL に加え，容量型の持続注入ポンプを用い，600 mL/時（10 mL/分）の速度で 10 分間投与する．
  負荷投与: アミオダロン塩酸塩として 750 mg（15 mL）を 5％ブドウ糖液 500 mL に加え，容量型の持続注入ポンプを用い，33 mL/時の速度で 6 時間投与する．
  維持投与: 17 mL/時の速度で合計 42 時間投与する．
- ニフェカラント

  単回静注法: 1 回 0.3 mg/kg を 5 分間かけて静注
  維持静注法: 単回静注が有効で効果の維持を期待する場合には，1 時間あたり 0.4 mg/kg

　アミオダロンやニフェカラントを最初に使用することも多いが，経験がないなら，指導医がいる時が望ましい．ニフェカラントは上記の記載よりも低用量で開始，維持することも勧められている．

かつては心室頻拍や心室細動（VT/VF）には主にリドカインが使用されていた．今ではアミオダロンの使用頻度が高くなった．ニフェカラントはQT延長作用が強く，使用頻度が低下しつつある．

静注アミオダロンは経口アミオダロンとは薬理作用が異なる．静注ではⅠ群薬としての性格，つまりNa^+チャネル遮断作用が前に出てくる．

交感神経の影響

器質的心疾患を伴うVT/VFの再発抑制には麻酔やβ遮断薬が有効なこともある．交感神経活動の亢進およびカテコラミンによるIKs（遅延整流K^+電流の遅い成分）を亢進させ，この作用は活動電位持続時間を短縮する方向に働く．一方で，交感神経とカテコラミンはCa^{2+}電流の活性を高め，細胞内へのCa^{2+}流入が増すので，QT時間の変化については一律には予想できない．

交感神経活動亢進とカテコラミンは通常の重症頻拍の発生を促すものであり，薬理学的にもニフェカラントの作用を阻害する．β遮断作用は重症不整脈の治療効果を高めることに貢献する可能性がある．

主な静注β遮断薬はプロプラノロールとランジオロールだが，最近は重症の心室不整脈にはランジオロールを用いることができる．ランジオロールは$β_1$選択性が高く（$β_1/β_2 ≒ 300$），半減期が超短時間（4分），降圧作用が少ない点で，使いやすい．

器質的心疾患を基礎に持つVT/VFの慢性期の治療

これまでの大規模臨床試験からⅠa群とⅠc群薬は，器質的背景やVT/VFの既往がある例では予後を悪化させると考えられる．Ⅰb群薬についての情報は少ない．心筋梗塞後に不整脈の有無を考慮せずにメキシチールを投与した研究[10]ではPVCは減少したが，死亡率はむしろ上昇していた（メキシチール群7.6% vs. プラセボ群4.8%）．

抗不整脈薬としてはアミオダロンの役割が大きいが，β遮断薬やRAS抑制薬の併用も意義を持つ．

VT/VF症例において抗不整脈薬（ほとんどアミオダロン）とICD間で予後を比較したAVID study（1997）をみると，全体としてはICDの優越が明らかだが，心機能を考慮すると別な見方が出てくる．

EF≦34%ではICD群の予後はアミオダロン群に勝るが，EF＞34%では差はなかった．さらに問題となることは，EF＜34%でVT/VFを発症している患者では，もともとの予後が悪いため20～30%死亡率を減らしても，実質的な

延命効果は小さい．メタアナリシス[11]では，ICD はアミオダロンに比べ，6 年間の不整脈死を 50％減少させ，それが全死亡率を 28％減らしている．平均すると生存期間は 4.4 カ月延びている．

一次予防の臨床 SCD-Heft（Sudden Cardiac Death in Heart Failure Trial）は EF≦0.35 の 2,521 人を ICD，抗不整脈薬，プラセボの 3 群に無作為に割り付けた．約 5 年間で，プラセボ群に対するアミオダロン群の相対リスクは 1.06 で有意差はなかったが，ICD 群では相対リスクが 0.77 と総死亡を 23％減少させた[12]．器質的心疾患の VT/VF にはしばしば非薬物療法とアミオダロンの両方が用いられる．

torsades de pointes

心室の再分極異常を背景とした多形性心室頻拍は torsades de pointes と呼ばれる．先天性 QT 延長症候群と薬剤や低カリウム血症を原因とする二次性 QT 延長症候群の 2 タイプがある．

急性期の薬物治療は，

- マグネゾール® 1 A（2 g，20 mL）を 2 分で静注．持続投与は適宜 2〜20 mg/min.

マグネゾール® がなぜ torsades de pointes に有効かは断定されていない．血中 Mg^{2+} 増加は心筋細胞膜外側面に存在する負の表面電荷を打ち消し，細胞内外の電位勾配を小さくする．電位依存性チャネルである L 型 Ca^{2+} 電流の活性化が抑制され，早期後脱分極（early after depolarization）が生じにくくなるという説明がある．

二次性 QT 延長症候群において，徐脈が QT 延長と torsades de pointes の背景にあれば，ペーシングが行われる．ペーシングまで，イソプロテレノールの点滴静注も考慮される．

- イソプロテレノール（プロタノール® L 注 1 アンプル/0.2 mg）をブドウ糖 500 mL に希釈して，5 mL/min で開始．

慢性期の治療は β 遮断薬が主な選択肢だが，薬物治療の限界が示唆されるときは ICD が使用される．

頻脈性不整脈の薬物治療の概略を述べたが，カテーテル・アブレーションやデバイスとのコンビネーションによって，より確実な効果が得られる症例が多い．また，抗不整脈薬は不整脈の増悪や新たな不整脈を引き起こすこともある．これが，Ⅰa 群薬の使用頻度の低下にも反映されている．

一方，Ⅰc 薬やアミオダロンは心機能は QT 延長作用が乏しい．心機能が許容するならⅠc 群は日常的に使用しやすい．経口アミオダロンは主に間質性肺炎が重篤な副作用だが，ベースラインで間質性変化を除外し，投与量と経過観察に留意すれば，心房細動と VT/VF に欠かせない薬剤である．

なお，特殊な背景を持つ心室性不整脈，例えば Brugada 症候群やカテコラミン誘発多形性心室頻拍などにも薬物治療が試みられる．これらは専門医の判断により試行錯誤されるものであり，本稿では扱わなかった．

Reference

1) Delaney B, Loy J, Kelly AM. The relative efficacy of adenosine versus verapamil for the treatment of stable paroxysmal supraventricular tachycardia in adults: a meta-analysis. Eur J Emerg Med. 2011; 18: 148-52.

2) Kirchhof P, Benussi S, Kotecha D, et al. 2016 ESC Guidelines for the management of atrial fibrillation developed in collaboration with EACTS. Eur Heart J. 2016; 37: 2893-962.

3) Van Gelder IC, Groenveld HF, Crijns HJ, et al. Lenient versus strict rate control in patients with atrial fibrillation. N Engl J Med. 2010; 362: 1363-73.

4) Chao TF, Liu CJ, Tuan TC, et al. Rate-control treatment and mortality in atrial fibrillation. Circulation. 2015; 132: 1604-12.

5) Kotecha D, Holmes J, Krum H, et al. Efficacy of β blockers in patients with heart failure plus atrial fibrillation: an individual-patient data meta-analysis. Lancet. 2014; 384: 2235-43.

6) Nielsen PB, Larsen TB, Gorst-Rasmussen A, et al. β-blockers in atrial fibrillation patients with or without heart failure: association with mortality in a nationwide cohort study. Circ Heart Fail. 2016; 9: e002597.

7) Vadmann H, Nielsen PB, Hjortshøj SP, et al. Atrial flutter and thromboembolic risk: a systematic review. Heart. 2015; 101: 1446-55.

8) Yamabe H, Tanaka Y, Morihisa K, et al. Electrophysiologic mechanism of typical atrial flutter termination by nifekalant: effect of a pure IKr-selective blocking agent. Pacing Clin Electrophysiol. 2013; 36: 1123-31.

9) Sihm I, Hansen FA, Rasmussen J, et al. Flecainide acetate in atrial flutter and fibrillation. The arrhythmogenic effects. Eur Heart J. 1990; 11: 145-8.

10) Impact Research Group. International mexiletine and placebo antiarrhythmic coronary trial: I. Report on arrhythmia and other findings. J Am Coll Cardiol. 1984; 4: 1148-63.
11) Connolly SJ, Hallstrom AP, Cappato R, et al. Meta-analysis of the implantable cardioverter defibrillator secondary prevention trials. AVID, CASH and CIDS studies. Antiarrhythmics vs Implantable Defibrillator study. Cardiac Arrest Study Hamburg . Canadian Implantable Defibrillator Study. Eur Heart J. 2000; 21: 2071-8.
12) Bardy GH, Lee KL, Mark DB, et al. Amiodarone or an implantable cardioverter-defibrillator for congestive heart failure. N Engl J Med. 2005; 352: 225-37.

[村川裕二]

第2章 ● 不整脈治療の考えかた

2-2 頻脈性不整脈 —非薬物治療の考えかた

Have a nice day Photo/Shutterstock.com

I 除細動器（ICD）の適応と効果

心臓突然死の多くが心室頻拍（ventricular tachycardia: VT）や心室細動（ventricular fibrillation: VF）といった致死性頻拍性不整脈を原因としており，いかに早期に除細動やカルディオバージョンを行うかが救命の鍵となっている．そのような背景を踏まえて，自動での放電（除細動）機能を備えた機器を体内に植え込むという概念から ICD（implantable cardioverter defibrillator: 植込み型除細動器）が開発された．ICD は 1960 年にイスラエル人の Mirowski によって提唱された．ICD の歴史は，1980 年 2 月 4 日ジョンズ・ホプキンス大学にての ICD 植え込みに始まり，1985 年には米国食品医薬品局（FDA）にて臨床使用が認可された後，ICD は飛躍的に進化を遂げた．欧米で行われた大規模試験の報告などから ICD の適応が確立され，その機能も格段に進歩し，現在では心房，心室リードを用いたペーシングや頻拍の鑑別が可能な第 5 世代が使用されている 表1．日本においても 1996 年に ICD が保険適用された．さらに症候性の心不全がある場合などには両室ペーシングを兼ね備えた植込み型除細動器（cardiac resynchronization therapy with defibrillator: CRT-D）が使用されるようになっている．

1 ICD の構造と基本的機能

ICD は，前胸部（ほとんどは左側）に植込みが行われる本体とペーシングや除細動時などの通電を行うリードからなり 図1A，致死性頻拍性不整脈の停止とおよび徐脈に対するペーシング機能を有する．致死性頻拍性不整脈の治療としては直流通電，いわゆるショック治療と抗頻拍ペーシング（antitachycardia pacing: ATP）があり，ショック治療に関しては，心室興奮に同期するかどう

150

JCOPY 498-13656

表1 ICD の進化

世代	モデル	製造会社	重量 (g)	容量 (mL)	プログラム 出力	プログラム レート	徐脈用 ペーシング	抗頻拍 ペーシング	二相性 波形	胸部 植込み	デュアル チェンバー
第1	AID	Intec	250	145							
	AID-B, BR	Intec/CPI	290	160							
	VENTAK-1500	CPI	250	145							
第2	VENTAK-P1600	CPI	235	145	0.1〜30 J	○	○				
	Guardian 4202	Telectronics	270	176	3〜30 J	○	○				
第3	PCD 7217B	Medtronic	197	113	0.2〜34 J	○	○				
	Res-Q 101	Intermedics	220	140	0.2〜38 J	○	○	○			
	Guardian ATPⅢ	Intermedics	175	102	50〜700 V	○	○	○			
	Cadence V-100	Ventritex	240	145	100〜700 V	○	○	○	○		
	Phylax 03	BIOTRONIK	169	121	100〜700 V	○	○	○	○		
	VENTAK-PRxⅡ	CPI	233	144	0.1〜34 J	○	○	○	○		
第4	Jewel-PCD 7219	Medtronic	136	83	0.2〜34 J	○	○	○	○	○	
	Jewel-Plus PCD	Medtronic	132	83	0.4〜34 J	○	○	○	○	○	
	Micro-Jewel	Medtronic	100	54	0.2〜30 J	○	○	○	○	○	
	VENTAK-MINI	Guidant・CPI	125	69	0.1〜28 J	○	○	○	○	○	
	Cadet	Ventritex	135	73	100〜700 V	○	○	○	○	○	
第5	GEM-DR 7271	Medtronic	115	62	0.4〜35 J	○	○	○	○		○
	VENTAK-AVⅡ DR	Guidant・CPI	136	73	0.1〜31 J	○	○	○	○		○
	VENTAK-AVⅢ	Guidant・CPI	108	58	0.1〜31 J	○	○	○	○		○
	DefenderⅡ	ELA Medical	140	75	0.8〜33 J	○	○	○	○		○
	Phylax AV	BIOTRONIK	109	69	0.5〜30 J	○	○	○	○		○
	GEM-DRⅡ	Medtronic	77	39	0.4〜30 J	○	○	○	○		○

〔第15回（2000年）日本心臓ペーシング・電気生理学会学術大会．ペースメーカ・植込み除細動療法の発展史と将来展望．p.165 より〕

2・非薬物治療の考えかた—①除細動器（ICD）の適応と効果

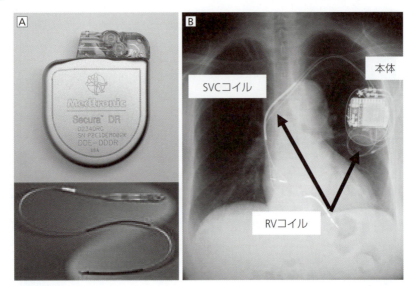

図1 ICD本体（Aの上段），右室用コイルリード（Aの下段）およびICD植込み患者の胸部X線像（B）
除細動やカルディオバージョンは右心室コイルからSVCコイルおよび本体へ放電される．（Aはメドトロニック社より提供）

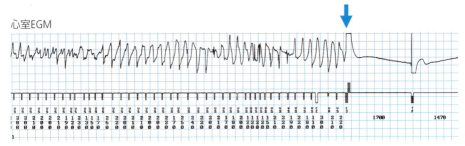

図2 ICDより得られた心内心電図（心室EGM）
心室細動を認識し，除細動（→）によって停止している．

かで呼び方が異なる．

　VFへの治療は除細動（defibrillation）と呼ばれ 図2 ，VTに対しては心室興奮と同期したカルディオバージョン（cardioversion）が行われる．従来は2つのコイルを有するリードを使用し，右心室内に留置されているコイルか

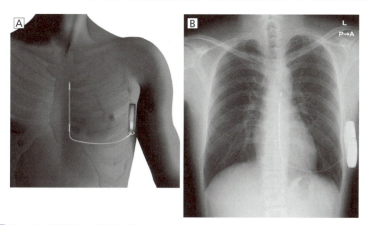

図3 完全皮下型植込み型除細動器
A: S-ICD の植込み模式図（http://www.bostonscientific.com/en-US/products/defibrillators/emblem-s-icd-system/physician-resources.html）．B: S-ICD 植込み患者の胸部 X 線像．

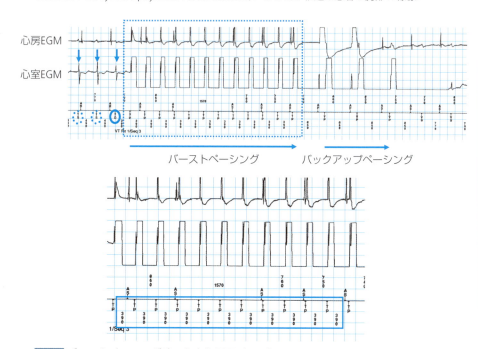

図4 バーストペーシング時の心内心電図（EGM）
ICD が VT を認識した後（点線○印および実線○印），バーストペーシングが行われ，頻拍は停止している．バーストペーシングとは一定の周期（この場合は 390 ms）で行うペーシング法である．なお VT 停止後，自己心拍が出るまで ICD はバックアップのペーシングを行っている．

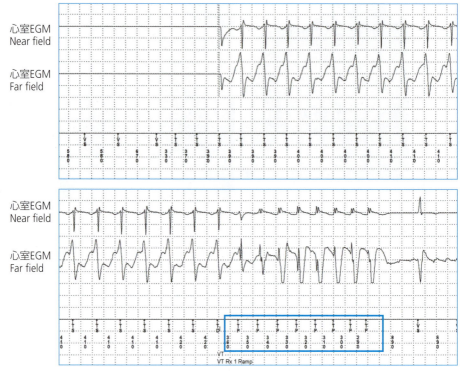

図5 ランプペーシング時の心内心電図（EGM）
ICDがVTを認識した後，ランプペーシングが行われ，頻拍は停止している．ランプペーシングとは，ペーシング周期が徐々に減少するペーシング法である（この場合は360 msから10 msずつ減少し，最短間隔290 ms）．バーストペーシングとのVT停止に関する有用性は全体では変わらない．

ら手前に位置するコイル（SVCコイル）およびICD本体の2方向に電気が流れるように設定した 図1B が，近年，感染などでのリード抜去時を見越して，右室内コイルだけのsingleコイルが使用されることが多い．またリード自身も皮下に植え込む，完全皮下型植込み型除細動器（S-ICD）も使用される 図3 ．

ATPには一定の間隔で刺激を連続して加えるバーストペーシング（burst pacing） 図4 と刺激の間隔を徐々に短くするランプペーシング（ramp pacing）がある 図5 ．VTをATPにて停止させた場合，症状を伴わないことが多く，一方，ショック治療では患者は激烈な苦痛を伴うことが多く，それがトラウマとなる場合もある．そのためATPでVTを停止させることは非常に有

表2 3 ゾーン設定の実際

VT/VF Detection

		V. Interval（Rate）	Initial	Redetect
VF	On	300 ms(200 bpm)	12/16	9/12
FVT	via VT	380 ms(158 bpm)		
VT	On	520 ms(115 bpm)	16	12
Monitor	Monitor	600 ms(100 bpm)	20	

300 ms
380 ms
520 ms
No Rx　600 ms

PR Logic		Other Enhancements		Sensitivity	
AF/Afl	On	Stability	Off	Atrial	0.45 mV
Sinus Tach	On	Onset	On, 81%	RV	0.3 mV
Other 1:1 SVTs	On	High Rate Timeout	Off		
SVT V. Limit	300 ms				

この症例は 2 種類の心拍数の異なる VT を有した（頻拍周期は 480 ms と 340 ms）. それぞれの VT 頻拍周期に安全域を 40 ms で考慮し, VT ゾーンを 115 /分（520 ms）から 158 /分（380 ms）に, FVT ゾーンを 158 /分（380 ms）から 200 /分（300 ms）に, VF ゾーンを 200 /分（300 ms）以上という 3 ゾーンに設定した.

用と考えられる.

　ICD は心拍を毎拍モニターしており, 頻拍の出現を検出し, 治療が必要な不整脈かどうか, アルゴリズムによって判断される. VF は死に直結するため, 見落とさないように工夫されている. 一方, VT においては, 意識が保たれており, ATP が有効なことがあるため, 通常は ATP を行ってから, VT が停止しなければショック治療を行う設定が使用される.

　ICD 自身は実際の心内の波形から VT か VF かを認識できないため, 心拍数（頻拍周期）にて便宜上, VF, VT に分類される. 通常は 2 つのゾーンに分けられており, 設定された心拍数（頻拍周期）により心拍数 200/分程度以上（頻拍周期 300 m 以下）を VF ゾーン, 心拍数 160/分程度以上（頻拍周期 400 m 以下）を VT ゾーンと呼ぶが **表2**, 患者の臨床的背景によって設定心拍数は異なる. 場合によっては早い VT に対しての治療を変えるため, FVT ゾーンを作り 3 ゾーンにする場合もある **表3**.

表3 3 ゾーン設定での加療の実際

VF Therapies	Rx1	Rx2	Rx3	Rx4	Rx5	Rx6
VF Therapy Status	On	On	On	On	On	On
Energy	35 J	35 J	35 J	35 J	35 J	35 J
Pathway	B>AX	B>AX	B>AX	AX>B	B>AX	AX>B
ATP	During Charging					
Deliver ATP if last 8 R-R≧240 ms, Burst, Pulses＝12, R-S1＝84%, Decrement＝10 ms						

FVT Therapies	Rx1	Rx2	Rx3	Rx4	Rx5	Rx6
FVT Therapy Status	On	On	On	On	On	On
Therapy Type	Burst	CV	CV	CV	CV	CV
Energy		10 J	35 J	35 J	35 J	35 J
Pathway		B>AX	B>AX	B>AX	AX>B	B>AX
Initial # Pulses	12					
R-S1 Interval＝(%RR)	91%					
S1S2 (Ramp+)＝(%RR)						
S2SN (Ramp+)＝(%RR)						
Interval Dec	10 ms					
# Sequences	3					
Smart Mode	Off					

VT Therapies	Rx1	Rx2	Rx3	Rx4	Rx5	Rx6
VT Therapy Status	On	On	On	On	On	On
Therapy Type	Burst	Ramp	CV	CV	CV	CV
Energy			10 J	25 J	35 J	35 J
Pathway			B>AX	B>AX	B>AX	B>AX
Initial # Pulses	12	10				
R-S1 Interval＝(%RR)	91%	91%				
S1S2 (Ramp+)＝(%RR)						
S2SN (Ramp+)＝(%RR)						
Interval Dec	10 ms	10 ms				
# Sequences	3	3				
Smart Mode	Off	Off				

それぞれのゾーンでの加療は異なる．心拍数の遅い VT ゾーンでは ATP を十分に使用する設定なのに対して，やや心拍数の速い FVT ゾーンでは ATP を少なめとしている．VF ゾーンでは充電中の間のみしか ATP を行わない設定である．

2 不整脈の鑑別

心拍数が上昇することは致死性不整脈の出現以外に洞頻拍や心房細動などの上室性不整脈でもあり，こういった不整脈に対して，ショック治療は必要がない．現在の第5世代のICDでは心室のみならず，心房からの電気信号も利用され，治療が必要な致死性不整脈を認識するようになっている．また心拍数の上昇の仕方や心拍周期の変動によっても治療をするかどうかが決定される．例えば，治療不要な洞頻拍では徐々に心拍数が上昇してVTゾーンに到達するのに対し，VTでは通常，心室期外収縮から起こるためVTゾーンに到達する際の心拍数は急激な変化を示す．また心房細動では頻拍ゾーンに到達してからも，心拍周期が変動するのに対して，VTでは心拍周期は比較的一定であり，その違いから心房細動に対してICDが作動しないような鑑別アルゴリズムが使用されている 図6 ．

① "onset criteria"・洞頻拍との鑑別　起こり始めの心拍数変化に着目

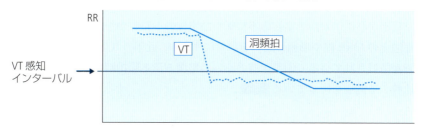

② "stability criteria"・心房細動との鑑別　検出後の心拍数変化に着目

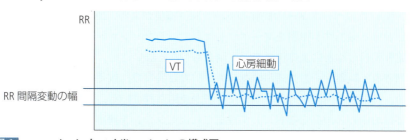

図6 onset criteria と stability criteria の模式図
起こり始めの心拍数変化に着目して，洞頻拍とVTを鑑別するのが onset criteira であり，急激に頻拍ゾーンへ心拍数が入った場合にはVTが考慮される．このアルゴリズムでは，心房頻拍などは鑑別できない．一方，頻拍ゾーンに入ってからの心拍の変動に着目したものが stability criteria であり，心房細動とVTを鑑別する目的のアルゴリズムである．

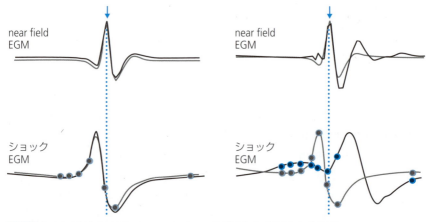

図7 心内心電図（EGM）の morphology を利用した鑑別法の模式図
洞調律時の心内心電図波形と頻拍時の心内心電図波形を比較して鑑別する方法である．図は Boston 社のものであるが，形態の比較のため near field の EGM を参照し，比較するための基準を設定する．その部分の前後での波高値からテンプレートと類似しているかを判定する．

　我々が心電図から上室性の不整脈か心室性の不整脈かを鑑別する場合には心電図上の QRS 幅や形態の違いを参考にするが，近年の ICD では同様な鑑別機能が搭載されている．洞調律時の心内心電図波形と頻拍時の心内心電図波形を比較して鑑別を行っている 図7 ．

3　ペーシング機能

　ICD にはペースメーカ同様のペーシング機能がある．ICD は致死性不整脈，いわゆる頻拍性不整脈をターゲットとしているが，ショック治療後の徐脈や β 遮断薬投与などによる徐脈を示す場合も少なくないため，ペーシング機能も搭載されている．一方，通常のペースメーカと異なり，致死性不整脈の認識のため，特殊な心内波形のセンシング方法が使用されている．ペースメーカにおいては心内の R 波高を参考にして設定されたセンシング閾値は一定だが，ICD では低電位になる VF を的確に認識するため自動調節機能（オートゲインコントロール）と呼ばれるアルゴリズムが開発され使用されている 図8 ．

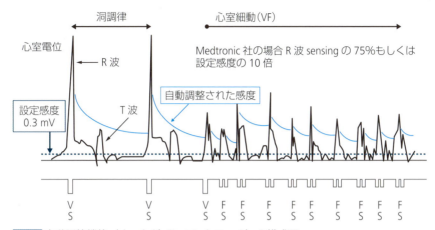

図8 自動調節機能（オートゲインコントロール）の模式図

ICDではT波のオーバーセンシングを避け，VF時の小さな波高を見逃さないために，ペースメーカのような一定の感度閾値は使用できない．自己のR波をセンシングした場合には，感度閾値を一過性に鈍くし，R波センシングがなければある一定の時定数にて感度を鋭くするアルゴリズムが使用されている．

4 ICDが適応となる疾患と検査

　ICDは致死性頻拍性不整脈への治療機器であるため，致死性頻拍性不整脈を発症するリスクが高ければICDの適応となる．器質的心疾患があり，心機能が低下した症例や心肺停止蘇生を含むVTやVFの既往がある患者では，その後の致死性頻拍性不整脈再発率が高いことが報告されている[1]．そのため，基礎心疾患の診断がICDの適応を決める上で，非常に重要である．通常，12誘導心電図や心エコーなどので基礎心疾患の有無をチェックする．リスク評価に関しては，施設ごとで施行できる検査も異なるが，Holter心電図，加算平均心電図，運動負荷心電図，CT（造影含む），MRI（造影含む）など非侵襲的検査に基づいて，評価を行うこととなる．症例によっては冠動脈造影を含むカテーテル検査や心筋生検，また実際にVTやVFが起こるかを確認するための電気生理検査などの侵襲的な検査も必要となることがある．

　一方，画像上，明らかな器質的心疾患がなくても，VTやVFを起こす疾患がある．特徴的な心電図波形を示すBrugada症候群や先天性QT延長症候群などの遺伝性疾患には注意が必要である．家族歴の聴取も重要である．

表4 ICD による突然死の一次予防

Study	症例数	対象	割り付け	観察期間（平均）	結果	年
MADIT-I	196 例	MI 既往 EF≦35% NSVT プロカインアミドが無効な VT/VF の誘発	抗不整脈薬群（アミオダロン 74%）vs.ICD 群	27 カ月	ICD 群での総死亡の低下（HR 0.46;95%CI 0.26-0.92;P＝0.009）NNT＝4	1996
MADIT-II	1,232 例	MI 既往 EF≦30%	慣習的治療群vs.ICD 群	20 カ月	ICD 群での総死亡の低下（HR 0.69;95%CI 0.51-0.93;P＝0.016）NNT＝18	2002
DEFINITE	458 例	非虚血性拡張型心筋症 EF＜36% NSVT もしくはPVCs（＞240/日）	慣習的治療群vs.ICD 群	29 カ月	ICD 群での総死亡の低下傾向（HR 0.65;95%CI 0.40-1.06;P＝0.08）および不整脈死の低下（P＝0.006）	2004
SCD-HeFT	2,521 例	NYHA II / III 心不全 EF≦35% 虚血性，非虚血性問わず	慣習的治療群vs.アミオダロン群vs.ICD 群	45.5 カ月（中央値）	ICD 群での総死亡の低下（HR 0.77;95%CI 0.62-0.96;P＝0.007）ICD 治療により総死亡リスクが 23%低下NNT＝14	2005

5 ICD の適応

器質的心疾患患者

　ICD の適応に関しては，欧米のガイドライン[2,3)]や日本循環器学会が中心となって作成された「不整脈非薬物治療ガイドライン（2018 年改訂版）」が基準となる[4)]．持続性 VT や VF および心肺蘇生の既往がない患者で，器質的心疾患に伴う心機能の低下があり，VT や VF の発生リスクが高い場合には，突然死一次予防目的での ICD の適応となる．海外の大規模な試験 表4 をもとに突

表5 ICD による突然死の二次予防

Study	症例数	対象	割り付け	観察期間（平均）	結果	年
AVID	1,016例	EF≦40% VT/VF の既往	抗不整脈薬群 （アミオダロン97%） vs. ICD 群	18 カ月	ICD 群での総死亡の低下（HR 0.66; 95%CI 0.51-0.85; P＜0.02） 死亡率は ICD 群 15.8%で抗不整脈群 24.0% NNT＝9	1997
CASH	288例	VT/VF/心停止	抗不整脈薬群 メトプロロール アミオダロン （プロパフェノンは早期中止） vs. ICD 群	57 カ月	ICD 群での総死亡の低下傾向（HR 0.82; 95%CI 0.60-1.11; P＝0.08） 死亡率は ICD 群 36.4%で抗不整脈群 44.4%	2000
CIDS	659例	VT/VF/心停止 VT および意識消失 EF≦35%で頻拍周期≦400 ms の VT	アミオダロン群 vs. ICD 群	35 カ月	ICD 群での不整脈死の低下（HR 0.85; 95%CI 0.67-1.10; P＝0.09）および総死亡の低下傾向（P＝0.14）	2000

然死一次予防目的での ICD の有用性が報告されてから，現在の ICD 使用の多数を占めるようになった．有名な SCD-HeFT 試験[5]は虚血性，非虚血性の双方を含む心不全患者での ICD の有用性を検討した最大規模の前向き無作為試験である．主な登録基準は，①3 カ月以上の心不全歴を有する，②ACE 阻害薬，β遮断薬を含む標準的な心不全治療を受けている，③左室駆出率（LVEF）≦35%，④NYHA 心機能分類がⅡ～Ⅲ，であり，非持続性心室頻拍の有無を含めた不整脈の条件は除外された．虚血性心疾患が全体の59%を占めたが，非虚血性心筋症に多数含まれた．結果として ICD 群はプラセボ，アミオダロン群に比較して，死亡率を約 20%減らした．この結果，SCD-HeFT 試験の登録基準が冠動脈疾患および拡張型心筋症患者に対しての ICD の適応基準となっている **表6**．加えて非持続性心室頻拍がある患者では Class I となっている．

　一方，本邦の虚血性心疾患患者の予後を観察したコホート試験では突然死の割合が低いことが報告されている．4,133 例の心筋梗塞患者の登録前向き観察

表6 非虚血性心筋症患者に対する ICD 一次予防適応の推奨とエビデンスレベル

	推奨クラス	エビデンスレベル	Minds推奨グレード	Mindsエビデンス分類
以下のすべてを満たす患者でのICDの使用 ① 非虚血性心筋症 ② 十分な薬物治療 ③ NYHA 心機能分類Ⅱ以上の心不全症状 ④ LVEF≦35% ⑤ NSVT	Ⅰ	A	B	Ⅱ
以下のすべてを満たす患者でのICDの使用 ① 非虚血性心筋症 ② 十分な薬物治療 ③ NYHA 心機能分類Ⅱ以上の心不全症状 ④ LVEF≦35%	Ⅱa	B	B	Ⅱ
以下のいずれかを満たす患者でのICDの使用 ① 慢性疾患による身体機能制限 ② 余命が1年以上期待できない例 ③ 心移植，CRT，LVAD の適応とならない NYHA心機能分類Ⅳの薬物治療抵抗性の重度うっ血性心不全	Ⅲ	C	C2	Ⅵ

〔日本循環器学会/日本不整脈心電学会合同ガイドライン. 不整脈非薬物治療ガイドライン（2018年改訂版）. http://www.j-circ.or.jp/guideline/pdf/JCS2018_kurita_nogami.pdf[4]（2019年6月閲覧）〕

研究である HIJAMI-Ⅱ[6]では，平均 4.1 年の観察期間中に突然死は 1.2%であり，MADIT-Ⅱ[7]登録基準である LVEF≦30%以下の患者（全体の約 5%）の突然死は 5 年で 5.1%であった．高い費用対効果を考慮する場合には MADIT-ⅠやMUSTT で示されたような電気生理検査などのリスク層別化に有効な検査法の結果も考慮して適応を考えるべきである．その結果，米国のガイドラインと異なり MADIT-Ⅱの登録基準である LVEF≦30%の虚血性患者（NYHA 心機能分類Ⅰ～）の項目はない 表7 ．

　前述の通り，持続性 VT や VF および心肺蘇生の既往がある器質的心疾患患者では，再発率が高く，基本的には ICD の適応がある．ICD の有用性が主に虚血性心疾患患者で確認されている 表5 ．持続性 VT がカテーテルアブレーションで誘発できなくなった場合や有効な薬剤が見つかっている場合でもClass Ⅱa の適応である 表8, 9 ．肥大型心筋症や催不整脈性右室心筋症/異形成においても同様である．

表7 冠動脈疾患患者に対する ICD 一次予防適応の推奨とエビデンスレベル

	推奨クラス	エビデンスレベル	Minds 推奨グレード	Minds エビデンス分類
以下のすべてを満たす患者での ICD の使用 ① 冠動脈疾患（心筋梗塞発症から 40 日以上経過，冠血行再建術後 90 日以上経過） ② 十分な薬物治療 ③ NYHA 心機能分類 II 以上の心不全症状 ④ LVEF≦35% ⑤ NSVT	I	A	B	II
以下のすべてを満たす患者での ICD の使用 ① 冠動脈疾患（心筋梗塞発症から 40 日以上経過，冠血行再建術後 90 日以上経過） ② 十分な薬物治療 ③ LVEF≦40% ④ NSVT ⑤ 電気生理検査での VT/VF の誘発	I	B	B	II
以下のすべてを満たす患者での ICD の使用 ① 冠動脈疾患（心筋梗塞発症から 40 日以上経過，冠血行再建術後 90 日以上経過） ② 十分な薬物治療 ③ NYHA 心機能分類 II 以上の心不全症状 ④ LVEF≦35%	IIa	B	B	II
以下のいずれかを満たす患者での ICD の使用 ① 慢性疾患による身体機能制限 ② 余命が 1 年以上期待できない例 ③ 心移植，CRT，LVAD の適応とならない NYHA 心機能分類IVの薬物治療抵抗性の重度うっ血性心不全	III	C	C2	VI

〔日本循環器学会/日本不整脈心電学会合同ガイドライン．不整脈非薬物治療ガイドライン（2018 年改訂版）．http://www.j-circ.or.jp/guideline/pdf/JCS2018_kurita_nogami.pdf[4]（2019 年 6 月閲覧）〕

　また原因不明の失神を有する症例では，基礎心疾患や心機能および電気生理検査に基づいて ICD の適応が決定される 表10 ．

　さらに LVEF が正常であっても，肥大型心筋症では別項があり，ICD の適応基準が示されている 表11 ．

表8 冠動脈疾患にともなう持続性 VT，VF に対する ICD 適応の推奨とエビデンスレベル

	推奨クラス	エビデンスレベル	Minds推奨グレード	Mindsエビデンス分類
心筋梗塞の既往を有し，解除できる残存虚血や電解質異常などの可逆的な要因がない VF または電気ショックを要する院外心肺停止	I	A	A	I
心筋梗塞の既往を有し，解除できる残存虚血や電解質異常などの可逆的な要因がない持続性 VT で，以下の条件のいずれかを満たす場合 ① LVEF≦35% ② VT 中に失神をともなう場合 ③ VT 中の血圧が 80 mmHg 以下，あるいは脳虚血症状や胸痛を訴える場合 ④ 多形性 VT ⑤ 血行動態の安定している持続性 VT であっても薬剤治療が無効，あるいは副作用のため使用できない場合や薬効評価が不明な場合，もしくはカテーテルアブレーションが無効あるいは不可能な場合	I	A	A	I
持続性 VT がカテーテルアブレーションにより誘発されなくなった場合	IIa	B	B	III
持続性 VT を有し，臨床経過や薬効評価にて有効な薬剤がみつかっている場合	IIa	B	B	I
冠攣縮にともなう院外心肺停止を含む VT/VF 既往例で，内科的治療に抵抗性の場合	IIa	B	C1	IVa
冠攣縮にともなう院外心肺停止を含む VT/VF 既往例で，内科的治療が有効の場合	IIb	C	C1	IVa
急性の原因（冠攣縮を除く 48 時間以内の急性虚血，電解質異常，薬剤など）による VT，VF の可能性が高く，十分な治療にもかかわらず再度その原因に暴露されるリスクが高いと考えられる場合	IIb	C	C1	IVa
慢性疾患による身体機能制限	III	C	C2	VI
12 ヵ月以上の余命が期待できない場合	III	C	C2	VI
精神障害などで治療に際して患者の同意や協力が得られない場合	III	C	C2	VI
急性の原因（冠攣縮を除く急性虚血，電解質異常，薬剤など）が明らかな VT，VF で，その原因の除去により VT，VF が予防できると判断される場合	III	C	C2	VI
抗不整脈薬やカテーテルアブレーションでコントロールできない頻回に繰り返す VT あるいは VF	III	C	C2	VI
心移植，CRT，LVAD の適応とならない NYHA 心機能分類 IV の薬物治療抵抗性の重度うっ血性心不全	III	C	C2	VI

〔日本循環器学会/日本不整脈心電学会合同ガイドライン．不整脈非薬物治療ガイドライン（2018 年改訂版）．http://www.j-circ.or.jp/guideline/pdf/JCS2018_kurita_nogami.pdf[4]（2019 年 6 月閲覧）〕

表9 非虚血性心筋症にともなう持続性 VT, VF に対する ICD 適応の推奨とエビデンスレベル

	推奨クラス	エビデンスレベル	Minds推奨グレード	Mindsエビデンス分類
電解質異常などの可逆的な要因によらない VF または電気ショックを要する院外心肺停止	I	A	A	A
電解質異常などの可逆的な要因がない持続性 VT で，以下の条件のいずれかを満たす場合 ① VT 中に失神をともなう場合 ② 頻拍中の血圧が 80 mmHg 以下，あるいは脳虚血症状や胸痛を訴える場合 ③ 多形性 VT ④ 血行動態の安定している単形性 VT であっても薬剤治療が無効，あるいは副作用のため使用できない場合や，薬効が不明な場合，もしくはカテーテルアブレーションが無効あるいは不可能な場合	I	C	A	VI
持続性 VT がカテーテルアブレーションにより誘発されなくなった場合	IIa	B	B	III
持続性 VT を有し，臨床経過や薬効評価にて有効な薬剤がみつかっている場合	IIa	B	B	VI
急性の原因（心不全，電解質異常，薬剤など）による VT，VF の可能性が高く，十分な治療にもかかわらず再度その原因に暴露されるリスクが高いと考えられる場合	IIb	C	C1	VI
12 ヵ月以上の余命が期待できない場合	III	C	C2	VI
精神障害などで治療に際し患者の同意や協力が得られない場合	III	C	C2	VI
急性の原因（急性虚血，電解質異常，薬剤など）が明らかな VT，VF で，その原因の除去により VT，VF が予防できると判断される場合	III	C	C2	VI
抗不整脈薬やカテーテルアブレーションでコントロールできない，頻回に繰り返す VT あるいは VF	III	C	C2	VI
心移植，CRT，LVAD の適応とならない NYHA 心機能分類Ⅳの薬物治療抵抗性の重度うっ血性心不全	III	C	C2	VI

〔日本循環器学会/日本不整脈心電学会合同ガイドライン．不整脈非薬物治療ガイドライン（2018 年改訂版）．http://www.j-circ.or.jp/guideline/pdf/JCS2018_kurita_nogami.pdf[4]（2019 年 6 月閲覧）〕

2 • 非薬物治療の考えかた—①除細動器（ICD）の適応と効果

表10 原因不明の失神に対する ICD 適応の推奨とエビデンスレベル

	推奨クラス	エビデンスレベル	Minds推奨グレード	Mindsエビデンス分類
原因不明の失神を有する冠動脈疾患または非虚血性心筋症に基づく慢性心不全で，十分な薬物治療を行っても NYHA 心機能分類ⅡまたはⅢの心不全症状を有し，かつ LVEF≦35%の場合	Ⅰ	A	A	Ⅱ
原因不明の失神と器質的心疾患を有し，心臓電気生理検査で血行動態が破綻する VT・VF が誘発される場合	Ⅰ	B	B	Ⅱ
原因不明の失神を有する非虚血性心筋症に基づく慢性心不全で，十分な薬物治療を行っても LVEF≦35%の場合（NYHA 心機能分類は問わない）	Ⅱa	C	C1	Ⅵ
原因不明の失神を有するが，心機能低下を認めず，肥大型心筋症，不整脈原性右室心筋症，ブルガダ症候群（薬剤誘発性を含む），早期興奮症候群，QT 短縮症候群などの致死的不整脈の原因が否定され，かつ電気生理検査にて VTまたは VF が誘発されない場合	Ⅲ	C	C2	Ⅵ

〔日本循環器学会/日本不整脈心電学会合同ガイドライン．不整脈非薬物治療ガイドライン（2018 年改訂版）．http://www.j–circ.or.jp/guideline/pdf/JCS2018_kurita_nogami.pdf[4]（2019 年 6 月閲覧）〕

その他

　明らかな器質的心疾患がなくても，致死性不整脈を起こす疾患として Brugada 症候群や先天性 QT 延長症候群がある．致死性不整脈および心肺蘇生の既往があるこれらの患者での ICD の適応には異論がないが，いわゆる一次予防においては，様々な意見がある[9]．Brugada 症候群では典型的な心電図の特徴を有し，失神発作の既往，プログラム刺激による多形性心室頻拍の誘発などによって ICD の植込みが考慮される 表12．一方，QT 延長症候群では若年女性患者も多く，現在のところ，QT 延長症候群に対する ICD 植込みの長期観察データは極めて少ない．ガイドライン上の適応は決められているが 表13，QT時間，β 遮断薬の有効性，さらに近年では遺伝子変異部位などを考慮して致死性不整脈発生リスクを評価する．

表11 肥大型心筋症に対する ICD 適応の推奨とエビデンスレベル

	推奨クラス	エビデンスレベル	Minds推奨グレード	Mindsエビデンス分類
過去に持続性 VT, VF, 心肺停止の既往を有する症例	I	B	A	IVa
心原性あるいは原因不明の失神(6ヵ月以内), 左室壁厚 30 mm 以上, 2014 年 ESC ガイドライン計算式にて高リスクのいずれかを認める症例	IIa	C	B	IVa
突然死の家族歴を認め, 他の主要危険因子/修飾因子を有する症例	IIa	C	B	IVa
NSVT を認め, 他の主要危険因子/修飾因子を有する症例	IIa	C	B	IVa
運動中の血圧反応異常を認め, 他の主要危険因子/修飾因子を有する症例	IIa	C	B	IVa
突然死の家族歴を認めるのみで他に主要危険因子/修飾因子のない症例	IIb	C	C2	VI
NSVT を認めるのみで他に主要危険因子/修飾因子のない症例	IIb	C	C2	VI
運動時の血圧反応異常を認めるのみで他に主要危険因子/修飾因子のない症例	IIb	C	C2	VI

主要危険因子: 持続性 VT/VF/心停止の既往, 突然死の家族歴, 原因不明の失神, NSVT, 左室壁厚 30 mm 以上, 運動中の血圧反応異常
修飾因子: 左室流出路狭窄, 心臓 MRI による広い遅延造影像, 左室心尖部瘤, LVEF＜50%（拡張相）
〔日本循環器学会/日本不整脈心電学会合同ガイドライン. 不整脈非薬物治療ガイドライン（2018 年改訂版）. http://www.j-circ.or.jp/guideline/pdf/JCS2018_kurita_nogami.pdf[4]（2019 年 6 月閲覧）〕

おわりに

　致死性不整脈の治療として必要不可欠な ICD であるが, 基本的な知識を習得すると同時に, どのような患者で使用すべきかの決定, すなわち適応を十分理解することは非常に重要である.

表12 Brugada 症候群に対する ICD 適応の推奨とエビデンスレベル

	推奨クラス	エビデンスレベル	Minds推奨グレード	Mindsエビデンス分類
タイプ1心電図に加えて心肺停止蘇生歴あるいは VF 既往を有する症例	I	B	A	IVa
タイプ1心電図で不整脈原性失神あるいは夜間の苦悶様呼吸を有する症例	IIa	C	B	IVa
タイプ1心電図と原因不明の失神があり，2連期外刺激以下のプログラム心室刺激で VF が誘発される症例	IIa	C	C1	IVa
自然発生タイプ1心電図で無症候性であっても，考慮すべきその他の臨床所見（年齢，性別，家族歴など），その他の心電図異常所見（QRS 棘波，J 波など），あるいは *SCN5A* 遺伝子変異を有し，2連期外刺激以下のプログラム心室刺激で VF が誘発される症例	IIb	C	C1	V
12ヵ月以上の余命が期待できない場合	III	C	C2	VI
精神障害などで治療に際し患者の同意や協力が得られない場合	III	C	C2	VI

〔日本循環器学会/日本不整脈心電学会合同ガイドライン．不整脈非薬物治療ガイドライン（2018年改訂版）．http://www.j-circ.or.jp/guideline/pdf/JCS2018_kurita_nogami.pdf[4]（2019年6月閲覧）〕

表13 先天性 QT 延長症候群に対する ICD の適応の推奨とエビデンスレベル

		推奨クラス	エビデンスレベル	Minds推奨グレード	Mindsエビデンス分類
VF または心停止の既往を有する患者		I	B	A	IVa
①TdP，失神の既往 ②突然死の家族歴 ③β遮断薬*に対する治療抵抗性	3項目中2つ以上満たす場合	IIa	B	C1	IVa
	3項目中1項目以下	IIb	B	C1	IVa
無症状でβ遮断薬も未導入の患者		III	C	C2	IVb

*：β遮断薬の有効性は症状と負荷による QT 延長の程度で判断する．LQT3 と診断された場合はβ遮断薬は無効とする．
〔日本循環器学会/日本不整脈心電学会合同ガイドライン．不整脈非薬物治療ガイドライン（2018年改訂版）．http://www.j-circ.or.jp/guideline/pdf/JCS2018_kurita_nogami.pdf[4]（2019年6月閲覧）〕

Reference

1) Myerburg RJ, Kessler KM, Castellanos A. Sudden cardiac death. Structure, function, and time-dependence of risk. Circulation. 1992; 85 (1 Suppl): I2-10.

2) Al-Khatib SM, Stevenson WG, Ackerman MJ, et al. 2017 AHA/ACC/HRS guideline for management of patients with ventricular arrhythmias and the prevention of sudden cardiac death: a report of the American College of Cardiology/American Heart Association Task Force on Clinical Practice Guidelines and the Heart Rhythm Society. J Am Coll Cardiol. 2017; 72: e91-220.

3) Ponikowski P, Voors AA, Anker SD, et al. 2016 ESC Guidelines for the diagnosis and treatment of acute and chronic heart failure: The Task Force for the diagnosis and treatment of acute and chronic heart failure of the European Society of Cardiology (ESC) developed with the special contribution of the Heart Failure Association (HFA) of the ESC. Eur Heart J. 2016; 37: 2129-200.

4) 日本循環器学会/日本不整脈心電学会合同ガイドライン. 不整脈非薬物治療ガイドライン (2018 年改訂版). http://www.j-circ.or.jp/guideline/pdf/JCS2018_kurita_nogami.pdf (2019/4 閲覧)

5) Bardy GH, Lee KL, Mark DB, et al. Amiodarone or an implantable cardioverter-defibrillator for congestive heart failure. N Engl J Med. 2005; 352: 225-37.

6) Shiga T, Hagiwara N, Ogawa H, et al; Heart Institute of Japan Acute Myocardial Infarction-II (HIJAMI-II) Investigators. Sudden cardiac death and left ventricular ejection fraction during long-term follow-up after acute myocardial infarction in the primary percutaneous coronary intervention era: results from the HIJAMI-II registry. Heart. 2009; 95: 216-20.

7) Moss AJ, Zareba W, Hall WJ, et al. Prophylactic implantation of adefibrillator in patients with myocardial infarction and reduced ejection fraction. N Engl J Med. 2002; 346: 877-83.

8) Maron BJ, Spirito P, Shen WK, et al. Implantable cardioverter-defibrillators and prevention of sudden cardiac death in hypertrophic cardiomyopathy. JAMA. 2007; 298: 405-12.

9) 遺伝性不整脈の診療に関するガイドライン (2017 年改訂版). http://www.j-circ.or.jp/guideline/pdf/JCS2017_aonuma_h.pdf (2018/6/16 参照)

［野田　崇］

TOPICS 3　S-ICD の将来

●S-ICD の概説，適応

　現在の医療は急激に進歩を遂げているが，突然死はいまだに心血管死の主要な要因となっている．植込み型除細動器（ICD）は最も効果的に突然死を予防し，リスクの有無にかかわらず予後を改善させ，医療経済的にも優れていることは周知の事実であろう．2018 年 12 月時点での ICD は経静脈的にリードを留置しジェネレーターを胸筋に固定する経静脈的 ICD（TV-ICD）と全システムを皮下に留置する皮下植込み型 ICD（S-ICD，ボストン・サイエンティフィック社）と 2 つあり，いずれかを選択することが可能となった．S-ICD のジェネレーターは左腋窩部（左室心尖部近傍の中腋窩線の横隔膜上方の皮下もしくは筋層）にポケットを作成し植込み，リードを同ポケットから皮下用トネラーを用いて剣状突起左縁，そして頭側へ胸骨中線と平行にトネリングしリードを固定する 図1 ．剣状突起と胸骨柄近傍に固定

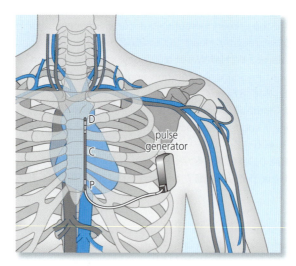

図1　S-ICD の留置部位
（Bardy GH, et al. N Engl J Med. 2010; 363: 36-44[3]）をもとに作成）

表1 S-ICD と TV-ICD の長所比較

S-ICD の長所	TV-ICD の長所
・血管アクセスとの隔絶 ・ニアゼロ透視の植込み術 ・中長期のリード損傷の軽減 ・処置による重大な合併症の撲滅 　(例: 心タンポナーデ, 気胸など) ・不整脈識別能力の向上 ・比較的抜去が容易 ・感染性心内膜炎のリスク軽減	・ペーシングと抗頻拍ペーシング機能 ・ジェネレーターが比較的コンパクト ・バッテリー寿命 ・短時間での充電時間と早期のショック通電 ・CRT への upgrade が可能 ・ECG スクリーニング不要 ・長期成績のエビデンス

(Lewis GF, et al. J Am Coll Cardiol. 2016; 67: 445-54[1])を改変)

された電極(この間は 8 cm の間隔がある)とジェネレーター間の 3 つのベクトルで電位を感知し不整脈を識別し治療を行う. 残念ながらS-ICDにはペーシングや抗頻拍ペーシングの機能はないが, 血管アクセスがないことから全身性の感染をきたしにくく, また心タンポナーデなどの重大な合併症も少ない利点あり, 選択肢が広がったことは容易に想像される. **表1** に TV-ICD と S-ICD の利点を比較したので確認されたい[1].

　それぞれの利点を考慮, 比較していくと適応を優先したい症例が自然とあぶり出され, これら S-ICD の良好な適応に関して様々な前向き臨床研究の結果からも裏打ちされている. S-ICD のデータとしては最も症例数の多い clinical trial の一つである IDE (Investigational Device Exemption) study と the EFFORTLESS (Evaluation oF FactORs ImpacTing Clinical Outcome and Cost EffeetiveneSS of the S-ICD) registry[2]では様々な人種の ICD を留置された 882 人の対象者をフォローし検討された. 留置年齢は平均で50.3±16.9歳で約70%が一次予防目的に留置された. 二次予防を含めた左室収縮率は 39.4±17.6%と従来の TV-ICD と比較して若年で比較的心臓の病勢が進行していない, そして Brugada 症候群といった遺伝性不整脈や ICD 既感染症例と先天性心疾患に多く留置されている傾向があったことがわかった. 一方で, 逆に S-ICD 留置の候補になりにくい症例も浮き彫りになり, ペーシング依存や単形成心室頻拍を認め抗頻拍ペーシングの適応となり, 心室再同期療法の適応症例は S-ICD の適応となりにくいことが同時に判明した.

●S-ICD の現状と限界

除細動の有効性

現時点では S-ICD 留置後の長期成績を示した臨床試験が出ておらず，S-ICD の心室性不整脈における適切作動の有効性に関しては結論の出ていないところである．議論の尽きないところではあるが，除細動閾値（DFT）の側面からみると S-ICD は 36.6±19.8 J で TV-ICD は 11.1±8.5 J と有意に DFT が高値であったが，80 J と TV-ICD よりも高出力で除細動できるため短期間のフォローアップであるが有効性は報告されている[3]．前述した IDE study と EFFORTLESS registry では平均 651 日フォローアップし，比較的若年で心機能良好な患者が多いという背景ではあるが，初回作動の除細動成功率は 90.1％，最終成功率は 98.2％であった．患者背景の違いがあるにせよ，TV-ICD の除細動成功率の報告が 97.3〜99.6％との報告[1]と比較しても S-ICD の除細動の有効性は遜色ないものと認識している．

合併症・安全性

合併症に関して多数報告されてきているがここでは最も懸念される不適切作動と感染についての現状を述べる．

不適切作動

S-ICD が承認された初期の頃は不整脈の誤認もしくはオーバーセンシングによる不適切作動を認められその比率は 5〜25％ほど認められていた．これらの原因は主に T 波のオーバーセンシング，リードの移動もしくは上室性不整脈が主たるものであったが，ソフトウェアのアップデートやリードのスリーブ固定の改良によりこれらの課題はほぼ克服されてきている．初期には 180 bpm での shock 1 zone となっていたのを conditional zone という主に上室性不整脈との識別 zone を追加し，220 bpm 以上の頻脈を shock zone で判断する 2 zone 設定が nominal の設定となった．conditional zone では洞調律時と同様の QRS 波形か，動的に QRS 波形が変化するか，テンプレートで設定していた QRS 幅と同様かを識別し上室性不整脈との鑑別を行う．実際にこれらの設定を用いたことにより EFFORTLESS registry では当初 3 年間で 13.1％の不適切作動率が本試験の中間報告の年間 7％と比べて減少した．また，TV-ICD と比較しても年間 4〜18％の不適切作動率と報告されており，これらはほとんど変わりがない．

感染

医療の歴史の中で感染症との"戦い"が課題であり，体内に異物を留置している

限りその懸念はさらに増強する．以前からTV-ICDなど血管内にリードを留置すると，持続する敗血症や感染性心内膜炎などのデバイス関連感染症のリスクは常につきまとっていた．しかし，S-ICDは前述した通り血管アクセスとは隔絶され全身感染症はきたしにくいといわれている．実際，EFFORTLESS S-ICD registryでは急性期の感染，もしくは局所感染が疑われる率が2.3％で，その中でも感染性心内膜炎や菌血症をきたした人はいなかったと報告された．その後，全身感染症の報告はあるものの，いくつかの大規模研究のメタアナリス[4]ではリード抜去もしくは抗菌薬投与を要した感染率はTV-ICDと統計学的有意差を認められず，TV-ICDと比較しても大きな危険性はなく留置できることがわかった．

●S-ICDの展望

突然死に対するショック治療の有効性，安全性に関して述べてきたが，前述した通りペーシング依存患者や抗頻拍ペーシングを要する症例，CRT適応症例に対するS-ICD留置は現状では適応とはなりにくい．しかし，今後イノベーションによりこれらを克服して現在のS-ICDに応用できる可能性があり，いくつか紹介していきたい．

血管外（extra vascular（EV））-ICDの可能性

血管内へのリード挿入を避ける新規手法として，ICDリードを胸骨下に挿入するEV-ICDの概念が現実味を帯びてきている．胸骨正中切開を行った患者にS-ICDのシステムと電気生理検査時に使用する電極カテーテルを胸骨下に挿入して 図2 ペーシング閾値，波高などを調べたSPACE（The Substernal Pacing Acute

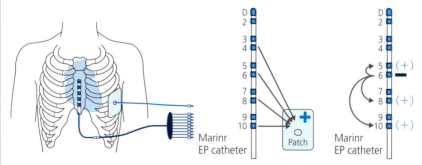

図2 血管外ICD（extra vascular-ICD: EV-ICD）の模式図
胸骨下に多極電極を留置して心筋をペーシングする．
(Basu-Ray I, et al. J Am Coll Cardiol. 2017; 26: 1475-83[4])をもとに作成）

Clinical Evaluation) study という研究[5]が北米から報告された．この研究では 26 名の登録者中，18 名（69％）で右室を捕捉でき，その中でペーシング閾値が 10 ms パルス幅で 7.3±4.2 mA（5.8±4.4 V）ほどであり，実用化も視野に入ってきている．ただし，リード挿入部が剣状突起下から胸骨下に挿入されるため周辺臓器（内胸動脈や肺など）への損傷や縦隔などへの感染のリスクもあり克服しなければならない課題はまだ多いだろう．

リードレスペースメーカとの組み合わせ

S-ICD におけるペーシングや抗頻拍ペーシング機能の欠如を克服するためにリードレスペースメーカと組み合わせて補う方法が動物実験レベルですでに実現し検証されている 図3 [6]．これらのシステムは S-ICD からリードレスペースメーカへ一方向性の伝達形態をとり，S-ICD のプログラムされた治療 zone で心室頻拍を特定し 99％の成功率で抗頻拍ペーシングを行うことができる．残りの 1％の失敗の理由の一つとしてリードレスペースメーカと S-ICD の解剖学的位置による通信エラーが挙げられているが，通常の人間の解剖であればおそらく問題ないであろうとの考察であった．今回の研究によってリードレスペースメーカを留置しても S-ICD の心室性不整脈感知に対して全く障害にならないということがわかり，通常の臨床ですでにリードレスペースメーカの留置が行われるようになっており，これらのシステムを実臨床で見かける時は近いのかもしれない．

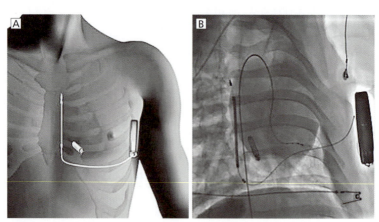

図3 A: 人体におけるリードレスペースメーカと
B: S-ICD のシェーマと透視下におけるシステムのイメージ
(Tjong FVY, et al. JACC Clin Electrophysiol. 2017; 3: 1487–98[6])

Reference

1) Lewis GF, Gold MR. Safety and efficacy of the subcutaneous implantable defibrillator. J Am Coll Cardiol. 2016; 67: 445-54.
2) Burke MC, Gold MR, Knight BP, et al. Safety and efficacy of the totally subcutaneous implantable defibrillator. J Am Coll Cardiol. 2015; 65: 1605-15.
3) Bardy GH, Smith WM, Grace AA, et al. An entirely subcutaneous implantable cardioverter-defibrillator. N Engl J Med. 2010; 363: 36-44.
4) Basu-Ray I, Liu J, Jia X, et al. Subcutaneous versus transvenous implantable defibrillator therapy. A meta-analysis of case-control studies. J Am Coll Cardiol. 2017; 26: 1475-83.
5) Sholevar DP, Tung S, Kuriachan V, et al. Feasibility of extravascular pacing with a novel substernal electrode configuration: The Substernal Pacing Acute Clinical Evaluation study. Heart Rhythm. 2018; 15: 536-42.
6) Tjong FVY, Brouwer TF, Koop B, et al. Acute and 3-month performance of a communicating leadless antitachycardia pacemaker and subcutnaous implantable defibrillator. JACC Clin Electrophysiol. 2017; 3: 1487-98.

［中島健三郎，草野研吾］

TOPICS 4　WCD の適応と将来

●除細動機器としての WCD の特徴

　致死的心室性不整脈（VT/VF）を契機とする心臓突然死からの救命において，除細動デバイスの有用性は明らかである[1,2]．従来からの経静脈リード留置型の植込み型除細動器（implantable cardioverter-defibrillator: ICD）は，その性能，バリエーション，臨床成績の全ての面からすでに技術的な結実を得ている．体格や血管経路確保の問題がある症例においても，完全皮下植込み型除細動器（subcutaneous implantable cardioverter-defibrillator: S-ICD）が加わることですでに大部分の問題点が払拭されたといえる．しかしこれらのデバイスは，植込み手技が侵襲的であること，治療の適用が原則的に不可逆的であること，医療コストが嵩むこと，といった多元的な問題点を有しており，その適応は慎重かつ厳格に行われなければならない．

　一方，駅や空港などの公共施設，スタジアムや劇場など多人数が集合する施設において，不特定の突然死イベントに対処する機器として体外式自動除細動器（automated external defibrillator: AED）がある．この設置によって突然死例の救命率が向上したことが知られているが，必ず第三者の補助を必要とするシステムである以上，特定のリスクに曝された個人が自宅で使用する目的には適さない．

　着用型自動除細動器（wearable cardioverter defibrillator: WCD）は，接触型のモニタ電極と除細動パッチを着用して，VT/VF を感知した場合には自動的に除細動する機能を有したデバイスであり，ICD に匹敵する除細動率を示している 図1 ．着用するという煩雑さはあるものの，突然死リスクのある症例が直ちに質の高い治療を獲得できる一方，除細動が不要と判断されれば安全かつ容易に治療を中止できるという利点がある．まさに ICD の使用・非使用の橋渡しに適しており，Grey Zone 症例の安全な管理デバイスである．

●植込み型除細動デバイスのピットフォール

　すでに致死的なイベントを経験した症例における突然死予防，すなわち二次予防において，除細動デバイスがアミオダロンを含む予防治療に優ることが示されてお

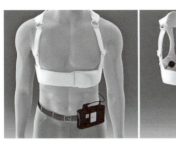
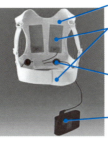

ベスト(伸縮性あり，5サイズ)

セルフジェリング除細動電極×3
通常はドライで除細動前に電解質ジェルが放出される

心電図電極(ドライ)×4
(直行二軸ベクトル心電図)
心拍監視用

コントローラ　重量：640g
不整脈検出と除細動の制御
バッテリーを含む

図1　着用型自動除細動器（WCD）のシステム
着用型自動除細動器は，上半身にフィットするベスト内に心電図電極，除細動用電極を有し，腰に取り付けるコントローラで心拍監視と自動除細動の制御を行う．着脱が容易で，無侵襲であり，治療の開始中止が容易である．除細動成功率はICDに匹敵し，放電キャンセル機能もあるため誤作動が極めて少ない．（写真はゾールメディカル社提供）

り（AVID研究: Anriarrhythmic Versus Implantable Defibrillator Study）[2]，各国のガイドラインはVT/VFの二次予防においてICDを標準治療として推奨している[3]．しかし疫学的な調査では，心臓突然死イベントの93％が初回発作である，すなわち一次予防の対象であることが知られており[4]，この一次予防への賢明な介入が突然死予防の最重要ポイントとなることは自明である．すでにいくつかの臨床指標，すなわち器質的心疾患の低左心機能，心室不整脈頻発，心臓電気生理検査におけるVT/VF誘発性などが，イベントの予測因子となること，またICDによる治療介入がこれらの予後を改善することが示されており（MADIT-Ⅰ＆Ⅱ[5,6]，MUSTT[7]，SCD-HeFT[8]），これをもとに各国のガイドラインがICDの一次予防の適応を設定している[3,9]．

しかしこれらの研究の対象が，背景となる器質的病態が安定した亜急性期以降（心筋梗塞では40日，冠動脈形成術や急性心不全では90日）の症例であることに留意しなければならない[5〜8]．興味深いことに，DINAMIT試験[10]やIRIS試験[11]など，心筋梗塞発症早期からICDを適用した試験では，ICDはある程度不整脈死を減少させたものの，全死亡の改善には寄与しなかった**図2**．この結果の解離の要因は明確ではないが，急性期病態の突然死の要因が多様であることが一因と考えられる．まず発症後早期に左心機能低下を示しても，その後回復してICDの恩恵を受けなくなる症例を含んでいる可能性がある．また急性期における死亡にはVT/VF以外にも，心不全死，原疾患の再増悪などが関与している可能性がある．亜急性期にICDの適応を判断することはこのような境界症例を弁別することに役立っていると

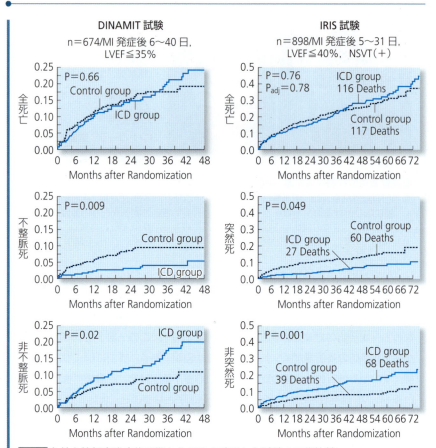

図2 急性心筋梗塞発症後早期からICDを適用した試験の予後比較

急性心筋梗塞発症後の比較的早期からICDを適用したDINAMIT試験およびIRIS試験では，発症後6カ月以内の突然死ないし不整脈死はICD群で少なかったが，全死亡には差を認めなかった．
(Solmon D, et al. N Engl J Med. 2005; 352: 2581[10]およびHohnloser SH, et al. N Engl J Med. 2004; 351: 2481[11]より改変)

解釈できる．

しかしながら，このICD適応の判定に至るまでの期間に個々の症例はリスクに曝露される．VALIANT研究[12]における，急性心筋梗塞後の左心機能と心イベント（心臓突然死ないし心停止蘇生）の継時的な推移を図に示した 図3 ．左心機能が低いほど心イベントの発生が高いが，同時にそのイベントは発症後3カ月以内と比較的早期により多いことがわかる．臨床的にこのような観察期間の症例は，比較的高い

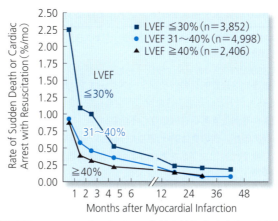

図3 VALIANT 研究における，急性心筋梗塞発生後の心機能と心イベント発生の時間推移

急性心筋梗塞発症後の突然死ないし心停止蘇生イベントは，左心機能が低いほど多かった．いずれの群でも，発症後3カ月以内の早期に特にイベントが多く，時間経過とともにイベント発生率は低下した．

(Steinbeck G, et al. N Engl J Med. 2009; 361: 1427[12])

突然死リスクに曝されることになるが，ガイドライン上 ICD は適用できず，長期間 ICU のような集中管理の環境の入院を継続することも現実的ではない．このような症例に WCD を適用すれば，院外でも安全に観察できるだけでなく，除細動の必要がないと判断されれば直ちにその使用を中止できる．中～高リスク症例の経過観察のバックアップとして極めて優れた治療機器である[13,14]．

●WCD の臨床的適応と注意点

表1 に，日本不整脈心電学会の WCD の臨床使用に関するステートメント[15]における WCD の使用を考慮する病態を示した．様々な項目が挙げられているが，基本的に，① 中等度以上のリスクを有するが ICD の適応が確定しない，② ICD の適応であるが直ちに適用できない要因を有する，③ 他の治療法を検討している，という臨床的状況に大別される[16]．これは欧米における WCD の適応とほぼ同様であり，適切作動による救命例も報告されている[17,18]．近年の WEARIT-II 研究では[19]，約 2,000 例の WCD 症例の前向き観察の経過が報告された．約3カ月の経過中，VT/VF の発生率は5%で，MADIT-RIT[21]でのイベント率3%より高かった．基礎疾患別では虚血性心疾患と先天性心疾患術後が非虚血性疾患より多かった[20]．

| 表1 | 本邦の WCD の臨床使用ステートメントにおける WCD の使用を考慮する病態 |

- 左室駆出率 35％以下で，NYHA クラスⅡもしくはクラスⅢの心不全症状を有する急性心筋梗塞発症後 40 日以内の症例
- 左室駆出率 35％以下で，NYHA クラスⅡもしくはクラスⅢの心不全症状を有する冠動脈バイパス後または経皮的冠動脈インターベンション（PCI）後 90 日以内の症例
- 左室駆出率 35％以下で，非虚血性急性心不全発症後 90 日以内の症例
- 心移植待機条件を満たす非可逆性重症心不全症例
- ICD の適応があるが，他の身体的状況により直ちに手術を行えない症例
- ICD による心臓突然死二次予防を考慮するが，臨床経過観察や予防治療の効果判定が優先される症例
- 感染等の理由で一時的に ICD を抜去する症例

〔庭野慎一，他. 着用型自動除細動器（WCD）の臨床使用に関するステートメント（2018 年 2 月改訂）. http://new.jhrs.or.jp/pdf/guideline/statement[15]〕

死亡率は 0.2％，不適切作動は 0.5％でいずれも一般的な ICD 症例の経過より良好であった．また 2,302 人を対象として行われた医師主導の RCT である VEST 研究では，WCD 群の着用時間が限定的であったために治療目標解析では不整脈死の有意な減少を認めなかったが，on treatment 解析では非着用群 1.91/100 人月に対し着用群 0.26/100 人月と，総死亡の改善を認めた[21]．VEST 研究における WCD 群の死亡例の多くは WCD 非着用時にイベントを発生しており，患者自身の着用の励行に治療成績が依存するという WCD 特有の限界も示された．

●WCD の将来

WCD の着脱は容易で，適正に使用すれば ICD に匹敵する治療成果を上げられることから，ICD 治療の是非を決定するまでの安全な経過観察法としての価値がある（bridge to therapy）．2019 年 3 月現在，本邦の WCD 保険償還額と実費用のバランスはわずかにマイナス収支であり，広い臨床使用が抑制されている．突然死予防の観点からは，この収支を改善していく必要があるが，医療コストの側面からは乱用を避ける必要があり，その適正使用は重要な要素である[15,16]．WCD 使用期間も，欧米の多くの症例が 3 カ月以下であることから保険適応が 3 カ月以内と定められているが，心臓の病態が安定するまでより長期間を要する疾患や，永続的にリスクが存在する遺伝性不整脈疾患における使用を考慮する場合，これを適正に改訂していく必要がある．さらに，ICD 適応とはされない比較的低リスクの症例でも相応のリスクは存在するため，患者個人が WCD の長期使用を望んだ場合にどう対応す

るかなどについては，長期的なデータ蓄積とともに将来的に検討していく必要がある[16]．

📖 Reference

1) 相澤義房, 他．心臓突然死の予知と予防法のガイドライン．Cir J. 2005; 69 Suppl: 1253.

2) AVID investigators. A comparison of antiarrhythmic-drug therapy with implantable defibrillators in patients resuscitated from near-fatal ventricular arrhythmias. N Engl J Med. 1997; 337: 1576.

3) Epstein AE, DiMarco JP, Ellenbogen KA, et al. 2012 ACCF/AHA/HRS focused update incorporated into the ACCF/AHA/HRS 2008 guidelines for device-based therapy of cardiac rhythm abnormalities: a report of the American College of Cardiology Foundation/American Heart Association Task Force on Practice Guidelines and the Heart Rhythm Society. Circulation. 2013; 127: e283.

4) Myerburg RJ, Kessler KM, Castellanos A. Sudden cardiac death. Structure, function, and time-dependence of risk. Circulation. 1992; 85(1 Suppl): I2-10.

5) Moss AJ, Hall WJ, Cannom DS, et al. Improved survival with an implanted defibrillator in patients with coronary disease at high risk for ventricular arrhythmia. Multicenter Automatic Defibrillator Implantation Trial Investigators. N Engl J Med. 1996; 335: 1933.

6) Moss AJ, Zareba W, Hall WJ, et al. Prophylactic implantation of a defibrillator in patients with myocardial infarction and reduced ejection fraction. N Engl J Med. 2002; 346: 877.

7) Buxton AE, Lee KL, Fisher JD, et al. A randomized study of the prevention of sudden death in patients with coronary artery disease. Multicenter Unsustained Tachycardia Trial Investigators. N Engl J Med. 1999; 341: 1882.

8) Bardy GH, Lee KL, Mark DB, et al. Amiodarone or an implantable cardioverter-defibrillator for congestive heart failure. N Engl J Med. 2005; 352: 225.

9) 日本循環器学会/日本不整脈心電学会ガイドライン．不整脈非薬物治療ガイドライン（2018 年改訂版）．www.j-circ.or.jp/guideline/JCS2018_kurita_nogami.pdf

10) Solomon SD, Zelenkofske S, McMurray JJ, et al. Sudden death in patients with myocardial infarction and left ventricular dysfunction, heart failure, or both. N Engl J Med. 2005; 352: 2581.

11) Hohnloser SH, Kuek KH, Dorian P, et al. Prophylactic use of an implantable cardioverter-defibrillator after acute myocardial infarction. N Engl J Med.

2004; 351: 2481.

12) Steinbeck G, Andresen D, Seidi K, et al. Defibrillator implantation early after myocardial infarction. N Engl J Med. 2009; 361: 1427.

13) Pedersen CT, Kay GN, Kalman J, et al. EHRA/HRS/APHRS expert consensus on ventricular arrhythmias. Heart Rhythm. 2014; 11: e166.

14) Klein HU, Goldenberg I, Moss AJ. Risk stratification for implantable cardioverter defibrillator therapy: the role of the wearable cardioverter-defibrillator. Eur Heart J. 2013; 34: 2230.

15) 庭野慎一, 他. 着用型自動除細動器（WCD）の臨床使用に関するステートメント（2018年2月改訂）. http://new.jhrs.or.jp/pdf/guideline/statement

16) Niwano S, Sekiguchi Y, Ishii Y, et al. Clinical Usefulness of Wearable Cardioverter Defibrillator (WCD) and Current Understanding of Its Clinical Indication in Japan. Circ J. 2018; 82: 1481.

17) Sasaki S, Tomita H, Shibutani S, et al Usefulness of the wearable cardioverter-defibrillator in patients at high risk for sudden cardiac death. Circ J. 2014; 78: 2987.

18) Kishihara J, Niwano S, Nakamura H, et al. An appropriate shock of the wearable cardioverter defibrillator in outpatient setting. J Arrhythmia. 2016; 32: 67.

19) Kutyifa V, Moss AJ, Klein H, et al Use of the wearable cardioverter defibrillator in high-risk cardiac patients: data from the Prospective Registry of Patients Using the Wearable Cardioverter Defibrillator (WEARIT-II Registry). Circulation. 2015; 132: 1613.

20) Moss AJ, Schuger C, Beck CA, et al. Reduction in inappropriate therapy and mortality through ICD programming. N Engl J Med. 2012; 367: 2275-83.

21) Olgin JE, Pletcher MJ, Vittinghoff E, et al. Werable cardioverter-defibrillator after myocardial infarction. N Engl J Med. 2018; 379: 1205-15.

[庭野慎一]

DEBATE 2a

超高齢者（85歳以上）の除細動治療は必要？　不必要？
必要の立場

　欧米では二次予防植込みよりも一次予防植込みの方が多いが，わが国の除細動器植込みの現状をみると，欧米に比べ一次予防が極端に少ない[1]．日本人はそもそも自分の体に傷をつけて異物を入れるという行為そのものが嫌いであり，刺青を気軽に入れる外国人とは違うメンタリティーを持っている．最近の若者は比較的気軽に刺青をするかもしれない．しかし高齢者は自分の孫が刺青を入れたら，きっと顔をしかめる．そのような高齢者が植込み型除細動器（ICD）を勧められても素直に植込みに同意することは期待できない．

　もう一つ日本人の死生観に健康のまま寝込まずに往生する「ピンピンコロリ」という思想は広く受け入れられている．わが国の植込みデバイス，特に一次予防のICD植込み台数が少ない原因の一つにこのような社会背景が大きく潜んでいると思われる．

●ICDの一次予防植込みは高齢者でも予後を改善しているか

　近年エビデンスに基づく治療が全盛である．エビデンスとして一般に用いられる前向き試験を高齢者で行うことは経済的にも倫理的にも難しいであろう．まして一次予防植込みとなると改めて前向き試験が企画されるとは考えにくい．そこで従来行われた前向き試験のサブ解析をみてみる．MADIT-II試験のサブ解析では，75歳以上の陳旧性心筋梗塞患者においてICDの予後改善効果は若年者と同等であったとのことである 図1 [2]．この検討で75歳以上の患者の平均年齢は79歳（75〜87歳）であった．

　しかしエビデンスに使用される前向き試験の結果と実臨床現場（リアルワールド）の結果は異なる可能性がある．そこでリアルワールドデータとして実際にICD植込みをされた患者のレジストリーデータから死亡率を検討された報告がある[3]．それによるとレジストリーされた前向き試験（MADIT-II，SCD-HeFT）相当患者の死亡率は実際の試験結果の死亡率と同等で，ICD一次予防植込みは妥当であるとしている．さらにその報告によるとレジストリーされている症例は前向き試験より有意に高齢であったとのことである．しかしそうはいっても平均年齢がMADIT-II相当の患者で68歳（60〜76歳），SCD-HeFT相当の患者が67歳（57〜75歳）とさ

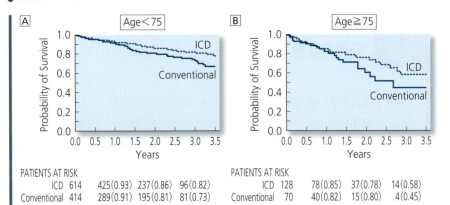

図1 ICD 一次予防植込みの生命予後改善効果
75 歳以上であっても ICD の一次予防植込みは若年者と同様に生存率が改善している.
(Huang DT, et al. J Cardiovasc Electrophysiol. 2007; 18: 833-8[2])

すがに 85 歳以上の症例は含まれていないようである.

次に保険データからの検討をみてみる. Medicare から抽出したデータで, 心筋梗塞後 40 日後で EF 35%以下の 65 歳以上の患者に対して ICD 植込みをされた患者の予後は植込みをされていない患者より長期死亡率が低かったという[4]. 一方で同じ Medicare や Medicaid, 米国心臓病学会（ACC）の全米心血管レジストリーなどから 66 歳以上で心不全やその他の急性併存疾患で入院した患者に対して入院中に ICD が植え込まれた患者と植え込まれずに観察した患者の予後を後ろ向きに比較した報告がある[5]. ICD 植込みは予後を改善していたが, 患者背景補正をすると全死因死亡, 心臓突然死とも有意差が出なかったとのことである. 高齢者になると心臓以外の危険因子が増えてきて, ICD 植込みのメリットが相殺されるものと思われる.

以上のように今までの報告では高齢者に対する ICD 一次予防は若年者と同等の効果が期待できるとするものと高齢者ではその効果が減弱されるという報告もある. しかしそれは逆に言うと ICD の効果が減弱される危険因子を検討し, そのような患者を除外すれば若年者と同様の効果が期待できるということの裏返しでもある.

それでも 85 歳以上の超高齢者となると現在エビデンスもないし, また次のような疑問点が上がるであろう.

① 超高齢者に対する突然死予防の意味があるのか？
② ICD は高額であり, 医療費の無駄ではないのか？

③ QOL が下がるのではないか？

これらに対して一つずつ考えてみたい.

●超高齢者に対する突然死予防の意味があるのか？

まず突然死予防の意味があるかと問われればこれは確かに日本人の「ピンピンコロリ」思想からすれば受け入れがたい考えであろう. しかしこの思想は自分がそう願うことであり, 家族あるいは親戚がそう願うかどうかは別である. 悪性腫瘍などで徐々に体力が衰え次第に死期に向かう場合, 周囲の人間はそれなりに心構えができる. 一方突然死は家族, 周囲の人には心構えができていない. 本人も遺言を残すチャンスがないかもしれない. 本人の意思が確認できる段階ではあくまで最終的に本人の意思を尊重すべきと思われ, 一概に意味がないとは他人が決めるべきではない.

●ICD は高額であり, 医療費の無駄ではないのか？

わが国の保険制度は高額な医療も自己負担が少なく平等に受けられる非常に優れた制度であるが, 医療財源も限られており確かにその抑制も考えなければならない. しかし 85 歳を超えた患者にペースメーカを植込むことはそれほど抵抗なく行われているのではないであろうか？ 100 歳以上のペースメーカ植込みなどの症例報告も時に目にする. ペースメーカは良くて ICD はどうして駄目なのであろうか. 85 歳を超えた高額医療として, 経カテーテル的大動脈弁植込み術（TAVI）はどうなのであろうか？ TAVI は成績が安定してきたため, 従来の開胸を要する大動脈弁置換術（AVR）に変わりそうで, どんどん適応が緩くなってきているように感じるのは筆者だけであろうか？ TAVI で使用される弁はほぼ CRT-D と同額である. 手技料はもっと高額であろう. 合併症が起こる頻度は ICD 植込みの方がはるかに低いはずである.

●QOL が下がるのではないか？

ショック治療が QOL を下げるから？ 確かにショック治療は QOL を低下させる. しかし最近プログラムを工夫することで不適切作動は大幅に減少した. 場合によっては抗頻拍ペーシング（ATP）のみプログラムしてショックを入れないことも可能である. 超高齢者では活動性が落ちるため不適切作動は少なくなる可能性もある. 心室細動で突然死するのは「ピンピンコロリ」で受け入れやすいのかもしれな

い．では心室頻拍は？　たとえ失神するようなものではない心室頻拍でも血圧は低下し，動悸症状はほとんどの場合存在する．突然死のリスクもないわけではない．もちろん持続すれば心不全も発症する．薬物療法で完全に抑制することは難しく，アブレーションもすべての症例で根治となることは難しい．頻拍が持続すれば電気的除細動が必要なことが多く，入院になることもある．一方でICDからのATPは本人の自覚はほとんどなく，大部分の心室頻拍を停止させることができるので，緊急外来受診や入院の頻度を抑制できる．また高齢者に対する多剤服用（ポリファーマシー）が問題となっている昨今，抗不整脈薬を少しでも減らすことができればむしろQOLを改善させる可能性もある．

心臓以外の危険因子を考慮する必要はあるが，たとえ超高齢者であっても特に二次予防によるICD植込みは許容できるのではないであろうか．またS-ICDの登場によりICD一次予防植込みを少なくとも患者に提案することは許容されると思われる．

📖 Reference

1) Shimizu A, Nitta T, Kurita T, et al. Actual conditions of implantable defibrillation therapy over 5 years in Japan. J Arrhythmia. 2012; 28: 263-72.
2) Huang DT, Sesselberg HW, McNitt S, et al. Improved survival associated with prophylactic implantable defibrillators in elderly patients with prior myocardial infarction and depressed ventricular function: a MADIT-Ⅱ substudy. J Cardiovasc Electrophysiol. 2007; 18: 833-8.
3) Al-Khatib SM, Hellkamp, Bardy GH, et al. Survival of patients receiving a primary prevention implantable cardioverter-defibrillator in clinical practice vs clinical trials. JAMA. 2013; 309: 55-62.
4) Pokorney SD, Miller AL, Chen AT, et al. Implantable cardioverter-defibrillator use among medicare patients with low ejection fraction after acute myocardial infarction. JAMA. 2015; 313: 2433-40.
5) Chen CY, Stevenson LW, Stewart GC, et al. Real world effectiveness of primary implantable cardioverter defibrillators implanted during hospital admission for exacerbation of heart failure or other acute co-morbidities: cohort study of older patients with heart failure. BMJ. 2015; 351: h3529.

[三橋武司]

DEBATE 2b

超高齢者（85 歳以上）の除細動治療は必要？　不必要？
不必要の立場

　植込み型除細動器（implantable cardioverter defibrillator: ICD）の致死的不整脈に対する一次・二次予防の有用性は多くの臨床研究によって証明されてきた．一方，実臨床の現場では，致死性不整脈を有していても，超高齢者や併存疾患を有する患者，日常生活動作（activities of daily living: ADL）の著しく低下した患者に対する ICD の植込みは控えられることも多い．超高齢化社会に移行しつつある日本においてはこのような患者に遭遇する機会は，今後も増加の一途をたどると予想される．年齢のみでデバイス治療の適応を決めることは避けられるべきではあるが，本稿では超高齢者に対する除細動治療は基本的には不必要という立場から論ずる．

●大規模試験の結果から考える超高齢者への ICD 植込み適応

　現在の欧米[1]および日本のガイドライン[2]において，ICD 治療における年齢制限には言及していない．しかしながらいずれも患者余命が 12 カ月期待できない場合は，ICD 非適応としている．ICD 治療の有用性を報告した大規模試験の結果を解釈する際に注意すべき点は，どの研究も比較的若年（65 歳以下）の併存疾患の少ない患者を登録しているという点である．実際，80 歳以上の患者は除外されているか，登録されていても極めて少数である．したがって，これらの患者群における ICD 治療の有用性を示す，信頼に足る前向きランダム化研究や大規模観察研究はない．一般的に心臓突然死のリスクは加齢とともに増加するため，単純に考えれば高齢者の方が ICD 治療の恩恵は大きそうである．しかし高齢者ほど併存疾患が多く，非不整脈死の割合が高く，余命が短いため，ICD 治療による心臓突然死予防の意義は小さくなる．75 歳以上の高齢者を 252 人含む 1,866 人の二次予防データをみると，不整脈死の割合は 75 歳以上・以下群で差がないが，心不全死・非心臓死が 75 歳以上で有意に高い[3]．Krahn らは，6,252 人の器質的心疾患のある患者の心臓突然死と非心臓死の比率は年齢とともに下がり，年齢のみがこのリスク変化を規定する因子であったと報告している[4]．

　Healey らは 3 つの二次予防試験（AVID, CIDS, CASH）の解析を行い，75 歳以下では ICD 治療は薬物治療より死亡率を有意に減らすが，75 歳以上では薬物治

療と ICD 治療で死亡率に差がないことを示した[3]．Bardy らは SCD-Heft 試験において，65 歳以上においては死亡率の改善は認めないと報告した[5]．65 歳以上の患者を 44％含んだ Santangeli らの一次予防のメタ解析の結果をみると，ICD 治療の恩恵は 65 歳以上で減少し高齢者では有意な生存率の改善は示せなかった[6]．Mezu らは低心機能・一次予防目的の ICD 植込み適応症例において，80 歳以上群では ICD 植込みは生命予後を改善しないこと，年齢と腎機能低下のみが独立した死亡の予測因子であることを示した[7]．高齢者における観察研究において，ICD 治療の有用性を示唆する研究もあるが，これらは併存疾患が少ない患者を選択しており患者選択バイアスが大きい．レジストリーデータとリアルワールドデータでは，後者の方がより高齢で併存疾患が多い患者が多く，患者群が異なることに注意が必要である．また，若年者と同様に高齢者でも ICD 作動が認められるから，高齢者においても ICD 植込みをすべきであると単純に結論づけることはできない．なぜなら自然停止する心室性不整脈や突然死に至らない不整脈に対する ICD 作動（不必要な適切作動）もイベントに含まれているためである．あくまで，最も強固なエンドポイントである全死亡率で ICD 治療の正当性を比較することが妥当である．

　超高齢者に対する ICD 植込み（ICD ジェネレーター交換を含む）を検討するとき，以下の点を考慮して判断すべきである．

●予測される余命，特に健康でいられる余命

　MADIT-Ⅱや SCD-HeFT などの一次予防目的の ICD 植込み試験では，ICD 治療の優位性を示すのに中長期のフォローアップ（2〜5 年）を要しており[8]，若年者より短い余命が予測される超高齢者では有意差がつかないことは容易に推察される．では日本人の平均余命はどれくらいだろうか．2017 年の日本人の平均寿命は女性 87.2 歳，男性 81.1 歳である．85 歳時点での平均余命は女性 8.4 年，男性 6.2 年である．一方，介護を受けたり寝たきりになったりせず日常生活を送れる期間を示す「健康寿命」は 2016 年の時点で男性 72.1 歳，女性 74.8 歳であり，寿命よりかなり短い．患者の状態から平均余命を高い精度で予測することは一部の疾患を除いて極めて困難であるが，少なくとも 85 歳以上の超高齢者に対する ICD 治療は一般的には適応となる可能性が低いと考えられる．

　Goonewardene らは 80 歳以上で ICD 植込みまたはジェネレーター交換した人の余命はわずか 2.5 年，1.2 年であり，それまでに ICD 作動のない患者は交換後も作動がないことを示した[9]．Koplan らは 80 歳以上の一次予防目的 ICD 植込みを

受けた患者の余命は4.2年，高度左室機能低下例や腎機能低下例では19カ月と報告した[10]．アメリカでの80歳の平均余命は8年であるため，ICD植込み患者は平均余命が約半分であることがわかる．またKiniらはICDジェネレーター交換の時点で26%の症例はガイドラインのICD植込み適応から外れていることを示した[11]．日本ではICD植込み症例は高齢であってもそのままICD交換を行うことが多いが，ICD適応は交換の時点で再考するのが適切である．KramerらはICD交換に際して新しいアプローチを提案している[12]．すなわちICD治療は生涯の治療ではなく，交換に際しては包括的な医療評価を行った上で行うべきであるということである．ICDを植込んでから電池消耗に至る数年間で，心疾患，併存疾患，患者自身の考え方も変化する．ICD電池交換を行うことは義務ではないことを，患者・家族と共有し，その決定にはアドバンス・ケア・プラニングを取り入れる．とりわけ一次予防目的植込み，適切作動のない患者，超高齢者においては慎重に検討すべきだろう．

　ではどのような因子がICDを植込む候補となる患者の予後を規定するのであろうか．現在までに様々な報告がなされているが[13]，高齢に加えて，慢性腎臓病（CKD），糖尿病，末梢血管疾患，慢性肺疾患，心房細動，QRS幅>0.12 s，NYHAⅡ度以上，貧血，低心機能などが報告されている．とりわけCKDは多くの試験で予後規定因子の一つと報告されている．個々の患者において生命予後の予測は困難であるが，これらを合併した患者においてはとりわけ慎重な対応が求められる．

●手技に伴う合併症のリスク

　SCD-HeFT試験，MADIT-Ⅱ試験の結果によると，ICD植込みの急性期合併症率は5%，2.5%とされている．Tsaiらは150,264人のICD植込みの合併症・死亡率は，65歳以下で2.8%に対し，80歳以上では4.5%と高いことを報告している[14]．またカナダの多施設レジストリー研究においては，平均64.3歳の患者群で，ICDジェネレーター交換45日以内に4.3%の患者が合併症を経験している[15]．同様にアメリカのREPLACEレジストリーにおいても平均70.6歳の患者群において，major complication 7.4%，minor complication 4.0%と報告されている[16]．体格が小さく，欧米人と比較して低BMI（body mass index）の日本人高齢者において，デバイスの大きいICD治療は皮膚関連合併症率が高くなると思われる．また植込み後の不適切作動は患者の生活の質を大きく損なう．不適切作動の最大の要因は発作性心房細動であり，心房細動は加齢とともに有病率が大幅に増加することは考慮されるべきだろう．

●医療費

　ICD 植込み，交換にかかる費用はいくらであろうか．高齢化・医療費の高騰により日本においても費用対効果の視点から治療の妥当性を評価することが多くなってきている．限られた資源をより費用対効果の高い治療に優先して投資するのは国の施策として妥当と思われる．ICD 治療が全死亡を少し減らしただけでは費用対効果に見合う治療とは言えない．海外の費用対効果を検討した研究では，75 歳以上の高齢者において余命 5〜7 年以上ないと費用対効果は得られないと報告されている[17]．植え込み後の合併症はさらに医療費を上昇させ，一般に高齢者の方が入院期間も長い．医療制度は国によって異なるために一概に比較はできないが，85 歳を超える超高齢者に ICD 治療を行っても費用対効果が得られる確率は低いと思われる．

結語

　高齢者に対する ICD 治療適応の判断は，広い視点から包括的判断をする能力が医師には求められる[18]．超高齢者，併存疾患の多い患者における ICD 植込みにより得られる恩恵は，若い患者と比べると相対的に小さい．個々の患者において，植込みが患者生命予後，生活の質にどのように影響するか，またその費用対効果と起こりうる合併症のリスクを十分勘案した上で，植込み適応を慎重に判断すべきである．85 歳以上の超高齢者における ICD 植込みは，大きな併存症がなく，数年以上の健康でいられる余命が予測され，かつ短期的に高い確率で ICD 適切作動が起こることが予想される患者に限定されるべきであろう．

📖 Reference

1) Russo AM, Stainback RF, Bailey SR, et al. ACCF/HRS/AHA/ASE/HFSA/SCAI/SCCT/SCMR 2013 appropriate use criteria for implantable cardioverter-defibrillators and cardiac resynchronization therapy: a report of the American College of Cardiology Foundation appropriate use criteria task force, Heart Rhythm Society, American Heart Association, American Society of Echocardiography, Heart Failure Society of America, Society for Cardiovascular Angiography and Interventions, Society of Cardiovascular Computed Tomography, and Society for Cardiovascular Magnetic Resonance. J Am Coll Cardiol. 2013; 61: 1318-68.

2) 日本循環器学会/日本不整脈心電学会合同ガイドライン. 不整脈非薬物治療ガイドライン（2018 年改訂版）. www.j-circ.or.jp/guideline/pdf/JCS2018_kurita_nogami.pdf

3) Healey JS, Hallstrom AP, Kuck KH, et al. Role of the implantable defibrillator among elderly patients with a history of life threatening ventricular arrhythmias. Eur Heart J. 2007; 28: 1746-9.

4) Krahn AD, Connolly SJ, Roberts RS, et al; ATMA Investigators. Diminishing proportional risk of sudden death with advancing age: implications for prevention of sudden death. Am Heart J. 2004; 147: 837-40.

5) Bardy GH, Lee KL, Mark DB, et al. Sudden Cardiac Death in Heart Failure Trial(SCD-HeFT) Investigators. Amiodarone or an implantable cardioverter-defibrillator for congestive heart failure. N Engl J Med. 2005; 352: 225-37.

6) Santangeli P, Di Biase L, Dello RA, et al. Meta-analysis: age and effectiveness of prophylactic implantable cardioverter defibrillators. Ann Intern Med. 2010; 153: 592-9.

7) Mezu U, Adelstein E, Jain S, et al. Effectiveness of implantable defibrillators in octogenarians and nonagenarians for primary prevention of sudden cardiac death. Am J Cardiol. 2011; 108: 718-22.

8) Boriani G, Ricci R, Toselli T, et al. Implantable cardioverter defibrillators: from evidence of trials to clinical practice. Eur Heart J Suppl. 2007; 9: 166-73.

9) Goonewardene M, Barra S, Heck P, et al. Cardioverter-defibrillator implantation and generator replacement in the octogenarian. Europace. 2015; 17: 409-16.

10) Koplan BA, Epstein LM, Albert CM, et al. Survival in octogenarians receiving implantable defibrillators. Am Heart J. 2006; 152: 714-9.

11) Kini V, Soufi MK, Deo R, et al. Appropriateness of primary prevention implantable cardioverter defibrillators at time of generator replacement: are indications still met? J Am Coll Cardiol. 2014; 63: 2388-94.

12) Kramer DB, Buxton AE, Zimetbaum PJ. Time for a change-a new approach to ICD replacement. N Engl J Med. 2012; 366: 291-3.

13) Barsheshet A, Moss AJ, Huang DT, et al. Applicability of a risk score for prediction of the long-term (8-year) benefit of the implantable cardioverter-defibrillator. J Am Coll Cardiol. 2012; 59: 2075-9.

14) Tsai V, Goldstein MK, Hsia HH, et al. National Cardiovascular Data's ICD Registry. Influence of age on perioperative complications among patients undergoing implantable cardioverter-defibrillators for primary prevention in the United States. Circ Cardiovasc Qual Outcomes. 2011; 4: 549-56.

15) Krahn AD, Lee DS, Birnie D, et al. Predictors of short-term complications after implantable cardioverter-defibrillator replacement: results from the

Ontario ICD Database. Circ Arrhythm Electrophysiol. 2011; 4: 136-42.

16) Poole JE, Gleva MJ, Mela T, et al. Complication rates associated with pacemaker or implantable cardioverter-defibrillator generator replacements and upgrade procedures: results from the REPLACE registry. Circulation. 2010; 122: 1553-61.

17) Connolly SJ, Hallstrom AP, Cappato R, et al. Meta-analysis of the implantable cardioverter defibrillator secondary prevention trials. AVID, CASH and CIDS studies. Antiarrhythmics vs implantable defibrillator study. Cardiac Arrest Study Hamburg. Canadian Implantable Defibrillator Study. Eur Heart J. 2000; 21: 2071-8.

18) Barra S, Providência R, Paiva L, et al. Implantable cardioverter-defibrillators in the elderly: rationale and specific age-related considerations. Europace. 2015; 17: 174-86.

[宮﨑晋介，夛田　浩]

II カテーテルアブレーション・マッピングシステム

1 カテーテルアブレーションの進歩

　カテーテルアブレーションの発展には，不整脈の機序の研究，アブレーションカテーテル・周辺機器の開発が重要な役割を担ってきた．アブレーションカテーテルは1990年代に手元で先端カーブを調整できるsteerableカテーテル，大型の焼灼巣が形成できるlarge tipカテーテルが開発された．周辺機器では1990年代後半から3次元マッピングシステムが開発され，心臓の電気現象とCTや超音波画像による構造情報が融合した立体画像の中で，カテーテルを可視化した状態で治療が行えるようになった．

　1998年に肺静脈が心房細動の発生起源となっていることが報告されて以来，心房細動に対するカテーテルアブレーションの研究が進み，2000年に肺静脈隔離術が考案された．2009年に導入されたイリゲーションカテーテルによって周囲の血流に依存することなく安定した出力を通電できるようになり，血栓形成を予防しながら心筋深部の焼灼ができるようになった．2012年にはカテーテル先端と心筋の接触圧（コンタクトフォース）を確認できる機能が開発され，安全で効果的な通電技術が発展した．また，肺静脈隔離目的に特化したバルーン技術も開発された．

2 アブレーションカテーテル

高周波イリゲーションカテーテル

　高周波アブレーションカテーテルには，イリゲーションと非イリゲーションがある．非イリゲーションではチップ先端温度により出力が自動的に調整される温度コントロールが用いられる．イリゲーションと比較してスチームポップ（組織の水蒸気破裂）のリスクは低いと考えられるが，血流が乏しい部位では十分な出力が得られず貫壁性焼灼が困難な場合がある．また血栓形成は，イリゲーションカテーテルと比較し頻度が高いという報告もある．高出力でコンタクトが良好であれば，より大きな焼灼巣が形成されるため有効であるが，電極

先端の接点温度が高温になると，炭化や血栓が形成される．そこで，電極先端から生理食塩水が灌流できるイリゲーションカテーテルが開発され，心内膜表面を冷却し，炭化やインピーダンス上昇を防ぐことができるようになり，高出力での通電が可能となった．その結果，より深い貫壁性の焼灼巣が形成され，血栓形成も予防できるため，左房や左室内ではイリゲーションカテーテルが一般的に使用されるようになった．一方で，どのような状況下でも高出力通電が行えるためスチームポップの危険性がある．また，灌流生理食塩水の総量が過剰になると，低心機能例においては心不全発症の懸念がある．ただし，房室結節リエントリー性頻拍では房室ブロックを予防するために，先端電極長4mmの非イリゲーションカテーテルが用いられる．

コンタクトフォースカテーテル

高周波による焼灼巣のサイズと深さに影響する因子として，出力，インピーダンス，温度，通電時間，コンタクトフォース（カテーテル先端と心筋の接触している力）がある．コンタクトフォースも焼灼巣のサイズを決定する因子の一つである．十分なコンタクトフォースが得られなければ有効な焼灼巣は形成されないが，過剰なコンタクトフォースは心穿孔や食道，横隔神経傷害などの合併症の要因となる．近年開発されたカテーテルには，先端電極の組織へのコンタクトフォースを測定するセンサーが備わっており，10g以上のコンタクトで適切な焼灼巣が形成されると考えられている．しかし，呼吸や心拍により接触圧が変動するため，時間とフォースとの積分値や，これに出力を加味した指標を用いられるようになり，アブレーションの効果や合併症予防への有用性が期待されている．

コンタクトフォースをコントロールすることにより出力や通電時間と同様に焼灼巣容積をコントロールできることが報告されている．現在，2種類のカテーテル（ThermoCool SmartTouch^{TM}, Biosense Webster 社製およびTactiCath^{TM} Abbott 社製）が使用可能である．これらのカテーテルはコンタクトフォースの大きさとその方向を測定できるが，圧の計測原理が異なる．ThermoCool SmartTouch^{TM}は組織に対し水平方向で強い力が加わると，コンタクトフォースが不正確な値を示すことがあるが，TactiCath^{TM}は接触圧の方向の影響は受けにくいとされている．コンタクトフォースが低い部位は，肺静脈再伝導と相関すると考えられている．コンタクトフォースカテーテルの使

用は，より有効な焼灼巣を形成させ，再伝導率を低下させると同時に，インピーダンスライズ，心穿孔，スチームポップ，血栓形成のリスクを減少させることが報告されている[1-7]．

最近，コンタクトフォース値と通電時間に，出力エネルギーあるいは電流を掛け合わせたパラメータ〔ThermoCool SmartTouch™ではAblation Index（AI値）およびTactiCath™ではLesion Size Index（LSI値）〕を数値として表示し，焼灼サイズを評価できるようになった．これらの数値は焼灼巣の幅，深さと高い相関関係があることから，安全で効果的な焼灼が可能となり，術時間の短縮に役立っている．

バルーンカテーテル

バルーンカテーテルには，肺静脈隔離のみに特化して使用可能なクライオバルーン，ホットバルーン，レーザー照射内視鏡アブレーションシステムがある．肺静脈隔離のみで根治が期待できる薬剤抵抗性の再発性症候性の発作性心房細動にのみ保険適応が認められている．

クライオ（冷凍）バルーンカテーテル 図1

冷凍アブレーションシステム（Arctic Front Advance, Medtronic社製）

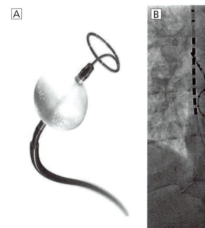
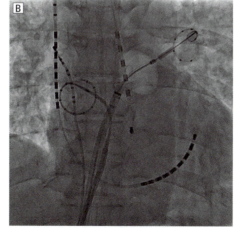

図1 クライオバルーン
A: クライオバルーンカテーテルの形状(写真提供: 日本メドトロニック株式会社)．
B: 左上肺静脈にクライオバルーンを留置した際の透視像．

は，加圧液体亜酸化窒素をコンソール内タンクからカテーテル内腔チューブを介してクライオバルーン先端部へ送達し，その気化熱によりバルーンが超低温化されることでバルーンに接触している心筋組織に冷凍傷害をもたらす．バルーンの北半球部分が超低温化し，その部位と設置している心筋組織が冷凍壊死に陥る．

バルーン直径は 23 mm と 28 mm があり，肺静脈サイズに応じて選択する．バルーンによる肺静脈閉塞状況が良いほど最低到達温度が低く，また肺静脈隔離成功率および隔離効果の長期成績とも相関するとされている．1 本の肺静脈につき 1 回 3 分の冷凍時間が推奨されている．

本邦で行われた市販後調査では肺静脈隔離術の急性期成功率は 99％以上であり，6 カ月間の経過観察においての洞調律維持効果は約 88％と良好であった[8]．

従来のイリゲーション高周波システムとクライオバルーンシステムの大規模多施設前向き無作為化比較試験結果においては，手技時間およびアブレーションカテーテルの左房内留置時間はクライオ群で有意に短かったが，両群間で心房細動の再発抑制効果および安全性に関しては有意差がなかった[9]．術中の痛みが少ないため，術中の鎮静および鎮痛を少量にとどめることができる．心タンポナーデや食道傷害などの重篤な合併症は極めて少ないが，横隔神経麻痺が若干多いため，注意を要する．

高周波ホットバルーンカテーテル 図2

高周波ホットバルーンシステムは SATAKE Hot-Balloon カテーテル（東レ社製）と高周波発生装置であるジェネレーターで構成される．高周波通電およびバルーン内液撹拌により，バルーン表面温度が均一に維持されるようにバルーン内の希釈造影剤が加温される．肺静脈入口部のバルーンとの接触面が熱伝導により加熱されることにより焼灼巣が形成される．バルーン中心温度（最大 70℃，左上肺静脈に限り最大 73℃）が設定温度に到達するように自動的に出力の調整（最大 150 W）が行われる．焼灼巣の深達度は，バルーン表面温度ならびに焼灼時間に依存する．

高周波ホットバルーンの特徴は，バルーン内への注入量（最大 20 mL）を調整することにより，バルーンサイズを変化（最大直径 33 mm）できる点である．柔軟なコンプライアンスバルーンを採用しており，様々な肺静脈の形態に圧着することが可能である．ただし，左上肺静脈の焼灼効果が若干弱く，高周

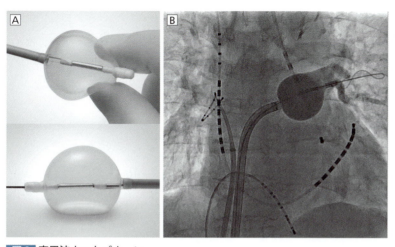

図2 高周波ホットバルーン
A: SATAKE Hot-Balloonカテーテルの形状. B: 左上肺静脈における留置後の肺静脈造影.
(写真提供: 日本ライフライン株式会社)

波カテーテルによる追加通電(touch-up)を要する場合がある．また，肺静脈狭窄，食道傷害が若干多いため，注意を要する．通電に伴う痛みが若干強いため，術中は十分な鎮静ならびに鎮痛が必要である．

レーザー照射内視鏡アブレーションシステム 図3

　レーザー照射内視鏡アブレーションシステム(HeartLight®, CardioFocus社製)は，赤外線レーザー(波長980 nm)を照射することにより肺静脈入口部を円周状に焼灼し，肺静脈隔離を行う．カテーテル先端のバルーンを拡張し，肺静脈入口部に密着することで血液を排除し，バルーン内に挿入した内視鏡で目視しながら焼灼を行う．バルーンはコンプライアンスが高く様々な肺静脈構造の幅広い解剖に適応することが可能で解剖学的考察に基づいて滴定されたエネルギーを送達することができる．バルーンは拡張液量を変化させることによりサイズをコントロールすることが可能である．術者は肺静脈入口部にバルーンを固定し，カテーテルに備わるダイヤルを回転操作することにより，焼灼する領域を調整する．焼灼に用いる赤外線レーザーは目視できないため，緑・赤色のガイド光によって焼灼領域を確認する．焼灼ポイントはギャップができないよう通常30〜50%オーバーラップさせながら円周状に連続的にレーザー焼灼を行う．前述の2つのバルーンカテーテルがsingle shoot deviceであるの

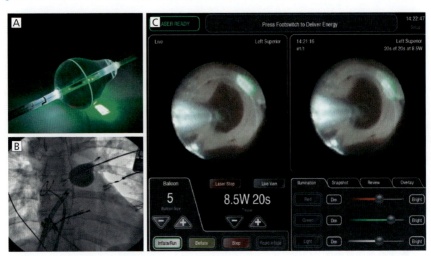

図3 レーザー照射内視鏡アブレーションシステム
A：HeartLight®カテーテルの形状．B：左上肺静脈にクライオバルーンを留置した際の透視像．
C：レーザー焼灼時の内視鏡像．

に対し，このバルーンカテーテルは残存したギャップ部位に対して選択的に再度レーザー照射が可能である．また，バルーン内部にガイディングのためにリング状カテーテルやワイヤーを挿入できないため，肺静脈入口部への圧着に一定の技術を要する．焼灼前後に従来のマッピングカテーテルで肺静脈電位をマッピングし肺静脈が隔離されたかを確認する．バルーンのサイズを変化させる拡張液には重水が使用されている．重水には赤外線レーザーのバルーン内での吸収を最小限にする作用があり，拡張液の灌流で温度の上昇を抑制する効果ともなっている．ただし，停滞血液へ焼灼すると血栓形成やピンホールをきたすリスクがあるため，注意が必要である．米国の治験における内視鏡アブレーションの治療成績は高周波アブレーションとの比較において非劣性であった．また，高周波アブレーションと比較して手技中の肺静脈再伝導が有意に少なかったと報告されている[10]．

3　3次元マッピングシステム

リエントリー回路や最早期興奮部位が表示され，頻脈性不整脈の機序および診断に非常に有用である．さらに，心腔内エコー画像や心臓3D CT画像をシ

ステム内で統合することにより，解剖学的構造を正確に把握することができる．マッピング機能としては，形状の異なる多電極カテーテルが開発され，自動マッピングシステムとの併用により短時間での診断が可能となってきている．さらに，コンタクトフォース・時間・出力からリアルタイムで焼灼のレベルが評価されカラー表示される．これらの機能により，低線量下での迅速で正確な診断が可能となり，また，通電の有効性・安全性が向上することが期待されている．

　また，不整脈基質として線維化や手術瘢痕などの病的心筋部位は低電位であり，伝導遅延部位では分裂電位などの異常電位が記録される．同部位は，リエントリー回路の素地になっており，特に頻拍中のマッピングが困難な心室頻拍のアブレーションにおいては，この基質に対するアブレーションが行われる．双極電位において，心房では正常電位波高を>0.5 mv，瘢痕を<0.1 mv，心室ではそれぞれ>1.5 mv，<0.5 mv とすることが一般的である．

　使用される頻度の高い Carto® システム（Biosense Webster 社製），ならびに EnSite NavX™システム（Abbott 社製）において，正確なカテーテル位置とともに，そのコンタクトの強さと方向を表示する．

CARTO® 図4

　CARTO® システム（Biosense Webster 社製）は，電気生理学的情報と同時にカテーテル内の磁気センサーにより解剖学的情報を取得し，心腔の立体像を画像として描出し，心腔内の興奮パターンや各部位の電位情報を表示する．

　現在は CONFIDENCE™ Module という自動マッピング機能により，多極カテーテルを用いて短時間で多くの情報が取得できるようになった．従来は，リファレンスと比較した伝導時間を赤橙黄緑青紫の順に興奮伝播を表示していたが（isochronal map; 等時性マップ），現在は，それぞれの部位の興奮と電位波高をバーの高さとタイミングで表示する Ripple map が使用できる．このマップは isopotential map（等電位マップ）でリファレンスとは無関係に興奮部位を連続的に表示できるため，複雑な回路や gap の同定に有用である．

　CARTO® システムにより得られたリアルタイムの解剖学的情報は，事前に撮影した CT 画像，心腔内エコー（CARTOSOUND®）のリアルタイムエコー画像と統合可能である．CARTOSOUND® は，大動脈弁や乳頭筋など心室頻拍アブレーション実施時の重要な構造物の認識に有用である．また，先天性心疾患や心臓術後症例における複雑な解剖を理解するのに役立つ．

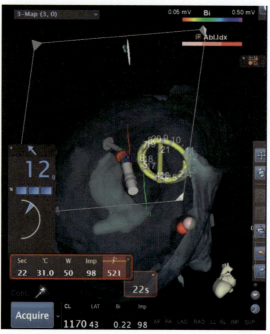

図4 CARTO® を用いたアブレーション
ThermoCool SmartTouch™カテーテル安定後のコンタクトフォース，通電時間，出力を指標の一つとして数値化（Ablation Index: AI）し，色合いなどで数値の進捗を表現する．

アブレーション情報には，アブレーション部位，設定出力，カテーテル先端接触圧が含まれる．これらを統合して，タグで表示し，安定したカテーテル位置で十分な焼灼がされたかどうかカラー濃度で表示する．心房筋に対するアブレーションではコンタクトフォースの時間積分値である Force Time Integral（FTI）もしくは設定出力を加味した Ablation Index（AI）を表示する．

EnSite NavX™ 図5

EnSite NavX™システム（Abbott 社製）は，3 対の電極を体表の X，Y，Z 軸方向に装着し，微小な電流をその電極より発生させ心臓周囲にインピーダンスフィールドを作成する．心腔内のカテーテル電極の電圧減衰を計測し空間的な位置を決定し，画面上にカテーテルを表示する．電極カテーテルであれば，カテーテル，メーカーを問わず，ナビゲーションが可能である特徴を有する．

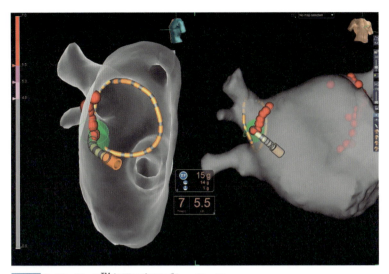

図5 EnSite NavX™を用いたアブレーション
TactiCath™カテーテル安定後のコンタクトフォース，通電時間，出力を指標の一つとして数値化（Lesion Size Index: LSI）し，色合いなどで数値の進捗を表現する．

また電極カテーテルを心腔内で移動させることで各々の電極の座標が記録され，これらを立体的にレンダリングすることで心臓立体画像が構築される．

最近ではベッド下に磁場を発生させるフィールドフレームを設置し，専用の位置センサーを有した Sensor Enabled™カテーテル（TactiCath™）を使用することで，従来のインピーダンスフィールドとマグネティックフィールドの精度を組み合わせた高精度な3Dモデリング作成が可能となった．

インピーダンスフィールドを用いることにより複数の電極カテーテルを同時にリアルタイム表示できるので放射線被曝量低減に有用である．

電位情報の取得に関しては心電図波形のモルフォロジーマッチング機能の AutoMap Module を使用することが可能である．さらに記録されたデータを10倍速で再生するTurboMap機能を使用し，各パラメータ変更した設定のAutoMap に再度作成することにより，心室性不整脈などに多い二次不整脈の迅速なマッピングが可能となった．

頻拍回路の解析に関しては，SparkleMap 機能により1つのマップ上に興奮伝播と局所電位波高の2つの情報が視覚化されることで，不整脈診断の解析に有用である．

また，光干渉法技術を用いた TactiCath™ Quartz アブレーションカテーテルにより EnSite™ システム上にカテーテル先端のコンタクトフォース値がリアルタイムに図示することが可能となった．そのコンタクトフォースは AutoMap の設定に反映させることも可能である．心房筋に対するアブレーションではコンタクトフォースの時間積分値である Force Time Integral（FTI）もしくは設定電流を加味した Lesion Size Index（LSI）を表示する．

アブレーション時の各通電ポイントを様々な通電条件に基づいて自動的に焼灼巣を表示する AutoMark Module が使用可能である．この機能は参照したい条件を任意に選択でき，手技の一貫性とカテーテルの安定性の向上につながることが期待される．

Reference

1) Yokoyama K, Nakagawa H, Shah DC, et al. Novel contact force sensor incorporated in irrigated radiofrequency ablation catheter predicts lesion size and incidence of steam pop and thrombus. Circ Arrhythm Electrophysiol. 2008; 1: 354-62.

2) Nakagawa H, Kautzner J, Natale A, et al. Locations of high contact force during left atrial mapping in atrial fibrillation patients: electrogram amplitude and impedance are poor predictors of electrode-tissue contact force for ablation of atrial fibrillation. Circ Arrhythm Electrophysiol. 2013; 6: 746-53.

3) Neuzil P, Reddy VY, Kautzner J, et al. Electrical reconnection after pulmonary vein isolation is contingent on contact force during initial treatment: results from the EFFICAS I study. Circ Arrhythm Electrophysiol. 2013; 6: 327-33.

4) Reddy VY, Shah D, Kautzner J, et al. The relationship between contact force and clinical outcome during radiofrequency catheter ablation of atrial fibrillation in the TOCCATA study. Heart Rhythm. 2012; 9: 1789-95.

5) Perna F, Heist EK, Danik SB, et al. Assessment of catheter tip contact force resulting in cardiac perforation in swine atria using force sensing technology. Circ Arrhythm Electrophysiol. 2011; 4: 218-24.

6) Kimura M, Sasaki S, Owada S, et al. Comparison of lesion formation between contact force-guided and non-guided circumferential pulmonary vein isolation: a prospective, randomized study. Heart Rhythm. 2014; 11: 984-91.

7) Sohns C, Karim R, Harrison J, et al. Quantitative magnetic resonance imaging analysis of the relationship between contact force and left atrial scar formation after catheter ablation of atrial fibrillation. J Cardiovasc Electrophysiol. 2014; 25: 138-45.

8) Matsumoto K, Okumura K, Kobayashi Y, et al. safety and efficacy of cryoballoon for the treatment of paroxysmal AF in Japan: results from the multicenter Japanese prospective post-market surveillance study. "The CRYO-Japan PMS Study". Circ J. 2016; 25: 1744-9.

9) Kuck KH, Brugada J, Furnkranz A, et al. for the FIRE AND ICE Investigators. Cryoballoon or radiofrequency ablation for paroxysmal atrial fibrillation. New Engl J Med. 2016; 374: 2235-45.

10) Dukkipati SR, Cuoco F, Kutinsky I, et al. Pulmonary vein isolation using the visually guided laser balloon: a prospective, multicenter, and randomized comparison to standard radiofrequency ablation. J Am Coll Cardiol. 2015; 66: 1350-60.

[熊谷浩一郎]

TOPICS 5　Epicardial approach の適応と限界

　カテーテルアブレーションは，静脈あるいは動脈を経由したアプローチを用い，心臓の内膜側から頻拍回路を同定するマッピング，そして必須伝導路に対するアブレーションを施行することが一般的である．しかしながら，心室壁は約1cmの厚みを持ち，必須伝導路が心筋層内，あるいは心外膜側に存在する場合には，心内膜側からの焼灼のみでは頻拍の必須伝導路に焼灼巣が到達できないことがある．特に器質的心疾患を伴う心室頻拍の中には，心内膜側からのアプローチのみでは治療困難な症例が存在する．カテーテルアブレーションにおける経皮的心外膜アプローチは，ブラジルのChagas病に伴う心室頻拍に対するアブレーション法として初めて報告された[1]．同様の手技を用いて，各種器質的心疾患に伴う心室頻拍に対して，心外膜アプローチによるアブレーションが相次いで報告されるとともに，その限界も明らかになってきた．本項では，心外膜アプローチの方法と，必要性および適応，そしてその限界について述べたい．

●方法

準備

　抗凝固薬，抗血小板薬などは中止しておく．心内膜からのアプローチと併用する場合には，先に心外膜側からの穿刺を終えて，出血がないことを確認して，血管穿刺，ヘパリン投与を行う．患者の苦痛や恐怖心を除くため，静脈麻酔あるいは全身麻酔下に手技を行うことが望ましい．硬膜外穿刺針，長めのスプリングガイドワイヤー，造影剤，シリンジ，心エコー，エコープローブカバーを準備して手技に臨む．

穿刺の実際

① 穿刺による冠動脈の損傷，またアブレーション時の主要冠動脈の損傷を防ぐために冠動脈造影を施行する．撮影角度は施設によって異なるが穿刺時あるいはアブレーション時に使用するRAO/AP/LAOがあればよい．

② 心窩部からのエコーで，肝臓などの主要臓器が心臓に到達する経路に重なっていないか確認をするとともに，心臓に到達するまでの距離をあらかじめ確認しておく．

③ 患者の心窩部を消毒し，胸骨剣状突起下方に局所麻酔を行う．

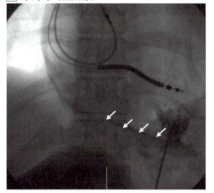
A 穿刺時（正面像）

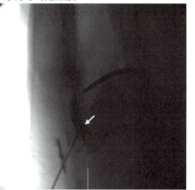
B 穿刺時（側面像）

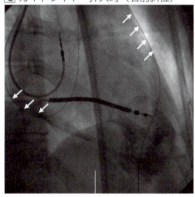
C ガイドワイヤー挿入時（右前斜位）

図1 心外膜アプローチの実際
正面像（A）および側面像（B）を用いた穿刺では，正面像では先に注入した造影剤により穿刺針先端の確認が困難になっているが，側面像で針の刺入深度が確認可能である．穿刺針からの造影剤が心外膜腔に拡がったことを確認し（Aの矢印），ガイドワイヤーを挿入，心陰影に沿って進むことで，ガイドワイヤーが心外膜腔に挿入されていると判断できる（Cの矢印）．

④ 硬膜外麻酔用のTuohy針にて心窩部より右心室方向に穿刺を行う．目安としては左乳頭あるいは肩甲骨方向に穿刺する．心外膜側へのアプローチとしては心臓前面方向への穿刺と心臓後面方向への穿刺がある．心臓前面方向への穿刺は約15〜20度の角度で穿刺，心臓後面方向への穿刺は約45度の角度で穿刺を行う．その際に透視は正面像で方向を，90度の側面像で針の挿入された深さが確認できる 図1 ．穿刺針の鈍的な方向を心臓表面方向になるように心がける．

⑤ 心臓に針先が近づいたらごく少量の造影剤を注入し，少しずつ針先を進める．心膜を押しているのが注入した造影剤と透視で確認できるので数ミリ針先を進め，造影剤を注入し心外膜腔に造影剤が広がるのが確認されれば，シリンジを外し，穿刺針からガイドワイヤーを挿入する．右室を穿刺してしまうと造影剤が勢いよく血流によって流れるので，その際には心外膜腔内に造影剤が拡がるまで少しず

つ針を引く.

⑥ ガイドワイヤーが心嚢内にあることを透視で確認する. 長いガイドワイヤーを用いていれば, 透視で心陰影に沿ってガイドワイヤーが挿入されることで確認可能である. 最後にガイドワイヤーに沿ってロングシースを挿入する.

マッピングおよびアブレーション中

① 心嚢内でのカテーテル操作は比較的容易であるが, カテーテル操作に難渋する場合には, 可変式シースを用いることも可能である.

② 心内膜側からのマッピング同様, 洞調律中の voltage マッピング, 頻拍中の activation マッピング, ペースマッピング, エントレインメントペーシングを用いて, 頻拍回路の同定を行う. voltage マッピングの低電位領域の設定については様々な報告があるが, 筆者は心房 0.5 mV, 心室 1.5 mV で設定している.

③ アブレーションはイリゲーションカテーテルを用いて行うため, 定期的にドレナージが必要であり, シースから適宜生理食塩水をドレナージする. 血液が引ける場合には, 出血を考慮し, 場合によっては冠動脈造影を行う. また, 左室側壁のアブレーションを行う場合には, アブレーションカテーテル先端電極から高出力ペーシングで横隔神経が捕捉されないか確認を行い, 横隔神経損傷を予防する.

アブレーション後

出血がなければシースを抜去するが, 心嚢内に残った生理食塩水を可能な限りドレナージしておく. また心膜炎を予防するためにステロイド（メチルプレドニゾロン 1 mg/kg）を投与してから抜去する. 出血が疑われる場合には, 心嚢ドレナージ用のカテーテルを留置し, 血液が吸引されないことを確認した後, 抜去する.

●適応

背景疾患

心室頻拍の背景疾患の中では, 拡張型心筋症, 心筋炎後心筋症, 不整脈源性右室心筋症, 肥大型心筋症といった非虚血性心筋症で心外膜アプローチを要することが多く[2-4], 虚血性心疾患では逆に少なく, 特に前壁中隔梗塞後では稀である[5]. また Brugada症候群では, 右室流出路心外膜側のアブレーションで致死性不整脈をコントロールする報告がある.

心電図所見

非虚血性心疾患に伴う心室頻拍では心室頻拍波形から心外膜アプローチが適しているか判断することもある. 具体的には心電図から左心室または右心室由来, 上方

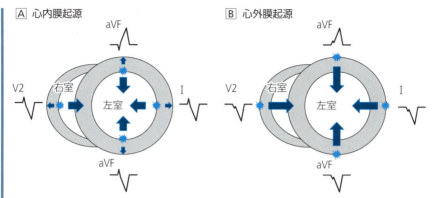

図2 心内膜側起源および心外膜側起源心室頻拍の心電学的鑑別方法

あるいは下方起源かをある程度推測した上で，左室側壁起源であればⅠ誘導，下方起源であればⅡ，Ⅲ，aVF誘導，右室側壁起源であればV2誘導にQ波が存在すれば，また左室前壁基部であればQ波が存在しなければ心外膜起源の可能性を考慮する 図2 [6,7]．虚血性心疾患では，心室頻拍時の心電図所見からは心外膜起源の推定は困難であるが，心臓下方由来の心室頻拍では，洞調律中の下方誘導でのQ波の存在が予測因子として報告されている[8]．

画像診断

瘢痕組織内あるいは周囲には心室頻拍の必須緩徐伝導路が存在することが多いため，瘢痕組織を心エコーや心臓MRIの遅延造影像で特定することで頻拍回路の推定に役立つ．

心室頻拍に対するアブレーション治療の必要性

心外膜側からのアブレーションは，心内膜側からのマッピングでアブレーションの標的が同定されない症例や，アブレーション不成功あるいは再発例で施行されるものが多い．しかしながら，薬物療法や鎮静といった治療に抵抗性の心室頻拍や植込み型除細動器の頻回作動例では，患者の全身状態が悪化する可能性があり，早急に心室頻拍のコントロールが必要であるため，初回アブレーションから心外膜アプローチを考慮する．

合併症

主要合併症の頻度は5％以上と報告されている．心外膜腔穿刺によるものとして，右室穿刺，横隔膜動脈穿刺に伴う腹腔内出血，肝臓穿刺，冠動脈損傷などがあり，アブレーションに伴うものとして横隔神経損傷，冠動脈狭窄などが報告されて

いる．また，術後心膜炎は軽症を含めると全例で必発であり，ステロイドやコルヒチンなどで予防する[2,9]．

　上記のような心室頻拍治療の必要性の高さ，患者の全身状態，心外膜起源の可能性（背景疾患や心電図波形から判断），合併症頻度等を総合的に判断し，心外膜アプローチの是非を決定する．

●心外膜アブレーションの限界

　心内膜および心外膜アプローチを併用した心室頻拍アブレーションの1年後の再発率は，虚血性心疾患で約40％，非虚血性心筋症においては60％程度あり，非虚血性心筋症の中でも不整脈源性右室心筋症では比較的再発率が低く，拡張型心筋症や心サルコイドーシスでは再発率が高い[10,11]．さらに経年的に心室頻拍の再発を認めることから，器質的心疾患に伴う心室頻拍のコントロールは複数回のアブレーションや薬物療法を含めた長期的な視野を持って治療に当たることが重要である．心外膜アプローチは，心臓術後の患者や再施行時には穿刺部位の癒着により穿刺が困難となる症例がある．そのため，他の手段で心室頻拍がコントロール可能である場合は，心外膜穿刺を控えることを念頭に置くとともに，心外膜アブレーションにおいては心室頻拍が完全に誘発不能になることをエンドポイントとするなど，成功基準をより厳しくするなどの対応が必要である．

📖 Reference

1) Sosa E, Scanavacca M, d'Avila A, et al. A new technique to perform epicardial mapping in the electrophysiology laboratory. J Cardiovasc Electrophysiol. 1996: 7; 531-6.
2) Sacher F, Roberts-Thomson K, Maury P, et al. Epicardial ventricular tachycardia ablation a multicenter safety study. J Am Coll Cardiol. 2010; 55: 2366-72.
3) Berte B, Sacher F, Cochet H, et al. Postmyocarditis ventricular tachycardia in patients with epicardial-only scar: a specific entity requiring a specific approach. J Cardiovasc Electrophysiol. 2015; 26: 42-50.
4) Dukkipati SR, d'Avila A, Soejima K, et al. Long-term outcomes of combined epicardial and endocardial ablation of monomorphic ventricular tachycardia related to hypertrophic cardiomyopathy. Circ Arrhythm Electrophysiol. 2011; 4: 185-94.

5) Yoshiga Y, Mathew S, Wissner E, et al. Correlation between substrate location and ablation strategy in patients with ventricular tachycardia late after myocardial infarction. Heart Rhythm. 2012; 9: 1192-9.

6) Bazan V, Gerstenfeld EP, Garcia FC, et al. Site-specific twelve-lead ECG features to identify an epicardial origin for left ventricular tachycardia in the absence of myocardial infarction. Heart Rhythm. 2007; 4: 1403-10.

7) Bazan V, Bala R, Garcia FC, et al. Twelve-lead ECG features to identify ventricular tachycardia arising from the epicardial right ventricle. Heart Rhythm. 2006; 3: 1132-9.

8) Martinek M, Stevenson WG, Inada K, et al. QRS characteristics fail to reliably identify ventricular tachycardias that require epicardial ablationin ischemic heart disease. J Cardiovasc Electrophysiol. 2012; 23: 188-93.

9) Della Bella P, Brugada J, Zeppenfeld K, et al. Epicardial ablation for ventricular tachycardia: a European multicenter study. Circ Arrhythm Electrophysiol. 2011; 4: 653-9.

10) Dinov B, Fiedler L, Schönbauer R, et al. Outcomes in catheter ablation of ventricular tachycardia in dilated nonischemiccardiomyopathy compared with ischemic cardiomyopathy: results from the Prospective Heart Centre of Leipzig VT (HELP-VT) Study. Circulation. 2014; 129: 728-36.

11) Tokuda M, Tedrow UB, Kojodjojo P, et al. Catheter ablation of ventricular tachycardia in nonischemic heart disease. Circ Arrhythm Electrophysiol. 2012; 5: 992-1000.

[吉賀康裕]

TOPICS 6 新しいマッピングシステム(RHYTHMIA)の期待と限界

　カテーテルアブレーションは本邦では1994年に保険償還された比較的新しい治療法である．当初は副伝導路症候群，房室結節リエントリー性頻拍，通常型心房粗動などの機序がはっきりとした頻拍に対し行われていたが，その後目覚ましく発達し心房細動や器質的心疾患に合併した心室頻拍に対しても行われるようになった．機序が複雑な不整脈が対象となる場合には頻拍起源部位と心室・心房・血管・周囲に位置する器官との位置関係や，頻拍回路の立体的把握が治療成功のため重要となる．そのため1990年代後半より各種の3次元マッピングシステムが開発導入された．本稿ではその一つであるRHYTHMIA™（リズミア）について述べる．

●基本原理

　図1にRHYTHMIA™（ボストン・サイエンティフィック社製）のシステム構成を示す．RHYTHMIA™は他の3次元マッピングシステム（CARTO®システム，NavX™システム）と同様に心内をマッピングして得た情報をシグナルステーショ

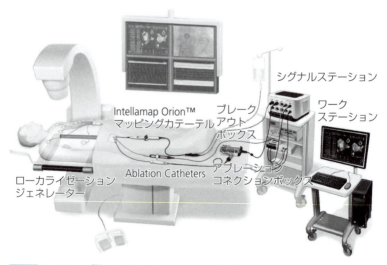

図1　RHYTHMIA™（リズミア）のシステム構成
（写真提供: ボストン・サイエンティフィックジャパン）

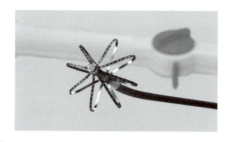
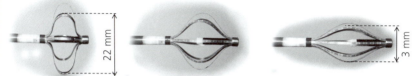

図2 Intellamap Orion™ カテーテル
（写真提供：ボストン・サイエンティフィックジャパン）

ンとワークステーションを用いて解析・表示する．RHYTHMIA™は磁気による技術と電気抵抗による技術を組み合わせたハイブリッド位置同定技術を用いている．磁気トラッキングでは患者テーブル下に装着するローカライゼーションジェネレーター 図1 によって発生される磁場を利用する．マッピングに用いる Intellamap Orion™ カテーテル 図2 は磁気センサーを搭載しており磁場を測定し位置を確定する．Orion™以外の磁気ロケーションセンサーを有していないカテーテルはインピーダンストラッキングを用いて位置測定を行う．インピーダンス測定のために体表心電図肢誘導，胸部誘導（V1, V3, V6 誘導）とローカライゼーションリファレンスバックパッチの間に流す微小電流を用いる．

IntellaMap Orion™ マッピングカテーテル 図2 はバスケット型で 8 本のスプラインに表面積が 0.4 mm² と非常に小さい電極を各 4 極（電極間隔は中心間で 2.5 mm）有している．そのためノイズが小さく，低電位領域内の異常電位などを明瞭に表示，取得することが可能となっている．カテーテルは 図2 のごとく屈曲およびバスケットのサイズの変更（3 mm から最大 22 mm）が可能となっている．

RHYTHMIA™は自動マッピング機能を有している．Orion™ カテーテルを用いた自動マッピングでは 1 分間に 1,800 ポイント以上の電位・位置情報も取得可能である．自動マッピングモードでは，マッピングを行う前にユーザーが決定した最大 7 つの記録条件と最大 4 つのトリガーチャネルに従って各拍動を評価し，自動的に電気的情報と位置情報を取得することが可能となっている．

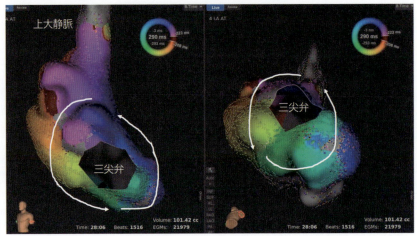

図3 僧帽弁形成術，三尖弁輪形成術，メイズ手術後に出現した心房頻拍－①（本文参照）

●実例

　僧帽弁不全症に対し僧帽弁形成術，三尖弁輪形成術，メイズ手術を施行した後に複数の心房頻拍が出現したためアブレーションを目的に紹介となった．頻拍1（周期290 ms）中に右心房のマッピングを行ったところ 図3左 に示すように三尖弁輪を半時計方向に旋回する通常型心房粗動であった．このマッピングは約10分で21,979ポイントを取得可能であった．心房粗動に対し下大静脈－三尖弁輪間の峡部でアブレーションを行ったところ頻拍2に移行した．

　頻拍2は左房起源と考えられたため左房のマッピングを行った． 図4 に示すように約8分で16,406ポイントが取得でき僧帽弁輪を時計方向に旋回する頻拍であることが判明した．しかも 図4右 に示す点線部は以前のアブレーションによって形成された伝導ブロック部位であり，星印の部位がチャネルを形成していた．本症例のマッピングでは用手的なアノテーションを全く行うことなく頻拍回路の同定が可能であった．

●RHYTHMIA™ の長所と短所

　RHYTHMIA™ は前述の症例提示で明らかなように，多点自動マッピングが可能，高密度マッピングにより精細な電位評価が可能，ソフトウェアが優れており用手的

頻拍2（左房，左前斜位）　　　頻拍2（左房，左側位）

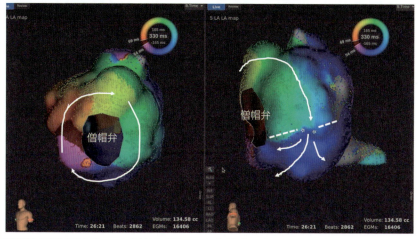

図4 僧帽弁形成術，三尖弁輪形成術，メイズ手術後に出現した心房頻拍-② （本文参照）

なアノテーションがほぼ不要，である長所を有している．しかしながら現時点では，Orion™ カテーテルを用いたマッピングでは心房・心室などのチャンバーが球面の集合体として作成されるため解剖学的正確さが不十分である，アブレーションに使用するカテーテルが磁気センサーを有していない，コンタクトフォースモニター機能を有していない，また RHYTHMIA™ 本体が超音波や X 線透視システムとの統合機能を有していない，などの短所も有している．

●RHYTHMIA™ への期待

アブレーションカテーテルに関しては INTELLANAV MIFI™ OI カテーテルが今後導入予定である．このカテーテルは磁気センサーを有しているためカテーテル位置同定の正確性が向上し，かつ先端電極に 1 mm の電極を 3 つ有しているため Orion™ カテーテルによるマッピングにより得られた高精度な電位に基づくアブレーションが可能となると考えられる．

RHYTHMIA™ は新しく登場したマッピングシステムである．現時点で不足する機能もあるものの高密度自動マッピングが可能であるという長所は非常に大きく今後ラインアップが充実していくことが期待される．

[合屋雅彦]

Ⅲ 心房細動に対するカテーテルアブレーション

1 心房細動カテーテルアブレーションの歴史

　心房細動の根治治療は1987年に心臓外科のメイズ手術の開発とともに幕を開けた．メイズ手術は現在も心臓弁膜症の症例などにおいて広く施行されている治療法であるが，非弁膜症性の心房細動症例においては開胸手術よりも内科的カテーテル手術のニーズが高く，その開発が待たれていた．1990年代初頭にはメイズ手術をカテーテルで模倣するカテーテルメイズ手術が開始されたが，その有効率は低く，普及するには至らなかった[1]．

　心房細動がカテーテル手技によって根治可能となったのは，西暦2000年にHaïssaguerreらによって肺静脈隔離術が開発されたことが出発点と言える．彼らは1998年に心房細動発作の大部分が肺静脈起源の期外収縮を契機として発生することを突き止め[2]，その2年後には期外収縮発生温床である肺静脈内心筋を左心房から電気的に隔離するカテーテル手技を開発し，肺静脈隔離術と名付けた[3]．この手技は，理論と密接に関係している（理に適っている）こと，手技がシンプルかつ容易であることから瞬く間に世界中に普及し今や心房細動治療の根本を形成する治療となっている．

2 心房細動カテーテルアブレーションの方法・成績

発作性心房細動に対するアブレーション方法

　肺静脈隔離術の開発当初から施行されているのは，肺静脈前庭部において高周波通電を繰り返し行うことで左房・肺静脈間の電気的交通を遮断する方法である 図1A〜C．その手法の中にもバリエーションが多く存在し同側の上下肺静脈周囲を大きく焼灼することで上下一括隔離を行う方法 図1A，各肺静脈前庭部において，左房肺静脈間の限局した伝導線維を選択的に焼灼する方法 図1B，そして肺静脈と左房後壁を同時に隔離する方法 図1C などの手法が推奨する手法としてガイドラインに記載されている[4]．

　近年では肺静脈入口部でカテーテル先端のバルーンを膨張させ，接した部位

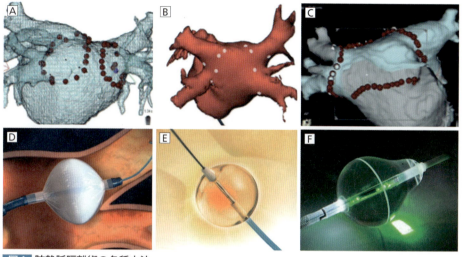

図1 肺静脈隔離術の各種方法
A: 上下肺静脈同時隔離術（肺静脈周囲線状焼灼による），B: 上下肺静脈同時隔離術（後壁は線状焼灼，前壁はポイント焼灼）C: ポイント焼灼による個別肺静脈前庭部，D: BOX 隔離術（肺静脈および左房後壁同時隔離術），E: クライオバルーン肺静脈隔離術，F: ホットバルーン肺静脈隔離術

を冷凍凝固する方法，高周波で熱したバルーンを接触させて焼灼する方法およびレーザー光を照射することによって焼灼する方法などのデバイスが普及し，手技の難易度を下げることで心房細動根治術の普及に大きく寄与している 図1D〜F．

比較的早期段階の発作性心房細動であれば不整脈源性を有する異常組織が肺静脈およびその周囲に限局しているために，これらの肺静脈を標的とする治療によって8〜9割の患者は根治することが可能である[5]．

非発作性心房細動に対するカテーテルアブレーション方法

しかしそれよりも進行した心房細動に対する効果は十分ではない．進行することによって心房細動の原因が肺静脈から左心房全体へと拡散してしまったことがその理由であり，より広い範囲に対して治療を行う必要があるからだ．心房内の細動基質への攻略法として，心房内線状焼灼法[6]，心房内複雑電位焼灼法（CFAE 焼灼）[7]，自律神経節（GP）焼灼法[8]，低電位領域焼灼法[9]，ドライバー（ローター）焼灼法[10]などが開発されているが，それらを併用しても，長期持続性心房細動に対する長期的根治率は6割程度と十分とは言えないのが現

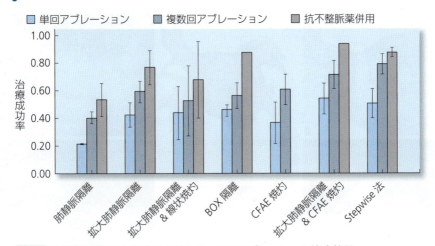

図2 持続性心房細動に対する各種カテーテルアブレーション治療効果
(Brooks AG, et al. Heart Rhythm. 2010; 7: 835-46[11]を改変)

実である 図2 [11]．進行性疾患である心房細動は進行の軽いうちに根治的治療をすることが基本であることを再認識する必要がある．

薬物治療とアブレーション治療の効果の比較

　心房細動に対するカテーテルアブレーション治療と薬物治療の効果を比較した研究はこれまでに多くの報告が出されている．図3 は発作性心房細動患者

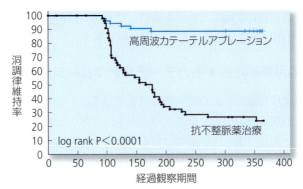

図3 心房細動に対する高周波カテーテルアブレーションと抗不整脈薬治療の効果比較
(Jaïs P, et al. Circulation. 2008; 118: 2498-505[12]を改変)

を薬物治療とアブレーション治療の2群に分けて前向きに洞調律維持率を比較した結果であるが，有意差をもってアブレーション治療群が良好な洞調律維持率を呈している[12]．薬物治療には心房細動を治す作用はないこと，および心房細動は薬物治療下にも進行性を有することを考えれば，根治治療であるアブレーション群が良好な成績を示すのは当然の結果とも言えるであろう．

3 カテーテルアブレーションの治療適応

現在の日本循環器学会ガイドラインにおける心房細動カテーテルアブレーションの適応を 図4 に示す[4]．

そのクラスI適応としては，有症候性で薬物抵抗性の発作性心房細動であることが記載されているが，薬物治療有効例や無症候例およびより進行した持続性心房細動であってもクラスIIaまたはIIb適応には入れられており，やや低いものの適応がないわけではない．実際このガイドラインをそのままみていても適応患者のイメージはつかみにくく，どのような患者にアブレーションを勧めればよいのかわからない，という質問を受けることが多い．では現実的に各患者の心房細動アブレーション適応を考える上で何が大切なのかを考えてみると，年齢，症状および心房細動進行度の3つの要素から総合的に考慮することが非常に重要である 図5 ．

例えば，40歳の男性が無症状の持続性心房細動を健診で発見された場合を考えてみよう．ガイドラインをみるとクラスIIbとなり，「有益であるという意見が少ない」という分類になる．ガイドラインを単純にそのまま受け取る臨床

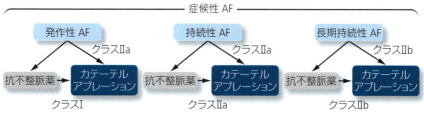

図4　症候性AFの持続性に基づくリズムコントロール治療のフローチャート
〔日本循環器学会/日本不整脈心電学会合同ガイドライン．不整脈非薬物治療ガイドライン（2018年改訂版）．www.j-circ.or.jp/guideline/pdf/JCS2018_kurita_nogami.pdf[4]（2019年6月閲覧）〕

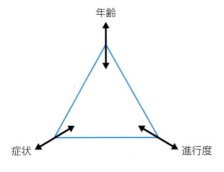

図5 心房細動に対するカテーテルアブレーションと保存的治療における予後比較（虚血性脳卒中および死亡）

(Friberg L, et al. Eur Heart J. 2016; 37: 2478-87[14] を改変)

医であれば，「特に困ってもいないだろうし，手術適応も低く，このまま様子をみればよいですよ」ということになってしまいそうだが，それで本当によいのだろうか？

　この患者さんはアブレーション手術を行わなければ，生涯にわたって心房細動患者として生きてゆくことになり，今後の長い人生の間に心不全や脳梗塞などの合併症を発生する可能性も十分にある．現在のカテーテルアブレーションのレベルであれば根治できる可能性は十分にあり，手術のリスクを鑑みても，早い時期に根治治療をした方がよいように思える．今現在症状があるかどうかや，薬剤抵抗性の有無，そして非発作性心房細動であることはこの症例の手術適応を考える上で大きな意味があるとは思いにくい．

　一方で，これがもし75歳の患者さんであれば，話は一変する．無症状で困っていない高齢者に対して，治りにくい持続性心房細動の手術などしなくても，抗凝固治療をしっかりと行いながら心房細動とうまく付き合ってゆくのが最善の道といえるかもしれない．このように年齢はアブレーションの適応を考慮する上で重要な要素であるが，個人によって「肉体年齢」は大きく異なるために，一人ひとりの患者さんについて個別に考える必要があることも重要なポイントといえる．

4　現場での治療実態（J-CARAF調査の結果から）

　日本国内における心房細動カテーテルアブレーションの実情を調査する目的で2011年よりJ-CARAF調査が施行されている．これは全例調査ではないものの，年間のうち1カ月間に治療を施行した心房細動アブレーション症例につ

いて調査表に基づいて報告をするものであり，現在のわが国の治療実態をかなり正確に反映している．2015年の調査報告[13]によると，治療が施行された患者の65.1％が発作性心房細動，34.9％が非発作性心房細動（持続性および長期持続性心房細動）であり，持続性心房細動のアブレーション治療が決して特別な治療ではなくなっていることがわかる．また抗不整脈薬治療を施行せずにいきなりカテーテルアブレーション治療を施行する症例は年々増加し約1/3（32.6％）にまでのぼっている．つまり発作性および薬物治療抵抗性というガイドライン上の記載条件は現実的にはそれほど重視されていない状況がみえてくる．

J-CARAF調査からみえてくるのは，現場の医師が心房細動アブレーションの適応を考える際に基準としているのは，薬剤抵抗性とか，有症候性および発作性というようなことよりも，その患者さんの心房細動を侵襲的手術によって治すことが望ましいかどうか，という常識的な判断なのだということである．

5 臨床的効果（心房細動アブレーションを行う意味）

予後の改善効果

心房細動は従来から直ちに生命には影響しないという理由で良性疾患に分類されてきた．確かに慢性の心房細動を有したままで長寿を全うするケースも多くみられるが，一方で脳梗塞や心不全などで生命の危機に瀕する患者がいることも事実である．実際のところ心房細動を根治させることが患者の予後を改善させることに繋がるのかどうか，ということはこれまで明らかにはなっていなかったが，近年この疑問に答える論文の発表が相次いでいる．

図6 はスウェーデン患者登録データベースより抜き出した361,913人の心房細動症例を対象とした研究結果である．プロペンシティスコアマッチングを用いて最終的にアブレーション群と薬物治療の2,496人ずつを比較検討したところ，平均観察期間4.4年において，虚血性脳卒中はアブレーション群78人に対して薬物治療群112人と有意にアブレーション群で少なかった．死亡もアブレーション群で88人，薬物治療群で184人と前者で有意に少なかった．多変量解析の結果では，アブレーション手術を行うことが虚血性脳卒中と死亡を有意に減少させることが示されている．

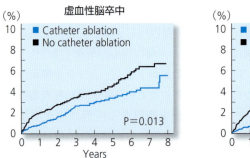 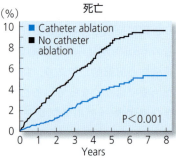

図6 心房細動に対するカテーテルアブレーションと保存的治療における予後比較（虚血性脳卒中および死亡）

(Friberg L, et al. Eur Heart J. 2016; 37: 2478-87[14]より引用改変)

さらに，本年論文発表されたCABANA研究においても，カテーテルアブレーション治療を実際に施行した患者の予後は，保存的治療を継続した患者と比して有意に良好であったことが報告されている[15]．

これらの結果が間接的に示しているのは，心房細動は決して（従来言われてきたような）良性疾患ではないという事実であり，さらには現代の（抗凝固治療が施行されている）心房細動患者の主たる死因は心原性（心不全）であるために[16]，カテーテルアブレーションによって心房細動を治療することは，脳梗塞の発生予防効果以上に，患者の死亡率の軽減に繋がる，ということであろう．

心房細動を根治することは認知症の進行を抑制する可能性がある

心房細動の存在が認知症の発症と関連していることは以前より推測されていたが，近年ではさらに多くのエビデンスが報告されてきている．両者の関連性を調査したメタ解析の結果では，脳卒中発症の有無にかかわらず心房細動が認知症の発生と有意な関連を有していることが示されている[17]．

さらに，心房細動を有さない患者，心房細動を有している患者，そして心房細動をアブレーションで根治した患者の3群間での比較調査の結果では，アルツハイマー型認知症，老人性認知症，血管型認知症の全てにおいてアブレーション治療群において認知症の発生が有意に少なかったことが報告されている[18]．

心不全患者における薬物治療と非薬物治療の比較検討

　薬物治療時代の試験である AF-CHF 試験では，心不全を伴う心房細動症例に対するリズムコントロールとレートコントロールの比較では，両群間に予後の差は認められなかったことが報告されており[19]，心房細動の治療方針の差異では心不全患者の予後に影響しないとされてきた．しかし近年，心不全を伴う心房細動に対して，薬物的リズムコントロールとカテーテルアブレーション治療の両群間で予後が異なるか否かに関する報告が出され[20]，アミオダロンを用いた薬物治療群での洞調律維持率が 34% であったのに対してアブレーション群では 70% の患者において洞調律が維持されていた．その結果として，2 年間の観察期間中の死亡率は薬物治療群で 18% であったのに対してアブレーション群では 8% と有意に低い結果であり，薬物治療に比してのアブレーション治療の優位性が注目されている．

まとめ

　心房細動カテーテルアブレーションの歴史から，その効果・適応・治療を行う意味について概説した．医学の進歩とともに心房細動は従来言われてきたような良性疾患ではないことが次々に明らかとなり，心房細動を根治することの重要性が注目されている．心房細動カテーテルアブレーションの治療方法自体も長足の進歩をみせてはいるものの，すでに進行してしまった心房細動に対する治療効果には大きな限界があり，早期発見・早期治療の重要性は益々高まっていることを強調したい[21]．

📖 Reference

1) Haïssaguerre M, Jaïs P, Shah DC, et al. Right and left atrial radiofrequency catheter therapy of paroxysmal atrial fibrillation. J Cardiovasc Electrophysiol. 1996; 7: 1132-44.
2) Haïssaguerre M, Jaïs P, Shah DC, et al. Spontaneous initiation of atrial fibrillation by ectopic beats originating in the pulmonary veins. N Engl J Med. 1998; 339: 659-66.
3) Haïssaguerre M, Shah DC, Jaïs P, et al. Electrophysiological breakthroughs from the left atrium to the pulmonary veins. Circulation. 2000; 102: 2463-5.
4) 日本循環器学会/日本不整脈心電学会合同ガイドライン．不整脈非薬物治療ガイドラ

イン（2018年改訂版）．www.j-circ.or.jp/guideline/pdf/JCS2018_kurita_nogami.
pdf

5) Mujovic N, Marinkovic M, Lenarczyk R, et al. Catheter ablation of atrial fibrilla-
tion: an overview for clinicians. Adv Ther. 2017; 34: 1897-917.

6) Jais P, Hocini M, Hsu LF, et al. Technique and results of linear ablation at the
mitral isthmus. Circulation. 2004; 110: 2996-3002.

7) Nademanee K, McKenzie J, Kosar E, et al. A new approach for catheter abla-
tion of atrial fibrillation: mapping of the electrophysiologic substrate. J Am
Coll Cardiol. 2004; 43: 2044-53.

8) Nakagawa H, Scherlag BJ, Jackman WM, et al. Pathophysiologic basis of auto-
nomic ganglionated plexus ablation in patients with atrial fibrillation. Heart
Rhythm. 2009; 6: S26-34.

9) Yagishita A, Gimbel JR, DE Oliveira S, et al. Long-term outcome of left atrial
voltage-guided substrate ablation during atrial fibrillation: a novel adjunctive
ablation strategy. J Cardiovasc Electrophysiol. 2017; 28: 147-55.

10) Narayan SM, Krummen DE, Shivkumar K, et al. Treatment of atrial fibrillation
by the ablation of localized sources: CONFIRM (Conventional Ablation for
Atrial Fibrillation with or Without Focal Impulse and Rotor Modulation) trial. J
Am Coll Cardiol. 2012; 60: 628-36.

11) Brooks AG, Stiles MK, Laborderie J, et al. Outcomes of long-standing persis-
tent atrial fibrillation ablation: a systematic review. Heart Rhythm. 2010; 7:
835-46.

12) Jaïs P, Cauchemez B, Macle L, et al. Catheter ablation versus antiarrhythmic
drugs for atrial fibrillation: the A4 study. Circulation. 2008; 118: 2498-505.

13) Inoue K, Murakawa Y, Nogami A, et al. Current status of catheter ablation of
atrial fibrillation in Japan: Summary of the 4th survey of the Japanese Cathe-
ter Ablation Registry of Atrial Fibrillation (J-CARAF). J Cardiol. 2016; 68: 83-
8.

14) Friberg L, Tabrizi F, Englund A. Catheter ablation for atrial fibrillation is associ-
ated with lower incidence of stroke and death: data from Swedish health reg-
istry. Eur Heart J. 2016; 37: 2478-87.

15) Packer DL, Mark DB, Robb RA, et al. Effect of catheter ablation vs antiarrhyth-
mic drug therapy on mortality, stroke, bleeding, and cardiac arrest among
patients with atrial fibrillation: the CABANA randomized clinical trial. JAMA.
2019; 321: 1261-74.

16) Gómez-Outes A, Lagunar-Ruíz J, Terleira-Fernández AI, et al. Causes of death
in anticoagulated patients with atrial fibrillation. J Am Coll Cardiol. 2016; 68:
2508-21.

17) Kalantarian S, Stern TA, Mansour M, et al. Cognitive impairment associated with atrial fibrillation. Ann Intern Med. 2013; 158: 338-46.
18) Bunch TJ, Crandall BG, Weiss JP, et al. Patients treated with catheter ablation for atrial fibrillation have long-term rates of death, stroke, and dementia similar to patients without atrial fibrillation. J Cardiovasc Electrophysiol. 2011: 22: 839-45.
19) Roy D, Talajic M, Nattel S, et al. Rhythm control versus rate control for atrial fibrillation and heart failure. N Engl J Med. 2008; 358: 2667-77.
20) Hunter RJ, Berriman TJ, Diab I, et al. A randomized controlled trial of catheter ablation versus medical treatment of atrial fibrillation in heart failure（The CAMTAF Trial）. Circ Arrhyth Electrophysiol. 2014; 7: 31-8.
21) Narui R, Yamane T, Tokuda M, et al. Atrial fibrillation diagnosed by a medical checkup is associated with a poor outcome of catheter ablation. Heart Vessels. 2018; 33: 770-6.

[山根禎一]

TOPICS 7　心原性脳梗塞の急性期治療

●心原性脳梗塞の急性期治療　図1

rt-PA（遺伝子組換え組織プラスミノゲン・アクティベータ）静注療法

　急性期の脳梗塞の治療においては，発症 4.5 時間以内であれば rt-PA による血栓溶解療法が可能である．心原性脳梗塞では閉塞した血管が開通するまでの時間が早ければ早いほど良好な転帰が期待でき，なかには劇的に症状が改善する症例もある．脳梗塞患者が来院してから迅速に診察，MRI，採血，同意説明を行わなければならず，救急搬送から rt-PA 点滴開始に至るまでの時間（door-to-needle time）は 1 時間以内が望ましいとされる[1]．ただし rt-PA 療法は時に重篤な出血性合併症をきたすので，治療除外項目 表1 や慎重投与項目に基づいて慎重に治療適応を判断しなければならない．

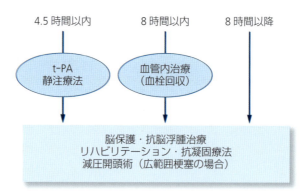

図1 発症経過時間からみた心原性脳梗塞の急性期治療

表1 t-PA 療法禁忌項目（抜粋）

高血圧（185/110 以上），脳梗塞（1 カ月以内），頭部手術（3 カ月以内），頭蓋内・消化管・尿路出血（21 日以内），大手術（14 日以内），重篤な肝障害，急性膵炎，血糖異常（50 mg/dL 未満または 400 mg/dL を超える，血小板 10 万/mm^{3}以下），抗凝固療法中または凝固異常症（PT-INR 1.7 を超える，APTT 1.5 倍を超える）

血管内血栓回収療法

rt-PA 静注により血流が再開しなかった主幹脳動脈閉塞や rt-PA の適応にならなかった症例に対して，発症 8 時間以内であれば血栓回収療法（血管内治療）が行われることがある 図2．内頸動脈や中大脳動脈（前方循環）閉塞に対する発症 6 時間以内の血栓回収療法は，患者の転帰を改善させることが示された．椎骨-脳底動脈（後方循環）閉塞や発症 6〜8 時間の症例に対する回収療法の有効性については今後のデータの集積が待たれる．

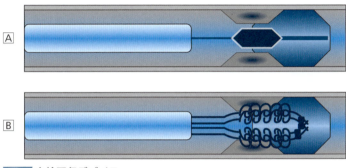

図2 血栓回収デバイス
A: Penumbra® system（血栓を砕いて吸引する）．
B: Solitaire FR™，Trevo®，Trevo XP®，Revive SE®（ステントで血管を拡げて血栓を絡めとる）．

脳保護・抗脳浮腫治療

脳梗塞急性期では脳保護のため，発症 24 時間以内にエダラボン点滴静注を開始する．ただしエダラボンは腎不全，肝障害，血小板，顆粒球減少症をきたすことがあるため血液検査を適宜行う．高齢者や肝腎機能低下のある患者では特に注意を要する．急性期の脳浮腫に対する治療としては，アストロサイト膨化に伴う「細胞性浮腫」が主体の 24 時間以内は脳保護薬のエダラボン，脳浮腫が進行して「血管性浮腫」が主体となる時期（1〜4 日）はグリセロールが有効とされる．広範囲に及ぶ脳梗塞をきたすことの多い心原性梗塞は重篤な脳浮腫を起こしやすく，CT を確認しながらグリセロール投与を考慮する．

急性期リハビリテーション

脳梗塞発症後は早期からリハビリテーションを行って，廃用症候群を予防し早期離床を促す．その内容としては座位・立位・歩行，摂食・嚥下訓練などがある．早期離床は日常生活動作（ADL）向上のみならず，臥床による深部静脈血栓症，褥瘡，

関節拘縮，肺炎などの合併症を防ぐためにも重要である．

直接経口抗凝固薬（DOAC）などをいつ開始するか

心房細動を有する心原性脳梗塞患者に対して抗凝固薬をどのタイミングで開始するかはいまだ議論が多い．早期に開始すると脳梗塞再発を回避できるがその一方で出血性脳梗塞のリスクも高まる．心原性脳梗塞は重篤な出血性梗塞を生じることも少なくない．米国のガイドラインは発症後14日以内の抗凝固薬開始を推奨しているが[2]，脳梗塞巣の小さい軽症例では早期に抗凝固療法が開始される傾向がある[3]．DOACはワルファリンとの比較において重大な出血や頭蓋内出血は少なく，欧州不整脈学会は，重症度に応じてDOACの開始時期を決定する「1-3-6-12ルール」を提唱している[4]（TIA: 1日目，小規模梗塞: 3日目，中規模梗塞: 6日目，大規模梗塞: 12日目）．発症7日以内にDOACを開始しても頭蓋内出血は増えず脳梗塞再発が減少したとする報告もある[5]．

重症脳梗塞に対する外科手術

広範囲に及ぶ重症脳梗塞は時に頭蓋内圧が急激に上昇し，瞳孔異常，意識障害，呼吸障害といった脳ヘルニア徴候をきたすことがある．中大脳動脈領域を含む一側の大脳半球に及ぶ広範囲梗塞に対して，頭蓋骨を広範囲に除去し硬膜を切開する外減圧術が行われることがある 図3．アテローム血栓性脳梗塞やラクナ梗塞と比べ心原性脳梗塞に施行されることが多い．手術により脳圧を下げて脳灌流圧を維持し2次的に生じる脳虚血を軽減させることができる．一般的な手術条件は18〜60歳，重度の意識障害と神経症状，中大脳動脈領域50％以上の梗塞，発症48時間以内で

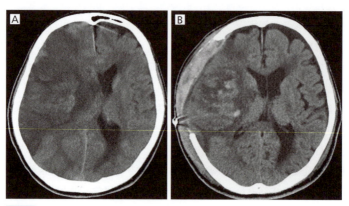

図3 A: 右中大脳動脈閉塞による脳ヘルニア，B: 減圧開頭術後

ある[6]．優位半球かどうかは問われていない．ただしこれらの条件を満たさない場合でも，進行性意識障害，瞳孔異常があり，画像で脳ヘルニアを認める場合は手術適応となりうる．脳ヘルニアに対し保存的に治療した症例の死亡率は約80%に達するが手術を施行することで30%まで低下させることができ[7]，発症48時間以内の手術は患者の1年生存率および予後を改善させる[8]．また良好な術後転帰が得られる因子は50歳以下，中大脳動脈閉塞，脳ヘルニア出現前の手術である[8]．しかしながら手術で救命できたとしても多くは重い後遺症を残す．

大脳半球梗塞の他にも，広範囲に及ぶ小脳梗塞例も外科的手術の対象となりうる．第四脳室や中脳水道を圧迫し水頭症をきたした場合に脳室ドレナージ，また脳幹を圧迫し重度の意識障害をきたした症例に後頭蓋窩減圧開頭術が施行されることがある．

●心原性脳梗塞治療後の患者転帰と成績

出血性梗塞は患者の予後を悪化させることがある．特にt-PA療法施行例，男性，糖尿病患者，入院時血圧高値例，重症例に多い．脳梗塞全体の10%にみられるが心原性脳梗塞に至っては25%に達する．出血性梗塞リスクの予測にはMRI拡散強調像（DWI）を用いたAlberta Stroke Program Early CT Score（ASPECTS-DWI）が有用である 図4．スコアの低い広範囲梗塞例は出血性梗塞を生じやすい．そのような症例ではt-PA静注や血管内治療を行わず，またDOACなどの抗凝固療法の開始時期を遅らせ，重篤な出血性梗塞を回避する．

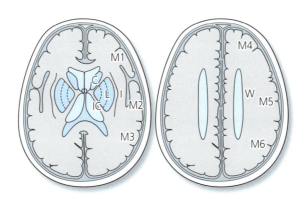

図4 ASPECTS-DWI＝11―脳梗塞領域の数
6点以下: 予後不良．5点以下: 出血性梗塞のリスクが高い．

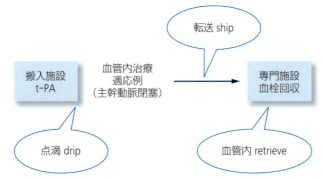

図5 脳梗塞急性期治療のための医療連携システム「drip-ship-retrieve」

心原性脳梗塞に対するt-PA療法や血管内治療を適切かつ早期に行うことができれば良好な転帰が期待できる．しかしながら血管内治療は専門医と設備を必要とし施行可能な施設は限られる．急性期脳梗塞治療として"drip-ship-retrieve"（t-PA静注-搬送-血管内治療）の医療連携システムが提唱されている 図5 ．脳梗塞発症患者を救急車で近くの一次病院に搬送し4.5時間以内にt-PA静注を開始．主幹動脈閉塞など血管内治療の適応となる患者は静注を受けながら救急車で専門施設に運び血管内治療を施行するというものである．本システムの普及により患者の救命率や回復率が向上する可能性がある．

● 心原性脳梗塞治療後の社会復帰とその限界

脳梗塞における社会復帰率はラクナ梗塞，アテローム血栓性梗塞でそれぞれ60％，40％である．心原性脳梗塞のそれは30％と最も低く，重い後遺症を残す[9]．重症例の多い心原性脳梗塞は発症を抑制することが極めて重要である．心房細動を有する脳梗塞患者の転帰は，CHADS$_2$スコアが高いほど不良になりやすい[10]．発症前に抗血栓療法が行われていても出血性梗塞の発生には影響しないとされており[11]，心房細動患者ではCHADS$_2$スコアに基づいて適切にワルファリンやDOACなどの治療を開始する必要がある．

Reference

1) 杉山幸生, 宮下光太郎. 脳梗塞. 2 心原性脳塞栓症. In: 田中耕太郎, 高島修太郎, 編. 必携 脳卒中ハンドブック. 東京: 診断と治療社; 2008. p.211-4.

2) Kernan WN, et al; American Heart Association Stroke Council, Council on Cardiovascular and Stroke Nursing, Council on Clinical Cardiology, and Council on Peripheral Vascular Disease. Guidelines for the prevention of stroke in patients with stroke and transient ischemic attack: a guideline for healthcare professionals from the American Heart Association/American Stroke Association. Stroke. 2014; 45: 2160-236.

3) Toyoda K, et al; SAMURAI Study Investigators. Trends in oral anticoagulant choice for acute stroke patients with nonvalvular atrial fibrillation in Japan: the SAMURAI-NVAF study. Int J Stroke. 2015; 10: 836-42.

4) Kirchhof P, Benussi S, Kotecha D, et al. 2016 ESC Guidelines for the management of atrial fibrillation developed in collaboration with EACTS. Eur Heart J. 2016; 37: 2893-962.

5) Seiffge DJ, Traenka C, Polymeris A, et al. Early start of DOAC after ischemic stroke: Risk of intracranial hemorrhage and recurrent events. Neurology. 2016; 87: 1856-62.

6) 脳梗塞急性期. 1-5 開頭減圧療法. In: 日本脳卒中学会 脳卒中ガイドライン委員会, 編. 脳卒中治療ガイドライン 2015. 東京: 協和企画; 2015. p.66.

7) Pillai A, Menon SK, Kumar S, et al. Decompressive hemicraniectomy in malignant middle cerebral artery infarction: an analysis of long-term outcome and factors in patient selection. J Neurosurg. 2007; 106: 59-65.

8) Vahedi K, Hofmeijer J, Juettler E, et al. Early decompressive surgery in malignant infarction of the middle cerebral artery: a pooled analysis of three randomised controlled trials. Lancet Neurol. 2007; 6: 215-22.

9) 奥村 謙, 目時典文, 萩井譲士. 心原性脳梗塞の疫学と重症度. 心電図. 2011; 31: 292-6.

10) 祢津智久, 細見直永, 松本昌泰, 他. 心房細動例における $CHADS_2$ スコアと重症度, 予後. In: 小林祥泰, 編. 脳卒中データバンク 2015. 東京: 中山書店; 2015. p.60-1.

11) 坂田修治, 小林祥泰. 出血性脳梗塞: 頻度, 重症度, 血栓溶解療法との関係. In: 小林祥泰, 編. 脳卒中データバンク 2015. 東京: 中山書店; 2015. p.66-8.

[西崎隆文]

TOPICS 8 抗凝固療法―ワルファリン・DOAC の使い分け―

●ワルファリンと DOAC の違い

　脳梗塞の病型別に,重症脳梗塞(modified Rankin Scale 4 点以上:要介助歩行,寝たきり,死亡に相当)の割合を示すと,ラクナ梗塞 18%,アテローム血栓性脳梗塞 25%,心原性脳塞栓 59% であり,心原性脳塞栓の予後は極めて不良である[1].よって,心房細動患者に対する抗凝固療法は,脳塞栓予防のため極めて重要である.抗凝固薬には,ビタミン K の酸化型から還元型への変換酵素を阻害することによって,還元型ビタミン K によりビタミン K 依存性凝固因子(Ⅱ,Ⅶ,Ⅸ,Ⅹ因子)の活性化を間接的に抑制するワルファリンと,直接凝固因子を阻害する DOAC (direct oral anticoagulants) がある.現在 DOAC として,トロンビンを阻害するダビガトランと,第Ⅹa 因子を阻害するリバーロキサバン,アピキサバン,エドキサバンが用いられている.

　ワルファリンは,食事中のビタミン K の影響や多くの薬剤の相互作用を受けやすく,効果が不安定であるため,少なくとも月 1 回採血を行って,PT-INR を 70 歳未満は 2.0〜3.0,70 歳以上は 1.6〜2.6 の至適治療域にコントロールしながら投与量を調整する必要がある.この治療域よりも PT-INR が高くなると出血が増加し,低くなると塞栓症が増加するためである[2].ワルファリンのコントロールレベルの指標として,PT-INR が至適治療域内にある割合を示す TTR (time in therapeutic range) があるが,心房細動患者の脳卒中回避率を TTR 別に追跡すると,ワルファリン非投与群と比べて TTR 71% 以上の群のみ有意に脳卒中を回避できたが,逆にTTR 40% 以下の群では非投与群よりも脳梗塞発症が多い傾向があった[3].ワルファリン投与の際には高い TTR が望まれるが,筆者の施設も参加したワルファリンの TTR に関する共同研究では,参加 5 施設全て循環器専門医が所属する施設であったが,TTR が 71% を超えたのは 1 施設のみであり[4],専門医にとってもワルファリンのコントロールは困難であった.かつて,管理が煩雑なワルファリンの代わりに抗血小板薬のアスピリンが投与されていたことがあったが,日本で行われた JAST 研究によって,アスピリン投与群はコントロール群と比べて心房細動に対する塞栓の予防効果はなく,逆に出血が増加することが証明されたため[5],心房細動

治療（薬物）ガイドライン（2008年改訂版）では，ワルファリンが禁忌でない患者への抗血小板療法は class Ⅲ（禁忌）とされた．

　一方，DOAC は食事や薬物相互作用の影響が少なく，比較的効果が安定しているため，ワルファリンのような用量調節は不要である．しかし，用量調節に適した指標がないので効き具合が不明であり，各薬剤によって定められた減量基準を満たしているかどうかを確認して，高用量，低用量のどちらかしか投与できない．また，ワルファリンは投与開始後の効果発現に時間がかかり，投薬中止後も効果が消失するのに数日かかるのに対し，DOAC は投与後すぐに効果が発現し，半減期が半日前後と短いため効果が消失するのも速い．このため，DOAC の方が飲み忘れの影響が大きく，ワルファリン以上に服薬アドヒアランスが重要である．

　各 DOAC の大規模臨床試験は，全てワルファリン投与群を対照群とした比較試験であるが[6-10]，全ての DOAC において DOAC 投与群はワルファリン投与群と比べて頭蓋内出血が少なかった．脳出血の止血機転として重要である外因性凝固反応は，脳内に多く存在する組織因子と第Ⅶ因子が複合体を形成して開始されるが，第Ⅶ因子を阻害するワルファリンでは本反応が抑制されることが一因だと考えられている．一方，脳塞栓の予防において，DOAC 投与群とワルファリン投与群を比較すると，多くの DOAC はワルファリンと非劣勢であったが，ダビガトランの高用量（150 mg×2 回/日）のみがワルファリンよりも脳塞栓の発症を有意に抑制していた．また，ダビガトランは現時点で唯一中和剤を有する DOAC であり，中和剤イダルシズマブを投与すると，延長していた希釈トロンビン時間がただちに正常化するため，ダビガトラン投与患者が頭蓋内出血を発症した時や多くの出血量を伴う緊急手術を行う際に有用ではないかと思われる．しかし，他の DOAC の腎排泄率が25〜50％であるのに対し，ダビガトランの腎排泄率は 85％に達するため，腎機能が低下した患者への投与は避けるべきである．

●抗凝固療法の Benefit と Risk

　欧米で行われた心房細動患者へのワルファリン投与による脳梗塞予防効果に関する5つの大規模研究をメタ解析で評価すると，ワルファリン投与により脳梗塞発症率を年率 4.5％から 1.4％に抑制できると報告されている[11]．一方，抗凝固薬や抗血小板薬投与中には，諸臓器の出血の増加というリスクがあり，BAT 研究によると，ワルファリン単独投与の出血リスクは，抗血小板薬2剤併用投与とほぼ同等（頭蓋内出血 約 0.6％/年，重篤な出血 約 2.0％/年）であることが報告されてお

り，塞栓予防の Benefit と出血 Risk を天秤にかけて，適応について事前によく検討する必要がある．さらに抗凝固薬と抗血小板薬を併用すると，出血リスクが頭蓋内出血 0.96％/年，重篤な出血 3.56％/年に増加するため[12]，冠動脈ステント留置後の抗血小板薬 2 剤併用療法（DAPT）と抗凝固薬を併用する際に，できるだけ併用期間を短縮する臨床研究が，ワルファリンや各 DOAC において現在進行中である．ワルファリン内服中に大出血を生じた患者の予後について，死亡と重篤な後遺症を合わせて評価すると，頭蓋内出血の場合は 76％にも達するのに対して，頭蓋外出血（89％が消化管出血）は 3％に過ぎなかったと報告されている[13]．抗凝固薬を投与すると，塞栓よりも出血の方がはるかに多く遭遇するが，多くは頭蓋外出血であって決して予後は悪くないため，出血と塞栓に対する発症率よりも予後を考慮して治療方針を決定するべきである．

　心房細動患者の脳梗塞発症リスクを示す指標として，Congestive heart failure（うっ血性心不全），Hypertension（高血圧），Age 75 歳以上，Diabetes mellitus（糖尿病）を各 1 点とし，Stroke（脳卒中）/TIA の既往を 2 点とし，各々の頭文字を取って $CHADS_2$ スコアと呼ばれる指標がある．さらに，$CHADS_2$ スコアの年齢を 65～74 歳 1 点，75 歳以上 2 点とし，冠動脈疾患や末梢動脈疾患 1 点，女性 1 点を追加した CHA_2DS_2-VASc スコアも提唱されており，$CHADS_2$ スコアが低い患者の塞栓症発症リスクの評価に有用とされている（最近の研究では脳梗塞発症リスクに性差はないとの結果が得られており，女性を 1 点とするのは異論がある）．

　一方，抗凝固療法施行中の心房細動患者の出血リスクを示す指標が，HAS-BLED スコアである．H: Hypertension（収縮期血圧 160 mmHg 以上），A: Abnormal renal and liver function，S: Stroke，B: Bleeding（出血または出血傾向），L: Labile INRs（TTR 60％未満），Elderly（年齢＞65 歳），Drugs or Alcohol（抗血小板薬または NSAIDs 使用，アルコール依存）の頭文字をつなげたものであり，各項目 1 点ずつであるが肝機能異常と腎機能異常および抗血小板薬または NSAIDs 使用とアルコール依存は別々に加算されるので，合計 9 点満点となる．本スコアが 3 点以上であれば急激に出血リスクが高くなるので，要注意である．

　では，これらの指標を用いて，どのように抗凝固療法の適応を判断すればよいのだろうか？　塞栓予防の Benefit と出血 Risk を差し引いた抗凝固療法の有用性を示す指標として，（抗凝固薬投与による虚血性脳卒中の減少率）－1.5×（抗凝固薬投与による頭蓋内出血の増加率）の式で算出される Net clinical benefit があり，これが正であれば抗凝固療法が推奨されている（頭蓋外出血の予後は悪くないため，本

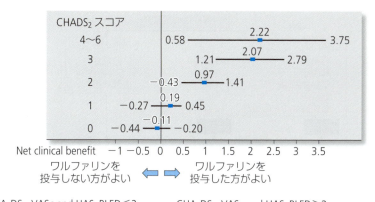

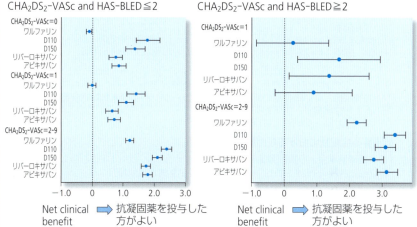

図1 Net clinical benefit を用いた抗凝固療法の評価

指標では考慮されていない). CHADS₂スコアもしくは CHA₂DS₂-VASc スコア別に, Net clinical benefit を評価したデータを **図1** に示す[14]. ワルファリン投与の場合は, Net clinical benefit が明らかに正となる CHADS₂ スコア 2 点以上で投与が推奨されており, 1 点では有意差はないが正となる傾向があるので考慮可とされている. 一方, CHA₂DS₂-VASc スコアと HAS-BLED スコアを用いて, ワルファリンと DOAC の Net clinical benefit を評価すると, HAS-BLED スコアにかかわらず, ワルファリンは CHA₂DS₂-VASc スコア 2 点以上で投与すべきとなっているが, DOAC は HAS-BLED スコアが 2 点以下の症例では, 全ての症例において Net clinical benefit が正であり, HAS-BLED スコアが 3 点以上の出血リスクが高い症例でも, CHA₂DS₂-VASc スコア 1 点以上で投与すべきとなっている[15] (ただし,

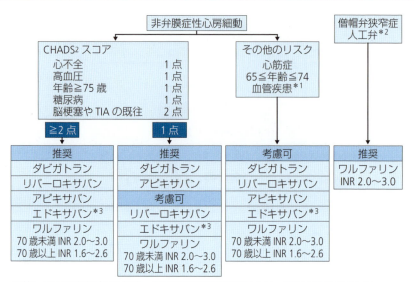

同等レベルの適応がある場合，新規経口抗凝固薬がワルファリンよりも望ましい．
*1：血管疾患とは心筋梗塞の既往，大動脈プラーク，および末梢動脈疾患などをさす．
*2：人工弁は機械弁，生体弁をともに含む．
*3：2013年12月の時点では保険適応未承認．

図2 心房細動における抗血栓療法
〔日本循環器学会．心房細動治療（薬物）ガイドライン（2013年改訂版）．www.j-circ.or.jp/guideline/pdf/JCS2013_inoue_h.pdf（2019年6月閲覧）〕

CHA_2DS_2-VAScスコア0点に対するDOAC投与の有用性に対しては，まだコンセンサスを得られていない）．すなわち，HAS-BLEDスコアは抗凝固療法の適応の判断にはあまり有用ではなく，本スコアにより抗凝固療法を行う際の出血リスクを評価して，該当項目を治療することによって出血リスクを低下させるのに用いるべきである．心房細動治療（薬物）ガイドライン（2013年改訂版）に掲載された心房細動における抗血栓療法の指針を 図2 に示す．$CHADS_2$スコア1点において，DOACのうちダビガトランとアピキサバンが推奨，リバーロキサバンとエドキサバンが考慮可に分かれているが，大規模臨床試験の対象に$CHADS_2$スコア1点の症例が含まれていたかどうかの違いであって，薬効の差ではない．脳卒中治療ガイドライン2015では$CHADS_2$スコア1点の症例に対して全てのDOACが推奨されている．また，機械弁植込み患者に対して行われたワルファリンとダビガトランの比較試験にて，中間解析においてダビガトラン群の血栓塞栓症リスクの上昇が明らか

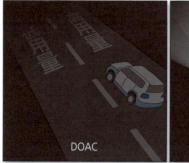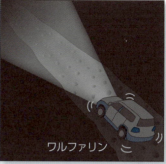

図3 DOACとワルファリンによる抗凝固療法のイメージ

となり試験が中止された[16]．僧帽弁狭窄症または人工弁装着患者においては，ワルファリンを投与しなければならない．

筆者は，DOACとワルファリンによる抗凝固療法を，夜間に道を走る車に喩えている 図3．DOACはめったに脱輪することのない舗装された広い直線道路を走る車であるが，高用量と低用量のいずれかの車線を走るしかなく，コントロール指標がないのでライトを点けずに車を運転するようなものである．一方，ワルファリンは未舗装の狭い砂利道を左右にハンドルを取られながら走っている車であるが，PT-INRというライトで照らして効き具合を確認しながら車道のどこを走っても自由である．脳出血のリスクを考慮すると，多くの症例ではDOACを使うべきであるが，人工弁置換術後や著明な腎機能低下例のように車道のギリギリを走っているような症例では，PT-INRにてワルファリン量を小まめに調節しながら，しっかりとライトをつけて脱輪しないように安全運転するのがよいと思われる．

📖 Reference

1) 奥村 謙, 目時典文. 心原性脳塞栓のクリティカルケア―心房細動の管理の重要性― ①脳梗塞の重症度別にみた退院時の重症度. Clinician. 2007; 557: 343.
2) 小谷英太郎, 新 博次, 奥村 謙, 他. 心房細動に対するワルファリン療法における日本人の至適INR ―J-RHYTHM Registryからの報告―. 心電図. 2013; 33: 25-31.
3) Morgan CL, McEwan P, Tukiendorf A, et al. Warfarin treatment in patients with atrial fibrillation: observing outcomes associated with varying levels of INR control. Thromb Res. 2009; 124: 37-41.
4) Okumura K, Yamashita T, Harada M, et al. Time in the therapeutic range dur-

ing warfarin therapy in Japanese patients with non-valvular atrial fibrillation. -A multicenter study of its status and influential factors-. Circ J. 2011; 75: 2087-94.

5) Sato H, Ishikawa K, Kitabatake A, et al; Japan Atrial Fibrillation Stroke Trial (JAST) group. Low-dose aspirin for prevention of stroke in low-risk patients with atrial fibrillation. Japan Atrial Fibrillation Stroke Trial. Stroke. 2006; 37: 447-51.

6) Connolly SJ, Ezekowitz MD, Yusuf S, et al. Dabigatran versus warfarin in patients with atrial fibrillation. N Engl J Med. 2009; 361: 1139-51.

7) Connolly SJ, Ezekowitz MD, Yusuf S, et al. Newly identified events in the RE-LY trial. N Engl J Med. 2010; 363: 1875-6.

8) Patel MR, Mahaffey KW, Garg J, et al. Rivaroxaban versus warfarin in nonvalvular atrial fibrillation. N Engl J Med. 2011; 365: 883-91.

9) Granger CB, Alexander JH, McMurray JJ, et al. Apixaban versus warfarin in patients with atrial fibrillation. N Engl J Med. 2011; 365: 981-92.

10) Giugliano RP, Ruff CT, Braunwald E, et al. Edoxaban versus warfarin in patients with atrial fibrillation. N Engl J Med. 2013; 369: 2093-104.

11) Risk factors for stroke and efficacy of antithrombotic therapy in atrial fibrillation. Analysis of pooled data from five randomized controlled trials. Arch Intern Med. 1994; 154: 1449-57.

12) Toyoda K, Yasaka M, Iwade K, et al. Dual antithrombotic therapy increases severe bleeding events in patients with stroke and cardiovascular disease: a prospective, multicenter, observational study. Stroke. 2008; 39: 1740-5.

13) Fang MC, Go AS, Chang Y, et al. Death and disability from warfarin-associated intracranial and extracranial hemorrhages. Am J Med. 2007; 120: 700-5.

14) Singer DE, Chang Y, Fang MC, et al. The net clinical benefit of warfarin anticoagulation in atrial fibrillation. Ann Intern Med. 2009; 151: 297-305.

15) Banerjee A, Lane DA, Torp-Pedersen C, et al. Net clinical benefit of new oral anticoagulants (dabigatran, rivaroxaban, apixaban) versus no treatment in a 'real world' atrial fibrillation population: a modelling analysis based on a nationwide cohort study. Thrombo Haemost. 2012; 107: 584-9.

16) Eikelboom JW, Connolly SJ, Brueckmann M, et al. Dabigatran versus warfarin in patients with mechanical heart valves. N Engl J Med. 2013; 369: 1206-14.

[原田雅彦]

IV 心房細動以外の上室頻拍に対するカテーテルアブレーション

上室頻拍（supraventricular tachycardia: SVT）とは房室接合部以上の組織（心房，洞結節，房室接合部）が関与する規則的な頻拍の総称と定義されている．SVT には房室リエントリー性頻拍（atrioventricular reentrant tachycardia: AVRT）や，房室結節リエントリー性頻拍（atrioventricular nodal reentrant tachycardia: AVNRT），典型的な心房粗動（atrial flutter: AFL）を含む心房頻拍（atrial tachycardia: AT），不適切洞頻脈（inappropriate sinus tachycardia）が含まれる 表1 [1]．心房細動は通常含まれない．一方，発作性上室頻拍（paroxysmal supraventricular tachycardia: PSVT）とは，突然始まり突然停止する頻脈を定期的に認めることを特徴とする「症候群」である．PSVT は AVRT と AVNRT が 80％以上を占めるため[2]，PSVT もしくは SVT（狭義の SVT）はこの 2 つのことを指すことが多い．

上室頻拍に対するカテーテルアブレーションは有効性と安全性が高い有用な根治手段となる．12 誘導心電図所見からある程度鑑別することは可能だが，最終的には心臓電気生理検査（electrophysiological study: EPS）により鑑別を行い，カテーテルアブレーションを行う．

1 上室頻拍の EPS

EPS を行う前に臨床的に認められた心電図からあらかじめ機序を予想しておく．機序の推定には P 波のタイミングが有用である 図1．実際の EPS 所見，鑑別については他項を参照されたい．ここでは簡単に鑑別すべき点ついて表にまとめた 表2．

2 房室リエントリー性頻拍のアブレーション

正常の房室伝導以外に 1 本または複数本の副伝導路を認めると，心房からの興奮が通常の房室結節をバイパスして早期に心室が興奮するため，早期興奮症候群と呼ばれる．心房と心室を直接短絡する副伝導路を有する WPW（Wolff-

表1 上室頻拍に関連する用語と定義

洞頻脈 sinus tachycardia

生理的洞頻脈 physiologic sinus tachycardia	運動や交感神経を増強するその他の状況に対応して生じる適切な洞頻脈.
不適切洞頻脈 inappropriate sinus tachycardia	生理的反応や甲状腺中毒,貧血などによらない,安静時に 100 bpm を超える洞頻脈.

心房頻拍 atrial tachycardia

異所性心房頻拍 focal atrial tachycardia	心房筋の比較的狭い部位からの巣状興奮による心房頻拍. 通常規則的で明瞭な P 波が認められる.
洞結節性リエントリー性頻脈 sinus nodal reentrant tachycardia	洞結節をリエントリー回路に含む特殊な AT. P 波が洞調律時と同様の波形となる.
多源性心房頻拍 multifocal atrial tachycardia（MAT）	3 種類以上の P 波が認められる不規則な AT.
接合部頻拍 junctional tachycardia	房室接合部より生じる非リエントリー性頻拍.

心房粗動（マクロリエントリー性心房頻拍）atrial flutter（macroreentrant AT）

CTI 依存性通常型心房粗動（狭義の心房粗動） CTI dependent atrial flutter: typical	三尖弁輪を反時計方向に興奮波が旋回するマクロリエントリー性頻拍. 下壁誘導で陰性の鋸歯状波,V1 誘導で陽性の P 波を認める.
CTI 依存性非通常型心房粗動 CTI dependent atrial flutter: reverse typical	三尖弁輪を時計方向に興奮波が旋回するマクロリエントリー性頻拍. 下壁誘導で陽性の鋸歯状波,V1 誘導で陰性の P 波を認める.
CTI 非依存性心房粗動 atypical or non-CTI dependent atrial flutter	僧帽弁輪や瘢痕組織を興奮波が旋回する,CTI を回路に含まないマクロリエントリー性頻拍. 心房細動アブレーションや開心術後に多く認められる.

房室結節リエントリー性頻拍 atrioventricular nodal reentrant tachycardia（AVNRT）

通常型房室結節リエントリー性頻拍 typical AVNRT	房室結節に接続する 2 つの伝導路を介するリエントリー性頻拍. 通常型 AVNRT は slow pathway を順行性（心房→房室結節）に,fast pathway を逆行性（房室結節→心房）に伝導する slow-fast AVNRT.
非通常型房室結節リエントリー性頻拍 atypical AVNRT	fast pathway を順行性,slow pathway を逆行性に伝導する fast-slow AVNRT や 2 つの slow pathway を介する slow-slow AVNRT.

房室リエントリー性頻拍 atrioventricular reentrant tachycardia（AVRT）

順方向性房室リエントリー性頻拍 orthodromic AVRT	房室結節を順行性（心房→心室）,副伝導路を逆行性（心室→心房）に伝導するリエントリー性頻拍. 通常 narrow QRS となるが,変行伝導によって wide QRS となることもある.
逆方向性房室リエントリー性頻拍 antidromic AVRT	副伝導路を順行性,房室結節を逆行性（心室→心房）に伝導するリエントリー性頻拍. 副伝導路興奮により心室が興奮するため wide QRS となる.
permanent form of junctional reciprocating tachycardia（PJRT）	減衰伝導特性を有する潜在性副伝導路による稀有な orthodromic AVRT.

(Page RL, et al. J Am Coll Cardiol. 2016; 67: e27–115[1])を改変)

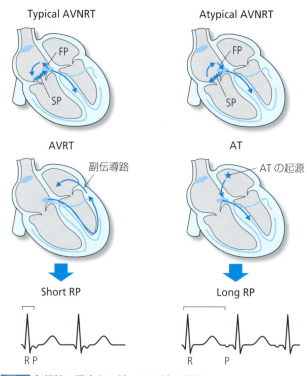

図1 各頻拍の機序とP波・QRS波の関係
頻度の多い通常型 AVNRT や AVRT では逆行性 P 波は QRS 波に埋没あるいは直後に認められる．それとは逆に，P 波が RR の中間よりも後ろにある頻拍を long RP tachycardia と呼ぶ．その中には，より頻度の低い稀有型 AVNRT や心房頻拍，伝導時間の長い副伝導路を介した AVRT，洞結節リエントリー性頻拍などが含まれる．

Parkinson-White) 症候群は副伝導路症候群の代表的な疾患であり，心電図に特徴的なデルタ波を認める．また，副伝導路が室房伝導のみ認める場合もあり，デルタ波は認められず，潜在性 WPW 症候群と呼ばれる（デルタ波を認める場合は顕性 WPW 症候群）．WPW 症候群患者では副伝導路を介する房室リエントリー性頻拍や心房細動を合併することが多く，カテーテルアブレーションによる副伝導路の離断が適応となる．顕性 WPW 症候群の場合はデルタ波の極性によって，副伝導路の部位が推定できるので，アブレーション治療前に確認しておく 図2 [3)]．

表2 上室頻拍の EPS 所見

	AVRT	AVNRT	AT
逆行性伝導	eccentric＞concentric 減衰伝導（－）	concentric＞eccentric 減衰伝導（＋）	（＋）or（－）
順行性伝導	δ波（＋）だと強く疑う	二重伝導	
頻拍の誘発	心房ペーシング or 心室ペーシング	通常心房ペーシング （心室ペーシングからは 稀）	心房ペーシング （心室ペーシングからは 誘発されない）
頻拍の AV 比	「必ず」1：1	通常 1：1 （稀に 2＞1 or 1＜2）	1：1 or 2＞1
右室心尖部からの エントレインメント	可能 心房波は頻拍中＝刺激中 刺激後は V-A-V PPI-TCL＜115 msec	可能 心房波は頻拍中＝刺激中 刺激後は通常 V-A-V PPI-TCL＞115 msec	不可能 or 可能 心房波は頻拍中≠刺激中 刺激後は V-A-A-V
心房からの differential entrainment	Return VA linked （＜14 msec）		Return VA variable （＞14 msec）
His 束電位出現時 の心室ペーシング	リセット（＋）	リセット（－）	
頻拍中の脚ブロッ クの影響	脚ブロックと同側副伝導 路なら TCL が 25 msec 以 上延長（Cumel 現象）	影響なし	

concentric pattern: 逆行性心房波の再早期興奮部位が心房中隔部に認められる.
eccentric pattern: 逆行性心房波の再早期興奮部位が心房中隔部以外に認められる.
PPI: post pacing interval, TCL: tachycardia cycle length

左側副伝導路のアブレーション

　左側副伝導路のアブレーションでは，経大動脈的に左室からアプローチする方法が基本であるが，近年は心房細動アブレーションの増加に伴い，心房中隔穿刺を行って左房側からアプローチする方法を第一選択としている施設もある．冠静脈洞に留置したカテーテルの電位記録を参考に，副伝導路の位置を推定し，僧帽弁輪をマッピングする．有効な通電を行うためには，アブレーションカテーテルが弁輪部に位置していることが重要であり，RAO view で弁輪部に位置していること，LAO view で標的方向を確認しながらマッピングを行う．弁輪にカテーテル先端が留置されていることを確認するため，潜在性

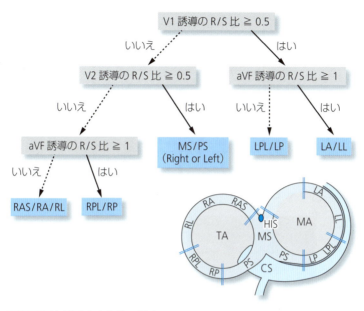

図2 副伝導路存在部位の推定
LA: 左前壁，LL: 左側壁，LP: 左後壁，LPL: 左後側壁，MS: 中中隔，PS: 後中隔，
RA: 右前壁，RAS: 右前中隔，RL: 右側壁，RP: 右後壁，RPL: 右後側壁
(Taguchi N, et al. J Arrhythmia. 2014; 30: 439-43[3])を改変)

WPW症候群であれば洞調律中に心房波，心室波が明瞭に記録されていること，顕性WPW症候群では副伝導路の不応期となるように心房期外刺激など加えて心房波と心室波を分離させてそれぞれ明瞭に記録されることを確認する 図3 ．至適通電部位の下記の指標を参考にする．

- 順行性伝導の心房波と心室波が連続性を示す．
- 単極誘導で心房波に連続してQSパターンの心室波が記録される (PQSパターン)．
- 逆行性伝導の心室波と心房波が連続性を示し，心房波が最早期となる．

焼灼は通常20〜35Wで行い，至適部位にカテーテル先端が留置されていれば通電開始より5秒以内に離断に成功することが多い．30秒以上通電しても離断されない場合は，副伝導路から離れている可能性が高く，再度マッピングを行う．

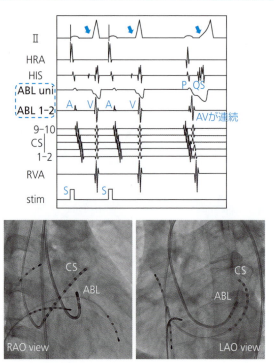

図3 顕性WPW症候群における至適焼灼ポイントの心内電位と透視像
経大動脈アプローチによる左側壁副伝導路の焼灼．透視像ではRAO viewでカテーテルが弁輪方向（画像の左側）に向いており，LAO viewで冠静脈洞に留置したカテーテルの電極との位置関係を調整する．左から1, 2心拍目は心房ペーシングにより副伝導路が不応期となっている状態であり，体表心電図上デルタ波が認められない．この際アブレーションカテーテル（ABL）で明瞭なA波およびV波が記録されており，カテーテル先端が弁輪部に位置していることを示している．3心拍目は副伝導路伝導があり，デルタ波を認める．アブレーションカテーテルではA波とV波が融合して連続電位となっていることが確認される．また，単極誘導（uni）ではPQSパターンとなっており，至適焼灼ポイントであると判断される．

右側副伝導路のアブレーション

　右側副伝導路は，下大静脈よりアブレーションカテーテルを挿入し，右房内で三尖弁輪の弁上部を焼灼することが一般的である．左側の冠静脈洞に相当する構造物は右側にはないため，多極カテーテル（Haloカテーテル）を右房内に留置して，副伝導路の位置を推定する．Haloカテーテルが三尖弁輪を離れ

てしまうと有用な指標にならないため，心室波が明瞭に記録されるように注意する必要がある.

右室自由壁側の副伝導路の焼灼では，カテーテルを支持する構造物がなく，カテーテルが安定しないため治療に難渋することがある．ロングシースを活用して安定性を確保するとよい．また，右室中隔部の副伝導路の焼灼では房室結節を損傷しないことが重要である．損傷を避けるため，心室波が極力小さい心室寄りで通電すること，His 束電位がアブレーションカテーテルに記録されない，または極力小さな His 束電位しか記録されない部位にカテーテル先端の位置を調整する必要がある.

3 房室結節リエントリー性頻拍のアブレーション

房室結節リエントリー性頻拍（AVNRT）は，房室結節に接続する 2 つの伝導路を介するリエントリー性頻拍．多くは下方から房室結節に接続する遅伝導路（slow pathway: SP）を順行性に，上方から接続する速伝導路（fast pathway: FP）を逆行性に伝導する通常型（slow-fast 型）AVNRT である．その他，稀有型（fast-slow 型や slow-slow 型），およびさらに稀なタイプも存在する．AVNRT の頻拍回路の詳細は未解明な部分もあるが，順行性 SP に対するカテーテルアブレーションが有効となることが多い．稀有型 AVNRT の場合など，順行性 SP のアブレーションのみで不十分な場合は逆行性 SP をターゲットとする必要がある.

順行性 slow pathway のアブレーション

通常型 AVNRT では順行性 SP の存在は jump up によって証明されるが，詳細な経路を特定することは困難である．そのため，順行性 SP の焼灼は解剖学的位置と局所電位指標の組み合わせによって通電部位を決定する．SP は多くは Koch 三角部の後下方に位置するため，三尖弁輪-冠静脈洞開口部領域で，SP potential が記録される部位で通電を行う 図4．心房側での通電は房室ブロックのリスクが高いため，より心室側（A/V 比が 0.5 未満）で通電する．30 W 程度の通電で治療可能であるが，房室ブロックを避けるため低出力（20 W 程度）から開始することもある．至適部位での通電では junctional rhythm が生じるが，下記の場合房室結節の損傷の恐れがあるため通電を中止する[4].

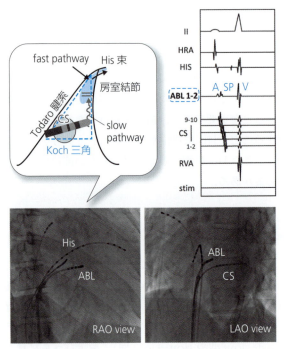

図4 slow pathway アブレーションにおける至適焼灼ポイントの心内電位と透視像

アブレーションカテーテルを RAO view で His 束カテーテルの下方の Koch の三角内に留置し，LAO view でカテーテルを中隔方向（画像の右側）に向ける．同部位の局所電位で A 波に引き続き slow pathway potential（SP）が記録されている．AV 比も V 波が高く，心室側で房室結節損傷は少ない部位である．同部位が至適通電部位となる．

- 室房ブロックを伴う場合
- 速い（350 msec 以上の）junctional rhythm が生じる場合
- PQ 間隔が延長する場合

　通電終了後，定常状態およびイソプロテレノール負荷下に jump up の有無，頻拍の誘発性を評価する．jump up の消失が確認できなくても，頻拍が誘発されず，1：1 の順行性 SP 伝導が消失し，房室結節回帰収縮（echo）が一拍以内であればエンドポイントとしてよい．

逆行性 slow pathway のアブレーション

稀有型（fast-slow 型や slow-slow 型）AVNRT を生じる症例では，SP が複数本（通常は 2 本）存在する場合があり，通常の順行性 SP を焼灼しても，残存する逆行性 SP によって頻拍が生じることがある．この場合，逆行性の SP をターゲットに通電する必要がある．心室刺激中（逆行性 SP の 1:1 伝導が再現できる場合）や頻拍中に心房の最早期興奮部位をマッピングし，逆行性 SP の心房端を同定して通電を行う．通常は右房後中隔部や冠静脈洞内近位部に最早期興奮部位を認めるため，この周辺のマッピングを行う．

通電に際しては，洞調律中，心室刺激中，頻拍中いずれでも可能であるが，順行性房室結節伝導を損傷しないよう，順行性 FP の伝導が確認できる状態で通電することが重要である．

4 心房粗動のアブレーション

通常型心房粗動（common AFL）は，興奮波が三尖弁輪を反時計方向に旋回するマクロリエントリー性頻拍であり，下壁誘導にて典型的な鋸歯状波を示す．AFL は薬物治療でコントロール困難な場合が多いが，カテーテルアブレーションは比較的容易であり非常に有効な治療である．common AFL は下大静脈と三尖弁輪の間の解剖学的峡部（cavotricuspid isthmus: CTI）を回路に含むため，同部位がアブレーションのターゲットとなる．CTI を回路に含むかどうかは entrainment pacing による post pacing interval の評価で可能であるが，最近では 3D マッピングで確認することもある．通電は 8 mm tip カテーテルであれば 50 W，イリゲーションカテーテルであれば 25〜35 W で，線上焼灼を行う．頻拍中に焼灼すれば，焼灼によって頻拍は停止する．しかし，頻拍停止後もブロックラインは完成していないことがあるため，ペーシングによって両方向性のブロックを確認する 図5 ．

5 心房頻拍のアブレーション

心房頻拍（AT）は focal AT とマクロリエントリー性 AT に大別される．focal AT は特発性に生じることもあるが，マクロリエントリー性 AT は心房

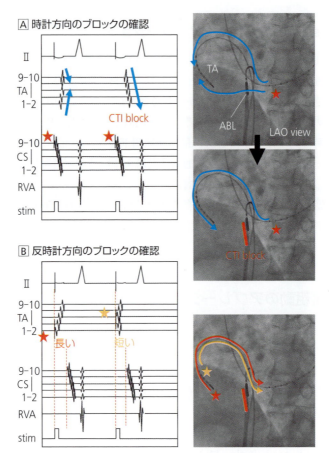

図5 CTIブロックラインの確認

A：時計方向のブロック．冠静脈洞（CS）近位部から刺激した場合（★），ブロックライン完成前は興奮波が三尖弁輪に留置したカテーテル（TA）の遠位方向から記録される．ブロックラインが完成すると，カテーテル遠位端が最も遅く興奮波が記録されるようになる．

B：反時計方向のブロック．ブロックが完成していると，TAカテーテルの遠位電極（★）から刺激した方が近位電極（★）から刺激した時より，冠静脈洞近位部までの伝導時間が長くなる．

細動アブレーション後や開心術後に生じることが多い．focal ATに対しては頻拍中の最早期興奮部位をターゲットに，マクロリエントリー性ATでは興奮波の必須伝導部位にブロックラインを作成することを目標にアブレーションを行う．

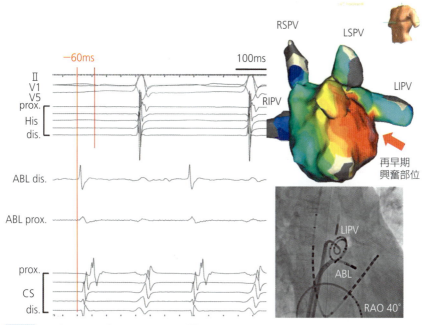

図6 Focal AT のアブレーションの一例

3Dマッピングでは僧帽弁輪3時方向に再早期興奮部位を有し，同心円状に興奮が伝搬する巣状興奮パターンを示した．同部位にアブレーションカテーテルを留置すると，体表心電図のP波に−60 msec先行する局所電位を認め，同部位への通電で頻拍は停止した．

Focal AT のアブレーション

focal AT は様々な部位から生じるため，心房内の広範囲なマッピングが必要になる場合も多い．頻拍が安定して出現していれば，3Dマッピングが非常に有用である．3Dマッピングの activation map では最早期興奮部位より同心円状に興奮波が伝播する巣状興奮パターンを示す．アブレーションカテーテルを最早期興奮部位に留置すると，P波に先行する電位が記録され，同部位への通電で頻拍を停止させることが可能である 図6．

マクロリエントリー性 AT のアブレーション

心房細動アブレーション後に生じるマクロリエントリー性頻拍は，① 僧帽弁輪を旋回する AT（peri-mitral AFL），② 左房天井を回路に含む，隔離された

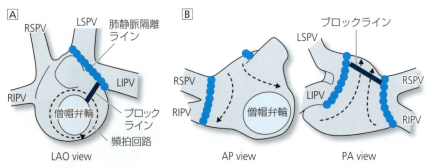

図7 マクロリエントリー性 AT の機序と治療ライン
A: peri-mitral flutter の興奮回路．必須伝導部位である，僧帽弁輪と左下肺静脈の隔離ラインの間の mitral isthmus に線上焼灼を行い，ブロックラインを作成する．
B: roof dependent flutter の興奮回路．必須伝導部位である，両上肺静脈間にブロックラインを作成する．

肺静脈周囲を旋回する AT（roof dependent AFL），もしくは，③ 通常型心房粗動に集約される．また，開心術後であれば心房切開縫合部位を旋回する AT（incisional AFL）が生じる．3D マッピングによって興奮パターンを同定し，必須伝導部位（峡部）にブロックラインを作成することで治療可能である 図7．

6　Inappropriate sinus tachycardia のアブレーション

不適切洞頻脈（inappropriate sinus tachycardia: IST）とは，生理的反応や甲状腺中毒，貧血など説明可能な病態によらない，安静時に 100 bpm を超える洞頻脈と定義され，除外診断によって診断される．改善可能な病態がなく，β遮断薬などの薬物治療が無効である場合，カテーテルアブレーションによる洞結節 modification が選択肢となる．3D マッピングによって同定される心房の最早期興奮部位に対して焼灼を行うと，最早期興奮部位が移動し，心拍数が低下することが報告されている[5]．

Reference

1) Page RL, Joglar JA, Caldwell MA, et al. 2015 ACC/AHA/HRS guideline for the management of adult patients with supraventricular tachycardia: a report of the American College of Cardiology/American Heart Association Task Force on Clinical Practice Guidelines and the Heart Rhythm Society. J Am Coll Cardiol. 2016; 67: e27-115.

2) 日本循環器学会. カテーテルアブレーションの適応と手技に関するガイドライン. www.j-circ.or.jp/guideline/pdf/JCS2012.okumura_h.pdf

3) Taguchi N, Yoshida N, Inden Y, et al. A simple algorithm for localizing accessory pathways in patients with Wolff-Parkinson-White syndrome using only the R/Sratio. J Arrhythmia. 2014; 30: 439-43.

4) Lipscomb KJ, Zaidi AM, Fitzpatrick AP, et al. Slow pathway modification for atrioventricular node reentrant tachycardia: fast junctional tachycardia predicts adverse prognosis. Heart. 2001; 85: 44-7.

5) Olshansky B, Sullivan RM. Inappropriate sinus tachycardia. J Am Coll Cardiol. 2013; 61: 793-801.

[木全　啓, 関口幸夫]

V 心室期外収縮に対するカテーテルアブレーション

1 心室期外収縮の機序とカテーテルアブレーションの適応

　心室期外収縮の発生機序としては，撃発活動（triggered activity）と自動能亢進（automaticity）が多いと考えられている．しかし一部，His-Purkinje network，あるいは dead end pathway を介したリエントリー機序による心室期外収縮もある．

　心室期外収縮数の多い症例（1 日総心拍数の約 10％以上）では特発性でも心機能が低下することが報告されている[1,2]．心室期外収縮の頻発例では BNP の上昇や QOL の低下が認められ，アブレーションのよい適応である．また器質的心疾患に合併した心室期外収縮においても，頻発例ではアブレーションにより心機能の改善を認めることが報告されている[3]．

　頻発する症例以外に，アブレーションの class Ⅰ 適応としては以下の症例が挙げられる．

- 心室期外収縮が trigger となり心室頻拍や心室細動が誘発される症例．野上ら[4]は，アブレーション治療することにより，多形性心室頻拍や心室細動の発生が予防可能であると報告している．
- 心臓再同期治療（CRT）においてペーシング率の改善が期待される症例．心室期外収縮により両室ペーシング率が低下すると CRT の効果が減少し心不全を招来する．よってアブレーションによる治療はペーシング率を上げることにより心機能の改善が得られる[5]．
- 症状を有する右室あるいは左室流出路起源の心室期外収縮で，薬物治療が無効または副作用のため使用不能な症例，あるいは薬物治療を希望しない症例も挙げられている．

2 12 誘導心電図における心室期外収縮起源推測

　アブレーション前に心室期外収縮の起源を 12 誘導心電図波形から推測しておくことが，アプローチ法の選択，術時間の短縮および成功率の向上において

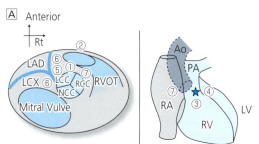

① 右室流出路中隔（RV sep）
② 右室流出路自由壁（RV FW）
③ 右室流出路 His 領域近傍
　〔Near（above）the His〕
④ 左室流出路心内膜側（LV end）
⑤ Valsalva 洞左冠尖からの焼灼が可能な左室流出路心外膜側（LSV）
⑥ Valsalva 洞左冠尖からの焼灼が不可能な左室流出路心外膜側（LV epi）
⑦ Valsalva 洞右冠尖からの焼灼が可能な左室流出路中隔側（RSV）

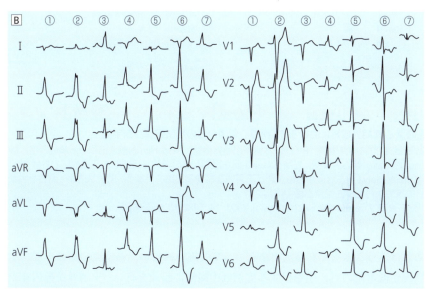

図1 流出路起源心室期外収縮の分類と解剖学的位置関係（A），および流出路起源心室期外収縮における各種心電図波形（B）

A：左冠尖の前方が，右室流出路の中隔側に相対していることが理解できる．

非常に重要である．

　本稿では特に流出路起源の心室期外収縮に関して詳述する．図1 に各種流出路起源心室頻拍の心電図波形を示す．12 誘導心電図からの局所起源診断手順を簡潔に述べると，まず V5-V6 の S 波の有無を確認する．S 波が認められた場合には，その起源は左室心内膜側であるといえる．S 波が認められない場合には，胸部誘導の移行帯に注目する．胸部誘導における移行帯が V4 以降で

[ECG algorism]

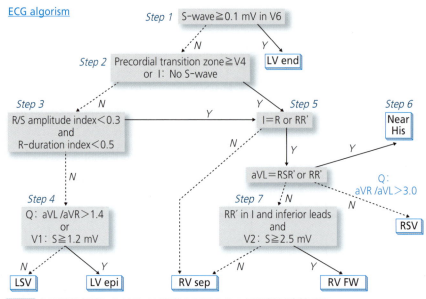

図2 心室期外収縮における12誘導心電図からの局所起源診断手順

RV sep: 右室流出路中隔，RV FW: 右室流出路自由壁，Near His: 右室流出路His領域近傍，LV end: 左室流出路心内膜側，LSV: Valsalva洞左冠尖からの焼灼が可能な左室流出路心外膜側，LV epi: Valsalva洞左冠尖からの焼灼が不可能な左室流出路心外膜側，RSV: Valsalva洞右冠尖からの焼灼が可能な左室流出路中隔側

(Ito S, et al. J Cardiovasc Electrophysiol. 2003; 14: 1280-6[6]から改変)

あれば迷うことなく右室流出路といって間違いはない．右室流出路の中で，Ⅰ誘導が低電位のrsr'型を呈する症例は中隔側に起源を有し，Ⅰ誘導が幅広くやや高電位のR波を呈する症例は自由壁側起源である可能性が高い．胸部誘導の移行帯がV1であれば左室心外膜側起源であり，移行帯がV2-V3であり，かつV2のR/S比が1に近い症例は左冠尖から焼灼可能であることが多い．

我々は精度の高い12誘導心電図からの局所起源診断手順 図2 を作成し[6]，さらに本稿では右冠尖から焼灼可能な心電図波形も加えたので，アブレーション前の部位診断に役立てていただきたい．

このように12誘導心電図からその起源が推測可能であるが，問題点としてあくまで12誘導心電図で予測できるのは出口(exit)の部位であり，本当の起源は中隔のさらに奥や心外膜側に存在する症例にしばしば遭遇する．12誘導心電図からは左室心外膜起源が推測される症例でも，左冠尖からの通電が有効

であることがあり，また右室流出路起源が推測される症例であっても左室側からの通電が有効なことがあり，preferential pathwayの存在も報告されている[7]．

3 心室期外収縮に対する至適通電部位の同定法

至適通電部位の決定には以下の2種類の方法を用いる．

Activation mapping法: 心室期外収縮が頻発している場合に，最早期興奮部位を探していく方法である．アブレーションカテーテルの先端電位が体表QRSより10～20 msec先行していること，また単極誘導にて急峻なQS patternを呈することが重要である 図3 ．

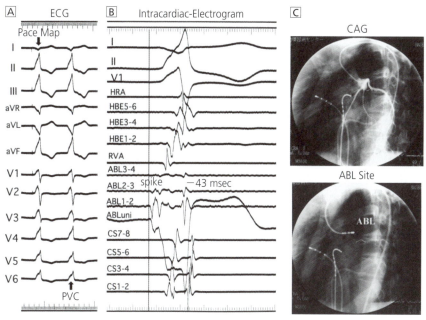

図3 左冠尖内にて焼灼に成功した左室流出路起源の心室期外収縮
A: II, III, aVF誘導は下方軸を呈し，胸部誘導の移行帯はV2である．Pace mapping法にて12/12のperfect mapを示す．
B: RFCA成功通電部位における心内電位を示す．同部位におけるアブレーションカテーテル先端電位は，体表QRSに43 msec先行しており，かつspike potentialを認める．また，単極誘導はQS patternを示す．
C: 成功通電部位のablation catheter positionを示す．冠動脈造影にて，左冠動脈主幹部の位置を確認する．

さらに先端電極において，大きな V 波の前に先行した spike potential が記録されることが報告されており，spike potential の記録可能部位での成功率はさらに高い[8]．この spike potential は特に左冠尖から捉らえられることが多く，前述した残存 Purkinje fiber の電位を記録している可能性も考えられる．

Pace mapping 法: アブレーションカテーテルの先端電極より心室刺激を行い，心室頻拍波形と同一のペーシング波形が得られる部位を探す方法である．12 誘導中 11〜12 誘導で波形がほぼ一致することが望ましい 図3 ．

手技中に心室期外収縮の自然発症を認めない場合には，心室から高頻度刺激やプログラム刺激を試みる．さらに，活動時に出現する症例では交感神経刺激薬のイソプロテレノール点滴静注（1〜3 µg/分），また夜間型の症例ではエドロホニウムやネオスチグミンなどの抗コリンエステラーゼ薬が心室期外収縮の誘発に有用な場合もある．

4 心室期外収縮に対する高周波通電法

右室流出路起源

右室流出路起源の心室期外収縮に対するアブレーションは 90%以上の成功率が報告されており[9]，first choice の根治療法と考えられる．

右室流出路起源に対するアブレーションカテーテルの選択として，我々は bi-directional irrigation catheter を用いている．両方向に曲がる特性を利用し右室流出路から肺動脈方向に挿入し，中隔側起源であれば反時計方向に進め，自由壁起源であれば逆に時計方向に進めてカテーテルを固定する．

出力は 30〜50 W にて高周波通電を行う．通電時にしばしば疼痛を伴うため，鎮静，鎮痛薬を使用する．

高周波通電開始直後から，心室頻拍と同様波形の心室リズムの出現が認められる時には，局所起源に熱が伝わっていることを示しており，有効通電を示唆する所見である．我々は通常，起源部位周辺に 2〜3 カ所の追加通電をしている．

中隔部 anterior attachment 起源，中隔部 posterior attachment 起源，右室流出路自由壁起源の順に難易度が高まるが，その要因はカテーテルの固定しやすさによると考えられる．

アブレーション治療の効果判定は，通電による心室頻拍の停止，あるいは同一波形の心室期外収縮の消失により行われる．

冠尖から焼灼可能な心室頻拍

まず冠動脈との位置関係（特に左主幹部）を把握するために冠動脈造影を施行する．

アブレーションカテーテルの選択としては，contact force sensor 付き irrigation catheter を用いる．左冠尖からの通電では，まず左冠尖の Valsalva 洞に挿入した後，時計方向に回転させ，左主幹部とは反対方向の前方に固定する 図3．先端電位にて A/V 比が 1：3 程度の部位が推奨され，先端を押しつけ，20 g 以上の contact force を保つことが重要である．

出力は 20～30 W にて高周波通電を行う．通電時間は 60 秒間が望ましい．

左室心内膜側起源 図4

左室流出路大動脈弁直下のいわゆる AMC（atrio-mitral continuity）においては，大動脈弁を通過させた後に最大限屈曲させ cusp 直下に固定する．

僧帽弁輪部起源では，基本的には WPW（Wolff-Parkinson-White）症候群のアブレーションに準ずる．左前壁の僧帽弁下にアブレーションカテーテルを挿入し，高周波通電を行う．

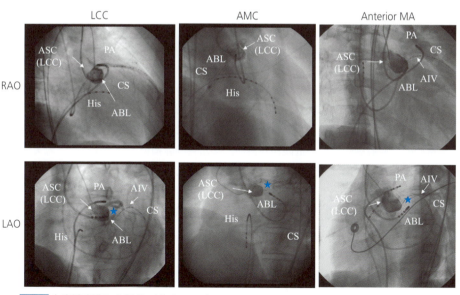

図4 左室流出路における ablation catheter position
LCC: 左冠尖内．AMC: atrio-mitral continuity，Anterior MA: 僧帽弁輪部前壁

左室心外膜側起源

冠静脈洞（CS）から 2 Fr の多極カテーテルを大心静脈から前室間静脈まで挿入し最早期興奮部位を確認する．CS からの通電はインピーダンスが高く不可能なことが多い．近年，心外膜側起源の心室不整脈に対して，経胸壁心外膜アプローチを用いたカテーテルアブレーションの有用性が報告されている[10]．したがって，根治を目指すためには心嚢穿刺によって心膜腔からアプローチするか，外科的に cryo-ablation を行う．

左脚後枝，前枝周囲起源

左脚後枝，前枝周囲起源の心室期外収縮では，左脚 fascicular VT のアブレーションに準じて行う．至適通電部位では先行する Purkinje 電位（いわゆる P1 電位）を認めることがあり，同部位において 30～40 W の出力で通電する．

5 心室期外収縮に対するカテーテルアブレーションの合併症

心室期外収縮に対するアブレーションの合併症として，右室流出路の穿孔，冠動脈損傷，大動脈弁損傷，完全房室ブロックや完全左脚ブロックなどが挙げられる．

右室流出路の中隔側は安全であるが，自由壁側は穿孔する危険性があり，アブレーションカテーテルの操作は慎重さを要する．

冠動脈損傷は，左冠尖から通電する際に生じる危険性がある．特に左主幹部（LMT）の損傷は致命的であるので，必ず冠動脈造影を施行し，LMT よりも前方にくるようにカテーテルを時計方向に回転させる．また，肺動脈内からの通電の際にも冠動脈損傷の危険性がある．また大動脈損傷を防止すべく，冠尖から通電する場合には，55℃を超えないようにする．His 近傍の心室期外収縮では，完全房室ブロックのリスクがある．通電中の junctional rhythm の出現に注意し，無理な通電は厳禁である．また左室脚枝周囲において，Purkinje potential の先行度が大きく記録される部位は左脚の本幹に近い可能性もあるため，完全左脚ブロックとなることもあり注意が必要である．

Reference

1) Takemoto M, Yoshimura H, Ohba Y, et al. Radiofrequency catheter ablation of premature ventricular complexes from right ventricular outflow tract improves left ventricular dilation and clinical status in patients without structural heart disease. J Am Coll Cardiol. 2005; 45: 1259-65.

2) Baman TS, Lange DC, Ilg KJ, et al. Relationship between burden of premature ventricular complexes and left ventricular function. Heart Rhythm. 2010; 7: 865-9.

3) El Kadri M, Yokokawa M, Labounty T, et al. Effect of ablation of frequent premature ventricular complexes on left ventricular function in patients with nonischemic cardiomyopathy. Heart Rhythm. 2015; 12: 706-13.

4) Nogami A. Mapping and ablating ventricular premature contractions that trigger ventricular fibrillation: trigger elimination and substrate modification. J Cardiovasc Electrophysiol. 2015; 26: 110-5.

5) Lakkireddy D, Di Biase L, Ryschon K, et al. Radiofrequency ablation of premature ventricular ectopy improves the efficacy of cardiac resynchronization therapy in nonresponders. J Am Coll Cardiol. 2012; 60: 1531-9.

6) Ito S, Tada H, Naito S, et al. Development and validation of an ECG algorithm for identifying the optimal ablation site for idiopathic ventricular outflow tract tachycardia. J Cardiovasc Electrophysiol. 2003; 14: 1280-6.

7) Yamada T, Platonov M, Kay N, et al. Left ventricular outflow tract tachycardia with preferential conduction and multiple exits. Circ Arrhythm Electrophysiol. 2008; 1: 140-2.

8) Ouyang F, Fotuhi P, Ho SY, et al. Repetitive monomorphic vermicular tachycardia originating from the aortic sinus cusp. Electrocardiographic characterization for guiding catheter ablation. J Am Coll Cardiol. 2002; 39: 500-8.

9) Morady F, Kadish AH, DiCarlo L, et al. Long-term results of catheter ablation of idiopathic right ventricular tachycardia. Circulation. 1990; 82: 2093-9.

10) Santangeli P, Marchlinski FE, Zado ES, et al. Percutaneous epicardial ablation of ventricular arrhythmias arising from the left ventricular summit: outcomes and electrocardiogram correlates of success. Circ Arrhythm Electrophysiol. 2015; 8: 337-43.

[内藤滋人]

Ⅵ 心室頻拍に対するカテーテルアブレーション

1 心室頻拍（VT）の診断と分類

心室頻拍（VT）は脚以下の下位刺激伝導系や心室筋を起源あるいはリエントリー回路とする頻拍である．脚-Purkinje系が頻拍発生の主役を演じるものは，心電図で比較的幅の狭いQRS波形を呈するが，心室筋あるいはその瘢痕組織が関与する場合は幅広のQRS波形を示す．心エコーなど画像診断では構造的あるいは機能的障害を認めないことも多く，これらは特発性VTと呼ばれる．特発性VTは一部リエントリー性も含まれるが，多くは撃発活動など異常自動能が原因となる．そのため頻拍起源の同定が比較的容易であり，アブレーション治療が奏効することが多い．ただ頻拍の起源が心筋深層や外膜側に位置することも少なくなく，この場合はカテーテルのアクセスが困難であり治療に難渋することもある．全体的には特発性巣状VTに対するアブレーション成功率は発作性上室頻拍などと比較して低いことが示されている．特発性VTが長期予後を悪化させる可能性は低いので，アブレーションの適応は慎重に考慮し，安全性を重視したアブレーションに心がけるべきと考える．

一方，虚血性心疾患や，心筋症，弁膜症，炎症性疾患，心臓術後などに発生するもの（二次性VT）は原疾患の病態により様々なVTが観察される．その発生部位，機序も多彩であり，薬物治療などの保存的治療法に抵抗することも多い．この場合，頻拍を停止するための植込み型除細動器（ICD）が治療の基本となるが，実際のショック作動は患者さんのQOLや予後を悪化させることから，このICD作動を抑制するためにアブレーションが適応される．しかしアブレーションによりVTを完全に治癒させることは困難であり，たとえ手技のエンドポイントを達成していても再発するケースが少なくない．ICDのバックアップが必要な所以である．

二次性VTは比較的血行動態の安定したマッピング可能なVT（mappable VT）と，誘発されても持続が不安定であったり，血行動態が破綻するマッピング不能のVT（unmappable VT）に二分される．基礎心疾患の病態が進行した低心機能例では誘発されるVTの中で後者の割合が高い．現在，mappable VTに対するアブレーション手技はほぼ確立されているが，unmappable

VT に対するアブレーションについては標準的なアブレーション法が存在しない．これまでに様々な方略が考案され，その成績が報告されているが，いずれも少数例での検討でありどの方法が優れているのか明らかではない．また基礎疾患の種類によって VT の特性，好発部位などが異なるので，その病態に応じてテーラーメイド的に治療法を考慮すべきとも考えられている．本稿では現在の基質マッピングを基調とするアブレーション法を中心に解説する．

2 VT のメカニズムとアブレーションの標的

VT のメカニズムを，構造的心疾患を認めない特発性 VT と，これを持つ二次性 VT に分けて 表1 にまとめた．

特発性 VT

巣状 VT

特発性 VT の大部分は異常自動能であり，多くはアデノシン感受性激発活動（triggered activity）がその発生メカニズムといわれている．左右両心室の様々な領域が起源になりうることが報告されており，その領域によってカテーテルのアクセスや安定した留置が困難である．したがってアブレーションの成否は発生部位に依存するといっても過言ではない． 表2 に巣状 VT の起源，発生頻度，好発部位，心電図の特徴，アブレーションの難易度をまとめた．右室流出路あるいは三尖弁，僧帽弁輪部起源などの頻拍では比較的アプローチしやすく，またカテーテルを標的部位に固定しやすいので，アブレーションの成功率は比較的高い．一方，Cardiac summit や Crux など左室外膜起源の頻拍はアプローチが困難で，前室間静脈や冠状静脈洞などの血管内通電や心外膜アプローチを要することも少なくない．また乳頭筋起源の頻拍ではその起源が心筋深層に存在することもあり，また解剖学的特性からカテーテルの固定が困難である．当然のことながらアブレーションの成功率は低い．

比較的頻度の高い Valsalva 洞近傍の心室筋起源の頻拍も冠状動脈に近い左右冠尖をマッピングし，高周波を通電する手技であるので，合併症発生のリスクがある．またこの領域からの頻拍ではペースマッピングが参考にならないこともあり，通常は VT あるいは PVC 中の activation mapping あるいは局所で頻拍中の QRS 波形よりも先行する小さな電位（pre-potential）の存在を確

第2章 ● 不整脈治療の考えかた―②
脈不整脈性頻脈

表1 VTの分類、メカニズム、基礎疾患と好発部位とアブレーション方法

不整脈種類	メカニズム	基礎疾患と好発部位	アブレーション標的	アブレーション標的の同定法
特発性 VT				
巣状 VT	自動能亢進・撃発活動	・右室流出路、三尖弁輪部、His束近傍 ・左室流出路、大動脈弁前室間静脈近傍起源 (summit VT)、乳頭筋、僧帽弁輪部、冠静脈洞入口部下やや心臓静脈近傍 (Crux VT)	巣状興奮の起源	activation mapping や pace mapping を駆使して頻拍の起源を同定する
ベラパミル感受性頻拍	リエントリー	・左脚後枝領域 ・左脚前枝領域 ・左脚中隔領域	脚枝あるいは仮性腱索	比較的ダルな波形を呈する拡張後期電位 (P1 あるいは Pd 電位) と先鋭な波形を呈する前収縮期電位 (P2 あるいは Pp 電位) の両者が観察される部位を同定する。両電位が融合する場所 (Pp 電位の最早期興奮部位となる) が至適ターゲット
二次性 VT				
リエントリー性頻拍				
瘢痕部関連頻拍	チャンネル依存性リエントリー	・心筋梗塞では梗塞領域内の生残した防ぐ排血流との境界 ・拡張型心筋症ではむしろの心膜側のある病巣内のチャネル。比較的心外膜側や心基部側に存在することが多い。 ・肥大型心筋症では三次元的なランダムリエントリーが多い。疱を形成している場合は心筋不整。 ・その他、本文参照	リエントリー回路内の緩徐伝導部位 (チャネル、峡部)	興奮伝播マッピングが可能なVTに対しては entrainment や pace mapping を駆使する。責任チャネルを同定する。一方マッピング不可能なVTに対しては substrate mapping で基質の評価を行い、pace mapping や異常電位ガイドにアブレーション標的を探索する。様々なアブレーション戦略がある（表3 参照）
His-Purkinje関連頻拍	峡部依存性リエントリー	特に下壁梗塞遠隔期に発生することが多く、僧帽弁と梗塞病変に挟まれた峡部を緩徐伝導路とする。その他、三尖弁輪部や手術切開瘢痕周囲組織を峡部とするVTが報告されている	峡部と解剖学的峡間間の峡部	activation mapping や entrainment 手法を用いて、峡部間の回路内にあることを確認する。両方向性に回路可能性を考慮する
脚間・脚枝間リエントリー	脚間・脚枝間リエントリー	・拡張型心筋症のみならず、虚血性心筋症にも出現しうる稀な頻拍 ・頻拍の成立には広範囲なヒス束伝導系から障害が必須条件となる	右脚、左脚後枝あるいは前枝。(左脚前脚の巡行伝導が保たれていることが多く、房室ブロックを回避するために後に後枝が標的になることが多い)	脚枝電位。Purkinje 電位をガイドに同定する。電気生理学的な診断基準を満足することが重要
束枝内リエントリー	束枝内リエントリー	・ベラパミル感受性特発VTに類似した機序を呈する ・心筋梗塞後、虚血性心筋症、サルコイドーシスなどに発生することが報告されているが、臨床的に稀な頻拍。左脚後枝領域＞前枝領域	ベラパミル感受性頻拍と同様	ベラパミル感受性頻拍と同様
異常自動能				
巣状自動能	異常自動能	・梗塞巣や障害部位では生残Purkinje 線維をもって下位刺激伝導系からの発生が多い ・梗塞後や僧帽弁逸脱症例では乳頭筋起源のVTあり ・その他、特発性 VTに類似したVTを合併することがある	巣状興奮の起源	activation mapping や pace mapping を駆使して、起源を同定する

260

JCOPY 498-13656

表2　特発性巣状 VT の起源、特徴とアブレーションの難易度

頻拍起源	発生頻度	好発部位	心電図の特徴	アブレーション難易度
右室流出路中隔起源	20～30%	前壁が多い	LBBB型　下方軸　移行帯≧V3 ・I誘導：QS or rS　下方誘導で高いR波	易
右室流出路自由壁起源	10～20%	自由壁側	LBBB型　下方軸　移行帯≧V3 ・I誘導：R or Rs・下方誘導でRR'パターン（ノッチあり）	易
Valsalva 洞内	20%	大動脈左冠尖 (LCC) 大動脈右冠尖 (RCC) 左右冠尖の交連部 (L-RCC)	LBBB型　下方軸 ・LCC：移行帯≦V2　R波のⅢ/Ⅱ比>0.9 ・RCC：移行帯≦V3　R波のⅢ/Ⅱ比<0.9 ・L-RCC：右胸部誘導でqrsパターン	比較的難
肺動脈弁上	4%	中隔側が多い	LBBB型　下方軸　移行帯≧V3 ・右室流出路中隔起源のVT波形に類似 ・Q波のaVR/aVL比>1.0 ・下方誘導でR波の振幅が高い (>2.5 mV)	比較的難
His 束近傍	—	右室流入路　His 束近傍	LBBB型　下方軸　移行帯≧V4 ・比較的narrow QRS波形、R波振幅　Ⅱ＞Ⅲ誘導 ・aVL誘導でRSR'、RR'パターン	難
三尖弁輪部中隔側	6%	前中隔に多い	LBBB型　下方軸　移行帯<V3 ・比較的narrow QRS波形、V1誘導でQS パターン	難
三尖弁輪自由壁側	2%	三尖弁輪　自由壁側	LBBB型　下方軸（前壁） ・正常軸か左軸偏位（後、後側壁） ・移行帯≧V4、wide-QRS波形、V1誘導でrSパターン	易
左室流出路（心内膜）	2%	大動脈弁下　中隔側 aorto-mitral continuity (AMC)	中隔側起源 ・RBBB or LBBB型　下方軸、・やや narrow QRS AMC起源 ・RBBB　下方軸、qR or R in V1 ・胸部誘導でS波（−）、narrow QRS	難
左室流出路（心外膜）	2%	LV summit (2本の左冠動脈主幹部に囲まれた領域)	LBBB型　下方軸　移行帯≦V2 ・外膜起源のため　MDI高値≧0.55、偽性Δ波の存在	難
僧帽弁輪部	5%	前側壁: 60%　後中隔: 24% 後壁: 13%	wide QRS（中隔起源は narrow) ・右脚ブロック型 ・前側壁: 下方軸　後壁: 高中隔、上方軸	易
乳頭筋	5%	後乳頭筋: 2/3、前乳頭筋: 1/3	wide QRS　右脚ブロック型 ・後乳頭筋: 上方軸　前乳頭筋: 下方軸 ・V6誘導: R/S<1	難
Crux 起源	2%	CS 近傍＞中心静脈近傍	wide QRS 外膜起源のため ・MDI高値　・偽性Δ波・下方誘導でQS 波形	難

2・非薬物治療の考えかた―⑤心室頻拍に対するカテーテルアブレーション

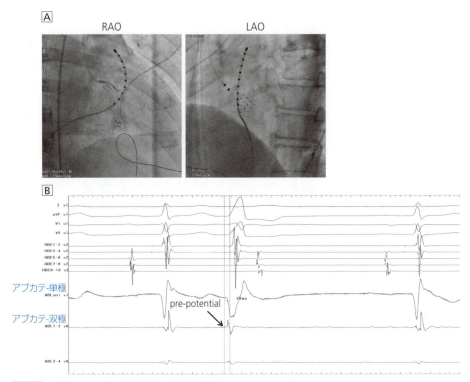

図1 アブレーション成功部位に観察された pre-potential

A: 左冠尖近傍の心室筋起源の特発性 VPC に対して特殊なデザインの多電極カテーテルを用いて Valsalva 洞内のマッピングを施行した．4極 X4 スプラインの形状で，先端領域は柔らかく安全性が高い．

B: アブレーション成功部位では矢印の如く QRS の立ち上がりよりも 38 ms 先行する pre-potential が認められる．

認してアブレーションを行う．近年は多点から電位同時記録が可能で，かつ安全性の高いマッピングカテーテルが使用できるようになり，アブレーションの精度，安全性が向上している 図1, 2 ．

現行のアブレーション適応ガイドライン[1)]では，有症候性の特発性持続性 VT はクラス I 表3 に分類されている．一方，心室期外収縮に対しても流出路起源のものに限ってクラス IIa 表4 とアブレーションが推奨されたかたちである．前述したように起源へのアプローチやカテーテルの留置に高度の技術が必要なことも多いことから，流出路以外の起源に対しては十分なトレーニングと経験を積んだ術者（施設）が行うべき治療と考える．

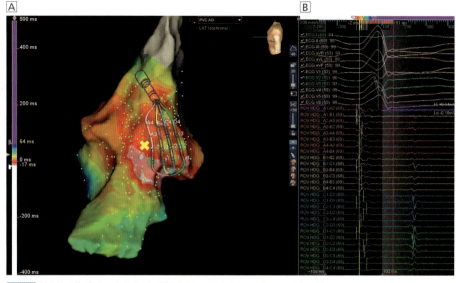

図2 特別にデザインされた多電極カテーテルを用いたマッピング

A：三次元マッピングシステムの画像上はマッピング・カテーテルの位置がリアルタイムに表示されている．

B：様々な組み合わせの双極電位が下に示されている．上段の体表面心電図QRS波の立ち上がりよりも先行する電位（一部 pre-potential が含まれる）が観察され，左 activation map 画像に反映されている．図1 に示すアブレーション成功部位は左図内の黄色×印の箇所．

ベラパミル感受性左側 VT（fascicular VT）

　ベラパミル感受性VT（ILVT）は特発性VTの中で，唯一リエントリーをメカニズムとする頻拍である．左脚後枝領域の Purkinje 線維が頻拍回路に含まれる後枝型，前枝領域を回路とする前枝型，さらに上部中隔に回路の出口が存在する上部中隔型が存在するが，このうち後枝型の頻度が8割以上を占める．アブレーションは左脚分枝領域で観察される低振幅の2つの局所電位（拡張期電位: P1 あるいは Pd 電位，前収縮期電位: P2 あるいは Pp 電位と称される）をガイドに行われる．Pd 電位は回路内の緩徐伝導路を反映し，Pp 電位はその出口（Purkinje 線維）から左脚分枝の興奮を反映するといわれる．VT 中の entrainment pacing により Pd が選択的に捕捉され concealed entrainment が証明されれば Pd 電位が緩徐伝導路に含まれると証明されるが，これは非常に稀な現象である．現段階では拡張早期に認められる Pd 電位はバイスタンダーであることが多いことから，拡張期後期に認められ Pd 電位があり，Pp 電

表3 単形性持続性VTに対するカテーテルアブレーションの推奨とエビデンスレベル

	推奨クラス	エビデンスレベル	Minds推奨グレード	Mindsエビデンス分類
症状を有する特発性持続性VTで，薬物治療が有効または未使用でも，患者が薬物治療よりもカテーテルアブレーション治療を希望する場合	I	B	B	Ⅲ
無症状あるいは症状が軽微な特発性持続性VTで，薬物治療が有効または未使用でも，患者が薬物治療よりもカテーテルアブレーション治療を希望する場合	Ⅱa	B	B	Ⅳb
器質的心疾患をともなうインセサント型単形性VTあるいは電気的ストームで，薬物治療が無効または副作用のため使用不能な場合	I	C	C1	Ⅳb
症状を有する虚血性心疾患にともなう単形性持続性VTで，薬物治療が無効または副作用のため使用不能な場合	I	B	A	Ⅱ
虚血性心疾患にともなう単形性持続性VTで，ICDの植込み後に抗頻拍治療が頻回に作動する場合	I	B	A	Ⅱ
虚血性心疾患にともなう単形性持続性VTで，ICDの初回植込み術周術期	Ⅱa	B	B	Ⅱ
アミオダロン内服中の虚血性心疾患における単形性持続性VTの再発	I	B	A	Ⅱ
非虚血性心筋症にともなう単形性持続性VTで，薬物治療が無効または副作用のため使用不能な場合	Ⅱa	B	B	Ⅳa
脚間・脚枝間リエントリー性頻拍	I	C	A	V

〔日本循環器学会/日本不整脈心電学会合同ガイドライン．不整脈非薬物治療ガイドライン（2018年改訂版）．www.j-circ.or.jp/guideline/pdf/JCS2018_kurita_nogami.pdf[1]（2019年6月閲覧）〕

位と近接するか融合波形を呈する領域での通電が勧められる．他方，ILVTのリエントリー回路の全貌は現在も不明のままである．緩徐伝導路の解剖学的基質は，① 障害されたPurkinje網，② 仮性腱索，③ 乳頭筋組織など，諸説存在するが，いまだ実態は明らかではない．

二次性VT

構造的心疾患に発生するVTは **表1** に示すように様々なメカニズムが存在する．しかしその大部分は瘢痕部関連リエントリー性頻拍であることから，本メカニズムに対するアブレーション法に焦点を当てる．

表4 PVC・NSVT に対するカテーテルアブレーションの推奨とエビデンスレベル

	推奨クラス	エビデンスレベル	Minds推奨グレード	Mindsエビデンス分類
反復する特発性多形性 VT や特発性 VF の契機になっている PVC で，薬物治療が無効または副作用のため使用不能な場合	I	B	B	V
症状や心機能低下の原因と考えられる頻発性 PVC（1 日総心拍数の約 10％以上）で，薬物治療が無効または副作用のため使用不能な場合，あるいは患者が薬物治療を希望しない場合	I	B	A	I
症状を有する特発性右室あるいは左室流出路起源の PVC で，薬物治療が無効または副作用のため使用不能な場合，あるいは患者が薬物治療を希望しない場合	IIa	B	C1	III
PVC，NSVT が原因で心臓再同期療法のペーシング率が低下して十分な効果が得られず，薬物治療が無効または副作用のため使用不能な場合	IIa	B	B	IVa
NSVT に対して ICD 治療が頻回に作動し，薬物療法が無効または副作用のため使用不能な場合	I	B	A	IVa
症状を有する流出路以外の起源の特発性 PVC で，薬物治療が無効または副作用のため使用不能な場合，あるいは患者が薬物治療を希望しない場合	IIb	B	C1	IVb
無症状の右室あるいは左室流出路起源の特発性 NSVT で，薬物治療が有効または未使用でも，患者が薬物治療よりもカテーテルアブレーション治療を希望する場合	IIb	C	C1	VI
器質的心疾患にともなう頻発性 PVC で，薬物治療が有効または未使用でも，患者が薬物治療よりもカテーテルアブレーション治療を希望する場合	IIa	B	B	IVb

〔日本循環器学会/日本不整脈心電学会合同ガイドライン．不整脈非薬物治療ガイドライン（2018 年改訂版）．www.j-circ.or.jp/guideline/pdf/JCS2018_kurita_nogami.pdf[1]（2019 年 6 月閲覧）〕

リエントリー回路の好発部位について

リエントリー回路内の緩徐伝導路（チャネル）は基礎心疾患によって好発部位に違いがある．心筋梗塞遠隔期では梗塞域内の生残心筋や非虚血域との境界に存在することが多く，これは責任血管（梗塞部位）に左右される．一方拡張型心筋症ではむらのある病巣内に複数のチャネルを形成することがあるが，その中でも比較的心外膜側や心基部側に存在することが多い．肥大型心筋症では3 次元的ランダム・リエントリーのため多型性 VT を呈することが多い．病態

が進行し心尖部瘤が進行している場合は同部にチャネルを形成し，頻拍は単形成VTとなる．心サルコイドーシスでは当初は心室中隔に回路を形成するが，進行すると左右心室の多領域に及ぶ．不整脈原性右室心筋症（ARVC）では右室流出路，心尖部，下壁（基部側）のいわゆるtriangle of dysplasiaにチャネルを形成することが多いが，病態が進行すると左室にも拡大する．

マッピング可能な（mappable）VTに対するアブレーション

頻拍が持続し血行動態も安定するいわゆるmappable VTに対する，アブレーション法は確立されており，その詳細は他書籍を参照されたい[2]．Mappable VTでは，時間をかけてactivation mappingを描くことができるので，基質（電位波高）マッピングのデータと併せて，チャネルの空間的局在が明らかとなる．その中でも出口よりの比較的チェネル幅の狭い領域に対して，点状あるいは線状に高周波を通電する．もちろん通電前には同部でentrainment pacingを行い，concealed entrainmentを確認することを忘れてはならない．

マッピング不能な（unmappable）VTに対するアブレーション方略

頻拍の持続が不安定なVTや血行動態が破綻するVTではactivation mappingの描写は困難であり，リエントリー回路やチャネルの局在を確認することができない．この場合は基質（電位波高）マッピングのデータを基に，局所電位の性状やペースマッピングなどを駆使して，リエントリー回路や緩徐伝導部位（チャネル）の概容を想定しこれを通電により修飾する戦略がとられる．1990年代後半から様々な方法が考案されその成績が報告されているが，そのほとんどは単施設による少数例を対象とした検討である．またこれまでに基質アブレーション法の1対1比較試験は行われておらず，いかなる術式が優れているのか明らかではない．今回は，基質アブレーションの歴史を振り返り，各アブレーション法の術式，エンドポイント，焼灼範囲，急性成功率，遠隔期無再発率などを再検討し，現時点で安全性，有効性が高く，最も将来性が期待できる戦略は何かを考察したい．

表5に既報のアブレーション法とその方法，成績などをまとめた．2000年代前半に報告された方法（No. 1～4）[3-6]はいずれもチャネルと想定される部分，あるいは障害心筋内あるいは障害心筋と房室弁などの解剖学的障壁間の峡部を横断的に，かつ線状に焼灼する方法である．対象の多くは陳旧性心筋梗塞であり，心内膜側のみからのマッピングとアブレーションを行っている．また時代背景からイリゲーション・カテーテルを用いているケースはほとんどな

く，そのため急性期成功率（エンドポイントは VT 非誘発性の獲得）は 44〜70％と低い値にとどまっている．また約 1 年後の遠隔期無再発率も 70％台であり，4 人に 1 人は治療 1 年以内に VT が再発することになる．

　次世代に注目されたのが異常電位に対するアブレーションで，観察された異常電位を全て消滅させることを目標としている．初期に標的にされたのが局所電位で観察される isolated delayed potential（IDP）であり[7]，これは約 10 年後に有効性が確認された late potential ablation（LPA）[8]に引き継がれていく．さらにはフランスのボルドー・グループで考案された local abnormal ventricular activities（LAVA）アブレーション[9]へと進化していく．LAVA は LP と異なり，洞調律中の局所電位で QRS 波形から遅延しない破砕電位を含めているところが重要なポイントである．この破砕電位が頻拍中あるいはペーシング中に拡張期時相に偏移することも多いことが知られている．すなわちこれらの電位もチャネルを反映する電位である可能性がある．これら異常電位通電法の時代はすでに心外膜アプローチ法やイリゲーション・カテーテルが一般的に使用されているが，LP や LAVA 消失に成功する割合はそれぞれ 84％，70％であり，また不成功例では急性効果が低く遠隔期無再発率が高いという欠点がある．この欠点を補うかのように同時期に考案されたのが scar homo-ginization 法[10]である．これは心内膜および心外膜側から梗塞領域内の残存電位（異常電位）を標的としこれをすべて消滅させることを目的としている．この研究は VT 基質アブレーション法の研究の中では珍しく，基質＋ペースマップガイドの短い線状アブレーション法を対照とした多施設前向き比較試験である．本法では線状アブレーションと比較し，急性期効果が高く，また平均 22 カ月後という比較的長い経過観察における VT 無再発率が 81％と対照群の 53％よりも有意に高い結果となった．しかしながら，瘢痕内の生残組織をことごとく焼灼するために通電時間が他の方法と比較して大幅に延長している．またこれだけの通電を行うことにより心機能などに及ぼす影響が危惧されるところである．

　さらに異常電位アブレーションと並行して，瘢痕内に存在するチャネルを形成しうる領域を標的としてアブレーションを行い，チャネルを潰していく戦術（scar dechanneling）が取り入れられた．最初の報告[11]では対象が ARVC に限定されているが，非常に良い成績が示されている．mappable VT アブレーション後に，瘢痕部内に同定されるチャネルを標的とする．チャネルの定義は

第2章 ● 不整脈治療の考えかた―②頻脈性不整脈

表5 これまでに報告された基質アブレーション法とその方法，成績など

番号	基質アブレーション法	文献発表年	対象	アブレーション・デザイン	峡部（チャネル）同定法	基質アブレーション標的部位	エンドポイント
1	線状焼灼 linear ablation lesions	文献3 2000年	ICDの頻回作動のあった16例（IHD 9例，NICM 7例）	瘢痕組織から解剖学的障壁あるいは正常組織までの線状焼灼	ペースマッピング	瘢痕境界領域	非誘発性
2	短い線状焼灼 short ablation lines	文献4 2002年	OMI 40例（下壁28例，前壁7例，両者5例）	瘢痕組織境界線と平行に短い線状焼灼を行う	エントレインメント，ペースマッピング	瘢痕境界領域	非誘発性
3	ペーシング不能の瘢痕部位マッピング electrically unexcitable scar（EUS）mapping	文献5 2002年	OMI 14例（下壁5例，前壁2例，両者7例）	EUSガイドにチャネルを同定し，峡部を横断的に線状焼灼	エントレインメント，ペースマッピング	EUS間，あるいはEUSと解剖学的障壁間のチャネル	非誘発性
4	電位波高マッピングによる伝導チャネル同定 voltage defined conducting channel（CC）	文献6 2004年	OMI 26例	CCを横断的に線状焼灼	梗塞瘢痕部の局所電位のvoltageの定義（設定）を変更することによりCCを同定する	梗塞瘢痕部内の伝導チャネル	1) 非誘発性 2) CC関連VTの消失あるいは局所孤立性遅延電位の消失
5	孤立性遅延電位アブレーション isolated delayed component（IDC）ablation	文献7 2003年	合計24例（ICM 21例 NICM 2例 T/F 1例）	point-by-point abltion 6例でエントレインメント・マッピング・ガイド，残り18例がIDCを標的とする	エントレインメント，ペースマッピング	局所遅延電位（E-IDC）	1) 非誘発性 2) unmappable VTではIDCの消失
6	遅延電位の撲滅 late potential abolition（LPA）	文献8 2012年	合計64例（CAD 41例 IDCM 23例 この内50例でLP陽性）	mappable VTに対してはactivation mapガイドでアブレーション，停止後にLPAを行う unmappable VTに対しては洞調律中にLPAを目指す	施行せず	局所電位でLP陽性領域	LPA
7	心内膜＋外膜からの瘢痕組織均一化 endo-epicardial homoginization of the scar 前向き多施設共同試験	文献9 2012年	ICDが植込まれ，3回/日以上の頻回作動（ストーム）を経験したICM 92例	1群(49例)：従来からの心内膜アブレーションのみ（unmappable VTに対しては基質＋ペースマップガイドのshort-line） 2群(43例)：心内膜および心外膜側から梗塞範囲内の残存電位（異常電位）を標的とし，これを消滅させる	1群: エントレインメント，ペースマッピング 2群: 施行せず	1群: 瘢痕境界領域，伝導チャネル 2群: 瘢痕内生残組織	両群とも非誘発性
8	LAVAアブレーション local abnormal ventricular activities（LAVA）	文献10 2012年	VTを合併する構造的心疾患症例 70例（ICM: 56例 NICM: 14例）	mappable VTに対しては峡部アブレーション施行，停止後にLAVAアブレーションを行う unmappable VTに対しては洞調律中にLAVA消失を目指す	mappable VTのみ: エントレインメント その他: 施行せず	mappable VT: 伝導チャネル＋LAVA unmappable VT: LAVA	LAVAの消失

アプローチ法	焼灼範囲	高周波回数（焼灼線数）あるいは焼灼時間	急性効果	経過観察期間（平均）	経過観察結果	VT無再発率
心内膜側のみ	高周波	大	焼灼回数 平均55回（平均4線状焼灼）	7例でVT誘発不能に（44%）	3〜36カ月（8カ月）	12例は無再発，4例で再発	75%
心内膜側のみ	高周波（12例でイリゲーション・カテーテルを使用）	小	焼灼回数 峡部同定25例：平均18回 峡部同定不能15例：平均22回	峡部同定可能例：18/25（72%）峡部同定不能例：5/15（33%）	1〜32カ月（9カ月）	峡部同定可能例：7/25例（28%）で再発 峡部同定不能例：8/15例で再発	峡部同定可能例：72% 峡部同定不能例：47%
心内膜側のみ	高周波	小	焼灼回数 平均24回（平均2線状焼灼）	10/14例で誘発不能に（71%）	5±12カ月	4例で再発	71%
心内膜のみ	高周波	小	焼灼回数 平均14回（平均1.3線状焼灼）	17/26例で誘発不能に（65%）	17±11カ月	6例で再発	77%
心内膜のみ	高周波	小	焼灼回数 11±8回：1〜35回	18/24例で誘発不能に（75%）	9±4カ月	5例で再発	79%
LP陽性50例のうち 1）心内膜のみ：29例 2）心外膜のみ：3例 3）両方：18例	高周波（イリゲーション・カテーテル）	中	記載なし（LP領域面積：22.2±17.0 cm^2）	アブレーション前にVT誘発可能であった35例中25例で誘発不能に（71%）．LPA成功例：5/42例で誘発 LPA不成功例：5/8例で誘発（P=0.001）	13.4±4.0カ月	10例で再発 LPA成功例：4/42例で再発 LPA不成功例：6/8例で再発	全体で80% LPA成功例：90.5% LPA非成功例：25%
1群：心内膜のみ 2群：心内膜＋心外膜	高周波（イリゲーション・カテーテル）	極大	焼灼時間 1群：39±17分 2群：74±21分	1群：clinical VTは100%抑制，VF，多形性VTなどは9例（18%）で誘発 2群：clinical VTは100%抑制，VF，多形性VTなどは5例（12%）で誘発	22カ月	1群：23例で再発 2群：8例で再発	1群：53% 2群：81% P=0.006
心内膜のみ：49例 心内膜＋心外膜：21例	高周波（イリゲーション・カテーテル）	大	焼灼時間 23±11分 LAVA消失群：26±11分 LAVA非消失群：18±9分 P=0.007	全症例：49/70例（70%）で誘発不能に LAVA消失群：32/47例（68%）LAVA非消失群：14/20（70%）	22カ月	全体：32例で再発 LAVA消失群：15例で再発 LAVA非消失群：15例で再発	全体：54% LAVA消失群：68% LAVA非消失群：25% P<0.05

（次ページにつづく）

表5 つづき

番号	基質アブレーション法	文献発表年	対象	アブレーション・デザイン	峡部（チャネル）同定法	基質アブレーション標的部位	エンドポイント
9	瘢痕部伝導チャネル・アブレーション scar dechanneling	文献 11 2012年	ARVC 11 例 SMVT 6 例, ストーム 5 例, ICD 植込み後 6 例	2 種類の伝導チャネル (CC) のエントランス部位にアブレーションを行い CC を離断する 1) 瘢痕部に LP を認め, 順行性伝導を示す場合（LP チャネル） 2) voltage map から得られる瘢痕間, あるいは瘢痕-三尖弁間のチャネル（Voltage チャネル）	mappable VT のみ: エントレインメント, activation map その他施行せず	伝導チャネル (CC) ・mappable VT チャネル ・LP チェネル ・voltage チャネル	伝導チャネル(CC) の消失
10	連結チャネルのアブレーション interconnected channel ablation	文献 12 2013年	ICD 作動のあった構造的心疾患 21 例（うち ES 9 例）(ICM 15 例, NICM 2 例, その他 4 例)	すべての LP にタグをつけ, ペースマップを行う. VT が誘発されるか, 複数の出口がある場合はチャネル由来の電位と考慮する. 早期に認められる LP（エントランス領域）をアブレーションし多点同時記録により認められる周囲の遅れた拡張期電位に対して影響があるかを確認する	mappable VT のみ: エントレインメント その他施行せず	伝導チャネル 特にエントランス領域	完全成功 非誘発性 部分成功 clinical VT が誘発不能となる
11	円周状の瘢痕部隔離術 circumferential scar isolation	文献 13 2014年	再発性 ICD ショック作動を認める OMI 12 例 (ES 7 例を含む)	平均 62 cm² の低電位領域（破砕電位や LP を含む）を円周状に高周波を通電し, 周囲の健常心筋から隔離する	施行せず	瘢痕部と健常心筋の境界部	瘢痕部の電気的隔離（CircSI）
12	頻拍発生に関与する瘢痕部隔離術 core isolation (CI) of critical arrhythmias	文献 14 2015年	VT の既往のある構造的心疾患 44 例 (ICM 32 例 DCM 4 例)	dense scar (<0.5 mV) 内で VT 回路を形成することが電気生理学的データで確認される部位を含む芯の領域を全周性に隔離する方法（平均面積は 11 cm² であり瘢痕部の約 20%）	ペースマッピング LP の確認	dense scar 内の頻拍発生に関与する領域	core isolation(CI) 定義: 両方向性ブロック, LP の消失

2 つあり, ① 多点で LP を認め, これが順行性伝導を示す場合(LP チャネル), ② 電位波高マッピングのデータから同定できる瘢痕間, あるいは瘢痕-三尖弁輪間の峡部（voltage チャネル）とし, チャネルは 11 例で計 32 個が同定された. この多くは心外膜側からのマッピングで同定されており dechanneling のために心外膜からの通電が多くなる. アブレーションの結果, 全例で誘発不能となり, 平均 11 カ月の時点での無再発率が 91% と非常に高い値を示してい

アプローチ法		焼灼範囲	高周波回数（焼灼線数）あるいは焼灼時間	急性効果	経過観察期間（平均）	経過観察結果	VT無再発率
前例で心内膜＋心外膜アプローチ 総チャネル数 32個 ・心内膜側 7個 ・心外膜側 25個	高周波（イリゲーション・カテーテル）	中	焼灼回数 ・心内膜側: 8.9±7.2回 ・心外膜側: 16.5±5.4回	全例でVT誘発不能に	6〜24カ月（平均11カ月）	1例で再発	91%
9例: 心内膜＋心外膜アプローチ 12例は心内膜のみ	高周波（イリゲーション・カテーテル）	小	焼灼回数 1〜26回（平均9.8回）	2例では当初から誘発不能 16例で完全成功（84%）3例で部分成功（16%）	6〜18カ月（平均11カ月）	全例で無再発	100%
心内膜のみ	高周波（イリゲーション・カテーテル）	大	焼灼回数を40回を超えないようにする（安全性のため制限を設ける）	6例でCircSIに成功(50%)6例で不成功（50%）	10〜26カ月（平均16カ月）	CircSI成功群: 5例で無再発 CircSI非成功群: 3例で無再発	67%
心内膜のみが大部分 5例で心外膜焼灼を追加	高周波（イリゲーション・カテーテル）	大	焼灼回数 111±91回	37例でCIに成功（84%）7例で非成功（16%）	4〜36カ月（平均17.5カ月）	CI成功群: 4例で再発 CI非成功群: 2例で再発	全体で86% CI成功群: 89% CI非成功群: 71% P=0.013

る．この結果を他の心疾患に外挿することはできないが，その後虚血性心筋症，拡張型心筋症を含むICDショック作動例を対象として類似した方法でアブレーションが行われ，高い有効性が確認された[12]．この方法では同時多点マッピングを行いながら，すべてのLPにタグをつけていく．LP陽性部位からのペーシングによりVTが誘発されるか，複数の瘢痕部からの出口が確認されれば，チャネル由来の電位と判定される．健常部に近いエントランス領域に対し

て通電を加えると，多くの場合焼灼部位から離れたチャネル内の他の LP が消失あるいは，遅延することが多い．したがって，通電回数も少なくなり平均約10 回の通電で連結チャネルのアブレーションに成功している．急性期成功率も高く，術後平均 11 カ月の経過観察中に 1 例も再発を認めていない．

近年，陳旧性心筋梗塞を対象として，瘢痕部の周囲を円周状に通電し瘢痕部を周囲組織から電気的隔離する方法（circumferential scar isolation: Circ-SI）[13]が導入された．この方法では通電回数が多くなることが予想されるので，セッション時間や安全性を考慮し，通電回数は 40 回までと制限されている．したがって，Circ-SI に成功するのは半数にとどまり，当然のことながら非成功例では再発が多くなる．全体では平均 16 カ月の観察期間での無再発率は67％にとどまる．さらに最近では瘢痕領域全体を隔離するのではなく，瘢痕組織内でも EPS により VT 回路を形成することが確認されている core な部分を隔離する方法（core isolation）[14]が発案され，ICM が主体の 44 例に適応されその成績が報告された．core の面積は平均 11 cm^2 で，瘢痕部総面積の 20％にとどまることが示されている．これにより隔離成功率も高くなり（84％），長期成績も向上している．

以上より，手技の安全性，急性期および遠隔期成績を含む有効性などを勘案すると，現時点では interconnected channel isolation 法（ 表3 の No.10）[12]か core isolation 法（ 表3 の No.12）[14]が優れた方法であると判断される．しかしながら，この 2 報ともいずれも米国からの報告であり多くは虚血性心疾患を対象としていることから，OMI-VT の頻度の少ない本邦でも同様な成績を得られるかは不明である．

おわりに

瘢痕部関連 VT に対する基質アブレーションにおいては，患者ごとに基礎心疾患，障害の拡がりや分布様式を詳細に検討し，治療戦術を決定するテーラーメイド・アプローチが重要である．症例によっては複数の戦術を組み合わせて行うことも選択肢の一つと考えられる． 表3 に示した unmappable VT に対する基質アブレーション法はいずれも，最初に mappable VT があればこれを確実にアブレーションした上で施行されている．繰り返しになるが，mappable VT に対するアブレーションを行うための知識，技能が VT アブレーションの第一歩であることを強調しておきたい．

📖 Reference

1) 日本循環器学会/日本不整脈心電学会合同ガイドライン. 不整脈非薬物治療ガイドライン（2018 年改訂版）. www.j-circ.or.jp/guideline/pdf/JCS2018_kurita_nogami.pdf

2) 野上昭彦, 小林義典, 里見和浩, 編. 心室頻拍のすべて. 東京: 南江堂; 2016.

3) Marchlinski FE, Callans DJ, Gottlieb CD, et al. Linear ablation lesions for control of unmappable ventricular tachycardia in patients with ischemic and nonischemic cardiomyopathy. Circulation. 2000; 101: 1288-96.

4) Soejima K, Suzuki M, Maisel WH, et al. Catheter ablation in patients with multiple and unstable ventricular tachycardias after myocardial infarction: short ablation lines guided by reentry circuit isthmuses and sinus rhythm mapping. Circulation. 2001; 104: 664-9.

5) Soejima K, Stevenson WG, Maisel WH, et al. Electrically unexcitable scar mapping based on pacing threshold for identification of the reentry circuit isthmus: feasibility for guiding ventricular tachycardia ablation. Circulation. 2002; 106: 1678-83.

6) Arenal A, del Castillo S, Gonzalez-Torrecilla E, et al. Tachycardia-related channel in the scar tissue in patients with sustained monomorphic ventricular tachycardias: influence of the voltage scar definition. Circulation. 2004; 110: 2568-74.

7) Arenal A, Glez-Torrecilla E, Ortiz M, et al. Ablation of electrograms with an isolated, delayed component as treatment of unmappable monomorphic ventricular tachycardias in patients with structural heart disease. J Am Coll Cardiol. 2003; 41: 81-92.

8) Vergara P, Trevisi N, Ricco A, et al. Late potentials abolition as an additional technique for reduction of arrhythmia recurrence in scar related ventricular tachycardia ablation. J Cardiovasc Electrophysiol. 2012; 23: 621-7.

9) Di Biase L, Santangeli P, Burkhardt DJ, et al. Endo-epicardial homogenization of the scar versus limited substrate ablation for the treatment of electrical storms in patients with ischemic cardiomyopathy. J Am Coll Cardiol. 2012; 60: 132-41.

10) Jaïs P, Maury P, Khairy P, et al. Elimination of local abnormal ventricular activities: a new end point for substrate modification in patients with scar-related ventricular tachycardia. Circulation. 2012; 125: 2184-96.

11) Berruezo A, Fernández-Armenta J, Mont L, et al. Combined endocardial and epicardial catheter ablation in arrhythmogenic right ventricular dysplasia incorporating scar dechanneling technique. Circ Arrhythm Electrophysiol. 2012; 5: 111-21.

12) Tung R, Mathuria NS, Nagel R, et al. Impact of local ablation on interconnected channels within ventricular scar: mechanistic implications for substrate modification. Circ Arrhythm Electrophysiol. 2013; 6: 1131-8.

13) Tilz RR, Makimoto H, Lin T, et al. Electrical isolation of a substrate after myocardial infarction: a novel ablation strategy for unmappable ventricular tachycardias—feasibility and clinical outcome. Europace. 2014; 16: 1040-52.

14) Tzou WS, Frankel DS, Hegeman T, et al. Core isolation of critical arrhythmia elements for treatment of multiple scar-based ventricular tachycardias. Circ Arrhythm Electrophysiol. 2015; 8: 353-61.

[小林義典]

TOPICS 9 特殊な疾患に対するカテーテルアブレーション
(Brugada 症候群, CPVT, 特発性心室細動)

　植込み型除細動器（ICD）の出現で心室細動（VF）患者の予後は著明に改善した．しかし，ICD は予防治療にはなり得ず，VF はいったん生じると電気的ストーム状態に陥ることもあるため，VF 再発予防が必要である．また，心機能や QOL の観点からも VF に対する ICD ショック作動は防がなければならない．反復性 VF 治療の基本は，Ⅲ群抗不整脈薬，β遮断薬，深鎮静，心不全管理，電解質補正，心筋虚血解除であるが，それでもなお VF 再発が抑制できない場合，緊急避難治療としてカテーテルアブレーションが果たす役割は大きい．

　本稿では器質的心疾患を有さない Brugada 症候群，カテコラミン誘発多形性心室頻拍(CPVT)，特発性 VF に対するカテーテルアブレーションに関して解説する．

●Brugada 症候群

　2003 年，Haïssaguerre らは Brugada 症候群に対するカテーテルアブレーションを初めて報告した[1]．これは VF のトリガーとなる心室期外収縮（VPC）を焼灼するアプローチであったが，右室流出路起源が 2 例，右室末梢 Purkinje 起源が 1 例であった．

　一方，2011 年 Nademanee らは Brugada 症候群に対する右心室心外膜への基質アブレーションを報告した[2]．症例は 9 例で，右心室心外膜側の異常電位部分（低電位，分裂電位，遅延電位）を広範に高周波焼灼した 図1A．9 例中 7 例で VF が誘発不能となり，9 例中 8 例では Brugada 型心電図異常も消失した 図1B．その後，右室心外膜からの基質アブレーションに関しては多数の施設から追試するデータが報告され，Na チャネル遮断薬投与により異常電位部位を強調させ拡大基質アブレーションを行う方法やアブレーションのエンドポイントを確認する方法も報告されている[3-5]．

　Brugada 症候群に対するアブレーションにおいて，VF を引き起こすトリガーVPC を心内膜側からアブレーションする手法と右室心外膜の異常電位を基質アブレーションする手法のいずれを優先するべきかに関してはいまだ不明である[6]．図2A は VF ストームで入院した症例の 12 誘導心電図である[6]．前胸部誘導はsaddle back 型を呈し，左脚ブロック型・下方軸のトリガー VPC が確認された．

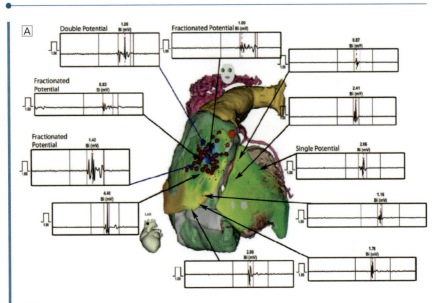

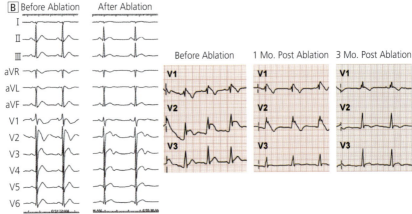

図1 心外膜アプローチによる基質アブレーション
A：右心室心外膜側に低電位，分裂電位，遅延電位などの異常電位を認めた．
B：coved 型心電図がアブレーション直後に消失する症例（左）や，数カ月（Mo）の経過で消失する症例（右）があった．
(Nademanee K, et al. Circulation. 2011; 123: 1270–9²⁾ より改変）

　右室心内膜をマッピングしたところ，右室流出路自由壁後側で VPC 中に QRS onset から 34 ms 先行する電位が記録された 図2C．同部位とその周辺に高周波通電を施行したところ，頻発していた VPC は消失し，VF ストームを脱した．術前

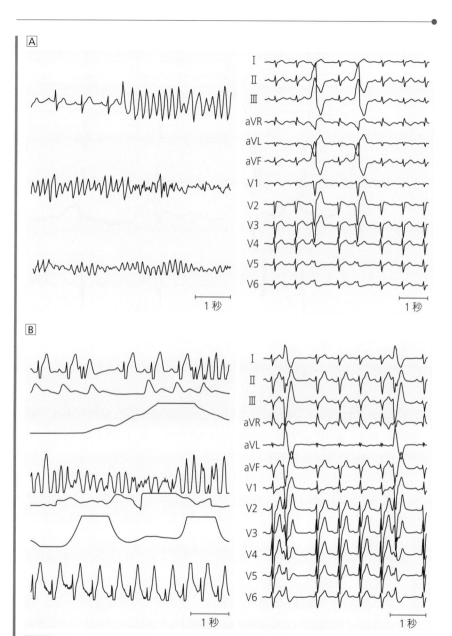

図2 ストーム中のトリガー VPC に対する心内膜アブレーション
A: 左脚ブロック型・下方軸 VPC トリガー.
B: 左脚ブロック型・上方軸 VPC トリガー.
(Talib AK, et al. Circ Arrhythm Electrophysiol. 2018; 11: e005631[6])から改変)

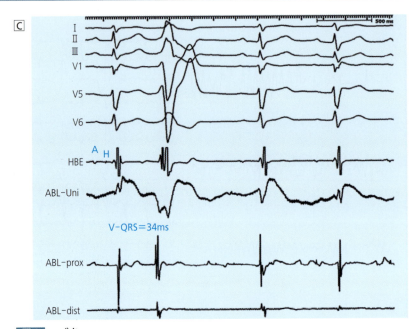

図2 つづき
C：左脚ブロック型・下方軸VPC中にはQRS onsetから34 msec先行する電位が記録された．

に12誘導心電図でVF出現時のトリガーVPCが記録されていた19例中，16例（85％）では左脚ブロック型・下方軸型であり，他の3例（15％）では左脚ブロック型・上方軸型であった 図2B ．

トリガーVPCのアブレーション後の右室心内膜側のマッピングで，異常電位（低電位，分裂電位，遅延電位）が21例中4例で右室流出路において検出された 図3A ．同部位をアブレーションしたところ，一部の症例では体表面心電図が経過中に正常化した 図3B [6]．

図4 に心内膜側からのトリガーVPCアブレーションが不成功で，開胸心外膜アブレーションを施行した症例を示す．右室自由壁の広範囲に低電位・分裂電位・遅延電位を認めた 図4A ．同部位に対して，広範囲に冷凍凝固を行った．術後coved型ST上昇は消失し，6年間の経過観察中VF再発は認められない．異常電位を呈した部分からの心筋生検所見では，著明な心外膜肥厚・線維化，心筋内の脂肪浸潤・線維化が認められた 図4B [7]．

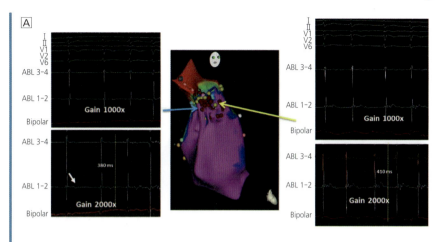

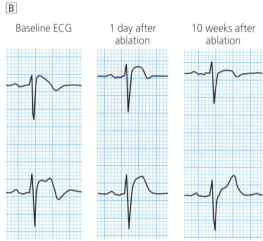

図3 右室心内膜側基質マッピング
A：トリガー VPC のアブレーション後，右室心内膜側をマッピングしたところ異常電位（矢印）が記録され，同部位に焼灼を加えた．
B：心内膜異常電位を焼灼後，体表面心電図も経過中に正常化した．
（Talib AK, et al. Circ Arrhythm Electrophysiol. 2018; 11: e005631[6] から改変）

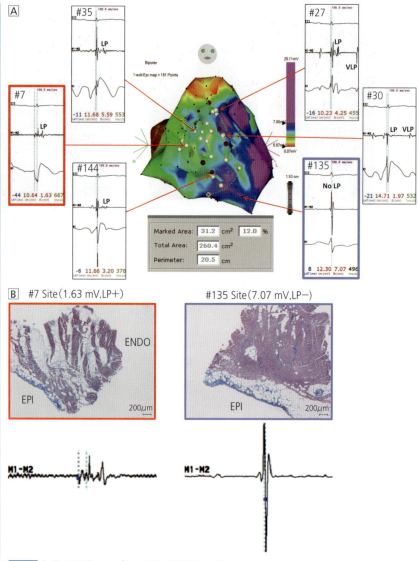

図4 右室心外膜マップおよび冷凍凝固アブレーション

A:心外膜電位波高マップ．右室自由壁の広範囲に低電位・分裂電位・遅延電位を認め，広範囲に開胸冷凍凝固を行った．

B:異常電位を呈した部分からの心筋生検では，著明な心外膜肥厚・線維化，心筋内の脂肪浸潤・線維化を認めた．

(Talib AK, et al. Circ Arrhythm Electrophysiol. 2018; 11: e005631[6])およびNademanee K, et al. J Am Coll Cardiol. 2015; 66: 1976-86[7])から改変)

●カテコラミン誘発多形性心室頻拍（CPVT）

　カテコラミン誘発多形性心室頻拍（catecholaminergic polymorphic ventricular tachycardia: CPVT）は精神的ストレスや運動により誘発される二方向性 VT もしくは PVT を起こす遺伝性不整脈疾患である[8]．CPVT では ICD 作動によって高カテコラミン状態が惹起され，VF ストーム状態に陥る可能性もあるため，β遮断薬・フレカイニドなどの薬物治療とともに，アブレーションの可能性が注目されている．

　図5 は家族性 CPVT（RyR2 変異）の 38 歳女性である[9]．アドレナリン静注後に，多源性 VPC の出現後に VF が誘発された 図5A．VF のトリガーとなっていた RBBB 型上方軸の VPC1 と，RBBB 型下方軸の VPC2 に対して，アブレーションを施行した．VPC1 起源は左脚後枝 Purkinje 組織であり 図5B，VPC2 起源は左冠尖内にあった．アブレーション後のアドレナリン静注では，形の異なる VPC は出現するものの，VF は誘発されなくなった．CPVT におけるアブレーションは，トリガーとなりうる VPC が多数であるため極めて困難である．アブレーションの意義は ICD 作動回数を減らしたりストームを回避したりすることにあると考える．

●特発性 VF

　器質的心疾患を有せず，QT 延長症候群，Brugada 症候群，CPVT，早期再分極症候群などのチャネル病も除外された特発性 VF として，short-coupled variant of torsade de pointes（SCTdP）と右室流出路起源の PVT とがある．SCTdP は短い連結期を有する Purkinje 組織起源 VPC がトリガーとなることが特徴で，左脚末梢 Purkinje のものと右脚末梢 Purkinje のものとがある[10]．症例は，ICD 頻回作動の 54 歳男性である[11]．12 誘導心電図は正常で，ホルター心電図にて連結期 260〜280 ms の右脚ブロック（RBBB）型右軸偏位のトリガー VPC1 が認められた 図6A, B．洞調律中に Purkinje 電位が記録される LV 中隔に多極電極カテーテルを留置すると，多形性心室頻拍（多形性 VT）中に拡張期および前収縮期 Purkinje 電位が記録された 図6C, D．トリガー VPC1 の起源は，中隔基部の近位部に存在すると考えられたため，トリガーではなく Purkinje 網の modification を目標として，アブレーションを行うこととした．LV3-4 付近に高周波通電を施行した後には，同部位の Purkinje 電位は消失し（図6E の矢印），それ以遠の部分は他の Purkinje 網を介して興奮するようになった．アブレーション後にはトリガー VPC1 が

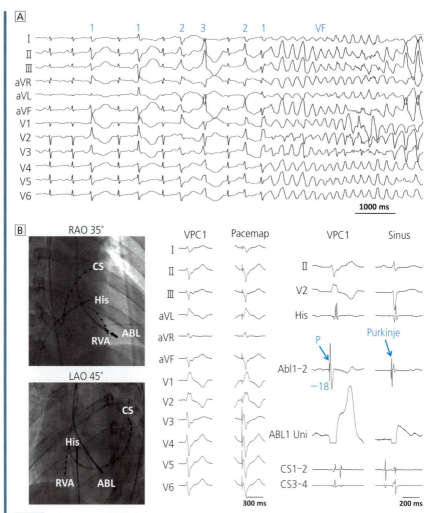

図5 カテコラミン誘発多形性心室頻拍（CPVT）
A：アドレナリン静注によるVFの誘発．
B：複数のトリガーVPCに対するアブレーション施行部位．
（Kaneshiro T, et al. JACC CEP. 2017; Sep; 3(9): Doi: 10.1016/j.jacep.2017.04.017[9]から）

消失し，VFも出現しなくなったが，異なるVPCが稀に出現した．このVPCの直前にもPurkinje電位が認められたが，通電部位より遠位はPurkinje内ブロックを呈していた（図6Eの矢頭）．その後18年間の経過観察でVF再発を認めない．本

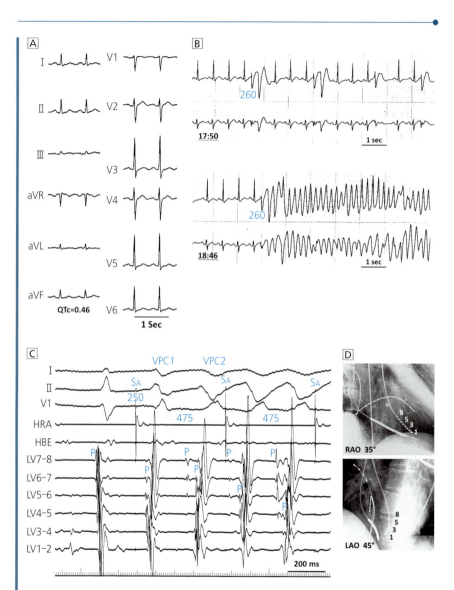

図6 左室 Purkinje 組織起源 short-coupled variant of torsade de pointes におけるマッピングとアブレーション

A: 体表 12 誘導心電図.
B: Holter 心電図.
C: 多形性 VT 中の心内電位.
D: カテーテル透視像.
(Nogami A, et al. Heart Rhythm. 2005; 2: 646-9[11]から)

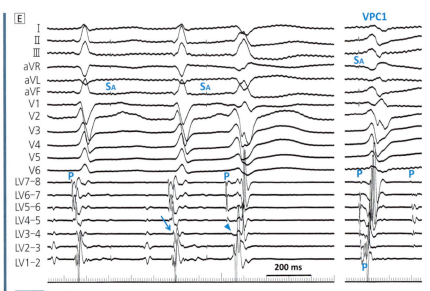

図6 つづき
E: アブレーション後．

症例ではトリガー抑制ではなく，Purkinje 網への修飾が VF 抑制の機序であることが推察された．

まとめ

様々な病態における反復性 VF に対するカテーテルアブレーションには期待が持てる．ICD 植込み後の無作為比較試験を要する時期にすでに至っていると考えられる．

Reference

1) Haïssaguerre M, Extramiana F, Hocini M, et al. Mapping and ablation of ventricular fibrillation associated with long-QT and Brugada syndromes. Circulation. 2003; 108: 925-8.
2) Nademanee K, Veerakul G, Chandanamattha P, et al. Prevention of ventricular fibrillation episodes in Brugada syndrome by catheter ablation over the anterior right ventricular outflow tract epicardium. Circulation. 2011; 123: 1270-9.
3) Sacher F, Jesel L, Jaïs P, et al. Insight into the mechanism of Brugada syn-

drome: epicardial substrate and modification during Ajimaline testing. Heart Rhythm. 2014; 11: 732-4.

4) Brugada J, Pappone C, Berruezo A, et al. Brugada syndrome phenotype elimination by epicardial substrate ablation. Circ Arrhythm Electrophysiol. 2015; 8: 1373-81.

5) Zhang P, Tung R, Zhang Z, et al. Characterization of the epicardial substrate for catheter ablation of Brugada syndrome. Heart Rhythm. 2016; 13: 2151-8.

6) Talib AK, Takagi M, Shimane A, et al. Efficacy of endocardial ablation of drug-resistant ventricular fibrillation in Brugada syndrome: long-term outcome. Circ Arrhythm Electrophysiol. 2018; 11: e005631.

7) Nademanee K, Raju H, de Noronha SV, et al. Fibrosis, connexin-43, and conduction abnormalities in the Brugada syndrome. J Am Coll Cardiol. 2015; 66: 1976-86.

8) Leenhardt A, Glaser E, Burguera M, et al. Short-coupled variant of torsade de pointes: a new electrocardiographic entity in the spectrum of idiopathic ventricular tachyarrhythmias. Circulation. 1994; 89: 206-15.

9) Kaneshiro T, Nogami N, Kato Y, et al. Effects of catheter ablation targeting the trigger beats in inherited catecholaminergic polymorphic ventricular tachycardia. JACC CEP. 2017; Sep; 3 (9): Doi: 10.1016/j.jacep.2017.04.017

10) Haïssaguerre M, Shoda M, Jaïs P, et al. Mapping and ablation of idiopathic ventricular fibrillation. Circulation. 2002; 106: 962-7.

11) Nogami A, Sugiyasu A, Kubota S, et al. Mapping and ablation of idiopathic ventricular fibrillation from Purkinje system. Heart Rhythm. 2005; 2: 646-9.

[野上昭彦]

遺伝性QT延長症候群に対する治療

遺伝性QT延長症候群（LQTS）は，QT時間の延長とtorsade de pointes（TdP）と呼ばれるQRS波の極性が刻々と変化する特徴的な波形を呈する多形性心室頻拍（VT）を認め，時に心室細動（VF）に移行し突然死の原因となる疾患である[1,2]．QT延長は，修正QT時間（QTc=QT/√RR）が440 ms以上と定義される．

●疫学

頻度は2,000人に1人（0.05％）と推定され[3]，性差はやや女性に多い．初回心イベント（失神や突然死）の発症は学童期から思春期に多く，平均発症年齢は男性8歳，女性14歳である．初回心イベントの90％は40歳までに認め，初回心イベント発生率は，15歳を過ぎると女性に多くなる．最近報告された日本国内多施設登録研究の結果によれば，日本人の心イベント発生率は，年齢と性別の他に，遺伝子型によっても異なることが示されている[4]．

●臨床症状

典型的な臨床症状は，失神，痙攣発作，突然死であり，先天性LQTS患者の5％未満で初発症状として突然死あるいは心停止を認める．また，遺伝子診断がついている患者でも，約半数の患者が無症状であり，10〜40％が明らかなQT延長を認めない[1,5]．

●診断

臨床診断はSchwartzらによって報告されたリスクスコアを用いて行い，心電図所見（QT時間，TdP，T波オルタナンス，ノッチ型T波，年齢不相応な徐脈），臨床症状（失神，先天性聾），家族歴を点数化し，合計3.5点以上の場合に臨床診断可能である 表1 ．また，遺伝性LQTS関連遺伝子に明らかな病的変異（pathogenic mutation）を認める場合，常にQTc≧500 msecの場合も臨床診断可能である[6]．

遺伝子診断では，イオンチャネル（K，Na，Caチャネル）に関連する遺伝子上に75％の患者で変異を認める[1]．常染色体顕性遺伝形式をとるRomano-Ward症

表1 先天性 QT 延長症候群のリスクスコアと臨床診断基準

	点数
心電図所見	
A．QT 時間の延長*1（QTc）	
≧480 msec	3
460～479 msec	2
450～459 msec（男性）	1
B．運動負荷後 4 分の QTc ≧480 msec	1
C．torsades de pointes*2	2
S．視覚可能な T 波オルタナンス	1
E．ノッチ型 T 波（3 誘導以上）	1
F．年齢不相応の徐脈*3	0.5
臨床症状	
A．失神*2	
ストレスに伴う	2
ストレスに伴わない	1
B．先天性聾	0.5
家族歴*4	
A．確実な先天性 LQTS 家族歴*5	1
B．30 歳未満での突然死の家族歴	0.5

点数の合計が，≧3.5: 診断確実，1.5～3 点: 疑診，≪1 点: 可能性が低い，に分類される．
*1 治療前あるいは QT 延長を起こす因子がない状態で記録し，Bazett の補正式を用いて QTc を算出する．
*2 TdP と失神の両方ある場合は 2 点．
*3 各年齢の安静時心拍数の 2 パーセンタイル値を下回る場合．
*4 両方ある場合は 1 点．
*5 先天性 LQTS リスクスコア≧3.5 の家族歴あり．
（Schwartz PJ, Crotti L. QTc behavior during exercise and genetic testing for the long-QT syndrome. Circulation. 2011; 124: 2181-4）

候群では，10 個の染色体上に 15 個の遺伝子型が報告されている．遺伝子変異が同定される 90％以上の患者は LQT1，LQT2，LQT3 であり，それぞれの頻度は LQT1 が 40％，LQT2 が 40％，LQT3 が 10％である[1]．

●心電図所見

遺伝子型により 12 誘導心電図検査で特徴的な T 波形態が報告され，LQT1 では幅広い（broad-based）T 波，LQT2 では平低ノッチ型（low-amplitude, notched）T 波，LQT3 では長い等電位の ST 部分と T 波のピークが後ろにある遅

発性（late-appearing）T波が特徴的である．これらの特徴的なT波形態から逆に遺伝子型をある程度推定することも可能である．遺伝性LQTSでは，遺伝子変異を持っていながら，QT時間が正常範囲で失神などの症状も認めない非浸透患者が存在し，非浸透患者の検出やLQT1，LQT2，LQT3の遺伝子型の推定には，運動負荷試験やアドレナリン負荷試験が有用である[7,8]．

●リスク評価

QT時間

QT時間の長さは心イベントリスクに関係し，国際多施設登録研究の結果によれば，LQT1では，QTc＞530 msの患者はQTc＜500 msの患者に比べて3.25倍心イベントが多い[9]．LQT2でもQTc＞530 msの患者はQTc＜460 msの患者に比べて3.33倍心イベントが多く[10]，LQT3でもQTc≧500 msの患者は心イベントリスクが高いことが報告されている[11]．

年齢，性別

初回心イベント発症年齢はLQT1，LQT2，LQT3の順に若い[5,12]．日本国内多施設登録研究の結果では，失神に致死性イベント（心停止/VF/突然死）を加えた総イベント発生率はLQT1，LQT2に比べてLQT3で少なかったが，致死性イベントの発生率は遺伝子型による差は認めず，総イベントに対する致死性イベントの割合はLQT3で高かった[5]．また，LQT1，LQT2の15歳未満の若年者では心イベントリスクに性差を認めないが 図1D, E ．思春期以降（15歳以上）の心イベントリスクは，女性が男性に比べて高いことが報告されている 図1D, E [5]．LQT3では，日本国内多施設登録研究では心イベントリスクに性差を認めていない 図1F [5]．

遺伝子型

日本国内多施設登録研究における遺伝子型別のリスク評価では[5]，LQT1では，中心孔（S5-pore-S6）領域を含む膜貫通領域の変異の心イベント率が女性でのみ高かった 図2B ．LQT2では，中心孔領域の変異の心イベント率が男性，女性ともに高かった 図2C, D ．LQT3でも，特別に関係なく中心孔領域の変異の心イベント率が高かった．

●治療

生活指導・薬物治療

LQT1では，心イベントの多くは運動中，特に水泳中に多く，乳幼児・小児の水

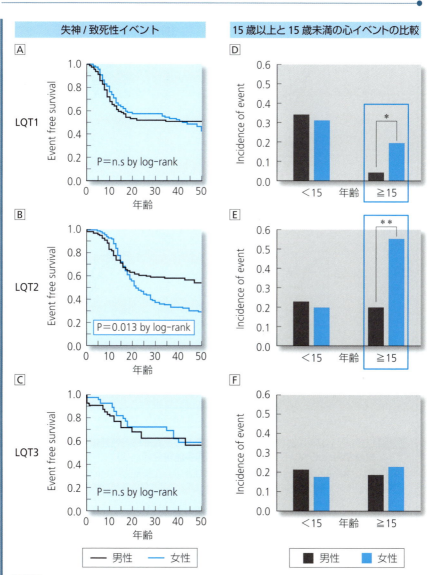

図1 LQT1, LQT2, LQT3における年齢と性差による累積初回心イベント〔失神または致死性イベント（心室細動/心停止/突然死）〕発生率（日本国内多施設登録から）

LQT1, LQT2の心イベントリスクは，若年者（15歳未満）では性差を認めないが，思春期以降（15歳以上）では女性が男性に比べて高い（D, E）．一方，LQT3の心イベントリスクは，性差を認めない（F）．
*: P=0.004 男性 vs.女性，　**: P<0.001 男性 vs.女性
(Shimizu W, et al. JAMA Cardiol. 2019; 4: 246-54[4])を改変)

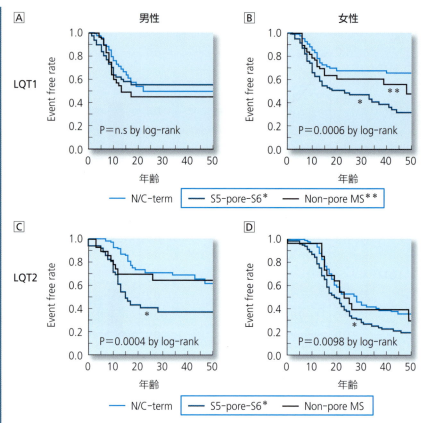

図2 LQT1とLQT2におけるKCNH2遺伝子上の変異部位と性差による累積初回心イベント発生率（日本国内多施設登録から）

LQT1では，中心孔（S5-pore-S6*）領域および非中心孔膜貫通（non-pore MS**）領域の変異の心イベント率が女性でのみ高い（B）．LQT2では，中心孔領域の変異の心イベント率が男性（C），女性（D）ともに高い．
(Shimizu W, et al. JAMA Cardiol. 2019; 4: 246-54[4]を改変)

泳中の突然死の原因として重要である[1,5]．LQT1では運動制限が必須であり，「競技レベル」の運動，特に競泳，潜水は禁止とする．薬物治療はβ遮断薬が有効で，LQT1例で74%の心イベントリスク低下効果が報告されている[9]．β遮断薬の中でも，β1非選択性のβ遮断薬（プロプラノロールやナドロール）の有効性が高いとされている[6]．

　LQT2では，情動ストレス（恐怖や驚愕），音刺激（目覚まし時計など）による覚

醒時など，急激に交感神経が緊張する状態で心イベントが起こることが多い[1,5]．LQT2でも運動制限とともに第一選択薬はβ遮断薬であり，63％の心イベントリスク低下効果が報告されているが[10]，他の抗不整脈薬（メキシレチン，ベラパミル）の併用が必要な場合が多い．Ｋ製剤とＫ保持性利尿薬の併用による血清Ｋ値の上昇も有効である．

LQT3では，睡眠中や安静時に心事故が多く，メキシレチンが有効である．国際多施設登録研究では，LQT3においても女性ではβ遮断薬が有効であると報告されている[11]．

非薬物治療

非薬物治療は，生活指導や十分な薬物治療を行った上でも致死性不整脈をコントロールできない場合に考慮される．2018年に発表された「遺伝性不整脈の診療に関するガイドライン（2017年改訂版）」では，VFまたは心停止の既往を有する患者は，植込み型除細動器（ICD）のクラスⅠ（絶対）適応である[12]．VFや心停止がなくても，① TdPまたは失神，② 突然死の家族歴，③ β遮断薬に対する治療抵抗性，のうち2項目以上を認める場合はクラスⅡa，1項目を認める場合はクラスⅡbのICD適応となる[12]．ただし，LQT3では①と②のいずれかを認めればクラスⅡaのICD適応となる[12]．

📖 Reference

1) 清水 渉．3) 遺伝性不整脈．7-4 循環器疾患と遺伝子異常．7．循環器系の疾患．In: 矢崎義雄，総編集．内科学．第11版．東京: 朝倉書店; 2017．p.423-7.

2) 清水 渉．4) 突然死．7-6 不整脈．7．循環器系の疾患．矢崎義雄，総編集．内科学．第11版．東京: 朝倉書店; 2017．p.508-10.

3) Schwartz PJ, Stramba-Badiale M, Crotti L, et al. Prevalence of the congenital long-QT syndrome. Circulation. 2009; 120: 1761-7.

4) Shimizu W, Makimoto H, Yamagata K, et al. Association of genetic and clinical aspects of congenital long QT syndrome with life-threatening arrhythmias in Japanese patients. JAMA Cardiol. 2019; 4: 246-54.

5) Mizusawa Y, Horie M, Wilde AA. Genetic and clinical advances in congenital long QT syndrome. Circ J. 2014; 78: 2827-33.

6) Priori SG, Wilde AA, Horie M, et al. HRS/EHRA/APHRS expert consensus statement on the diagnosis and management of patients with inherited primary arrhythmia syndromes: document endorsed by HRS, EHRA, and APHRS in May 2013 and by ACCF, AHA, PACES, and AEPC in June 2013.

Heart rhythm. 2013; 10: 1932-63.

7) Shimizu W, Noda T, Takaki H, et al. Epinephrine unmasks latent mutation carriers with LQT1 form of congenital long-QT syndrome. J Am Coll Cardiol. 2003; 41: 633-42.

8) Shimizu W, Noda T, Takaki H, et al. Diagnostic value of epinephrine test for genotyping LQT1, LQT2, and LQT3 forms of congenital long QT syndrome. Heart Rhythm. 2004; 1: 276-83.

9) Moss AJ, Shimizu W, Wilde AA, et al. Clinical aspects of type-1 long-QT syndrome by location, coding type, and biophysical function of mutations involving the KCNQ1 gene. Circulation. 2007; 115: 2481-9.

10) Shimizu W, Moss AJ, Wilde AA, et al. Genotype-phenotype aspects of type 2 long QT syndrome. J Am Coll Cardiol. 2009; 54: 2052-62.

11) Wilde AA, Moss AJ, Kaufman ES, et al. Clinical aspects of type 3 long-QT syndrome: an international multicenter study. Circulation. 2016; 134: 872-82.

12) 遺伝性不整脈の診療に関するガイドライン（2017年改訂版）. www.j-circ.or.jp/guideline/PDF/JCS2017_aonuma_h.pdf

［清水　渉］

第 **3** 章 ● **不整脈治療の実践**

第 3 章 ● 不整脈治療の実践

1 救急室で必要な不整脈治療マニュアル

Have a nice day Photo/Shutterstock.com

救急室で遭遇する危険な不整脈といえば，心室細動（ventricular fibrillation: VF），心室頻拍（ventricular tachycardia: VT）といった心室不整脈である 図1．

本稿では，このような危険性の高い心室不整脈を認めた時の救急の場での初期対応，薬物治療の方針，薬剤の選びかたと使いかたについて解説する．

1 致死性の高い心室不整脈の初期対応

不整脈の重症度に応じた初期対応のアルゴリズムを 図2 に示す．

循環動態が破綻した状態

心静止（asystole）あるいは無脈性電気活動（pulseless electrical activity: PEA）の状態であれば，速やかに胸部圧迫を中心にした質の高い心肺蘇生（cardiopulmonary resuscitation: CPR）を行うしかない[1,2]．胸骨圧迫による

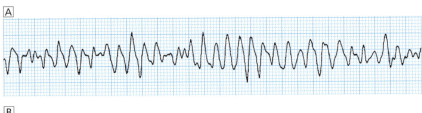

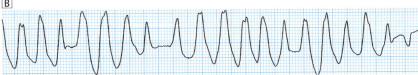

図1 危険性の高い心室不整脈
A: 心室細動．B: 心室頻拍．

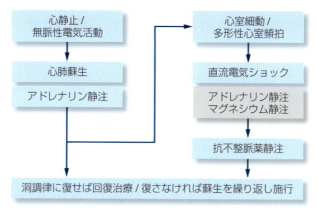

図2 致死性心室不整脈に対する初期対応のアルゴリズム
破線で囲まれた治療は状況によって考慮する.

CPRを継続しながら,3~5分毎にアドレナリン静注を繰り返す.直流電気ショックは,asystole/PEAに対しては功を奏さない.しかし,VFあるいは多形性VT(polymorphic VT: pVT),およびCPRの過程でasystole/PEAが脈拍触知可能なVFあるいはpVTに移行すれば,自動体外式除細動器(automated external defibrillator: AED)を含む直流電気ショックを用いて除細動/除頻拍を図る.

脈拍触知可能な状態

VF/pVTの状態で直流電気ショックに抵抗性あるいは再発性する場合は,アドレナリン静注を適宜行いながら,(静注用)抗不整脈薬の使用を考慮する[1,2].アミオダロン静注,加えて日本ではニフェカラント静注,症例によってはβ遮断薬静注が考慮される.以前,推奨されていたアドレナリン静注時のバソプレシン併用静注はアドレナリン単独静注と比べて予後に差がないことから,近年のガイドラインではCPRのアルゴリズムから除外された[1].また,asystole/PEA時に推奨されていたアトロピン静注も,エビデンスに乏しいことから,アドレナリン静注が無効な場合のみに考慮する薬剤となった.マグネシウム静注についても,自己心拍再開(return of spontaneous circulation: ROSC),生存退院,神経学的予後を改善しないことが示され,QT時間延長に起因したtorsade de pointes(TdP)に対してのみ使用する薬剤となった.

2 心室不整脈に対する急性期の薬物治療の方針

頻発する危険な心室不整脈に対する薬物治療の考え方を 図3 に示す．また，最新のエビデンスを踏まえた器質的心疾患に合併する持続性心室頻拍の停止目的での薬物の選択のしかたを 図4 に示す．

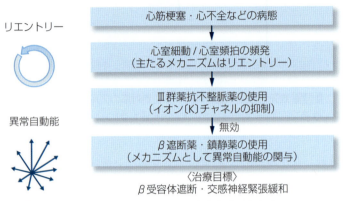

図3 Electrical storm を認めた場合の薬物治療の考え方
Ⅲ群抗不整脈薬が無効な場合に β遮断薬が有効なことが多い．

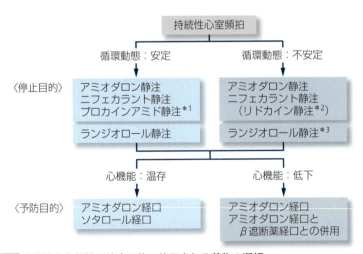

図4 持続性心室頻拍の停止目的で使用される薬物の選択
*1 単形性心室頻拍の場合に限る．*2 他の抗不整脈薬が使用できない場合の代替薬である．
*3 少量から使用するのが原則である．

Electrical storm と呼ばれる病態

　VF や VT が繰り返し出現することを electrical storm（電気的な嵐）と呼ぶ．VF のみの場合は VF storm（VF の嵐）と呼ぶこともある．以前は，植込み型除細動器（implantable cardioverter defibrillator: ICD）使用例において，VF/VT が 1 時間以内に 2 回以上あるいは 24 時間以内に 2 回以上作動するような ICD 頻回作動の場合を electrical storm と呼んでいた．しかし，近年では ICD 植込みの有無にかかわらず，VF/VT が反復性に出現し，治療に難渋する場合をこのように呼んでいる．

　electrical storm を認めた場合，VT/VF の主たるメカニズムはリエントリーであるため，第一選択薬としてはイオンチャネル（心室不整脈の場合は K チャネル）を抑制するⅢ群抗不整脈薬の使用が考慮される．しかし，electrical storm の発現には他の要因もいくつか関与する．その中でも自律神経活動，特に交感神経緊張（カテコラミン分泌）の亢進が強く関与することが知られている[3]．そのため，electrical storm を認めた場合の薬物治療は，抗不整脈薬だけでなく，β受容体遮断薬（β遮断薬），鎮静薬なども考慮される．electrical storm 時には，抗不整脈薬よりも β 遮断薬の方が有用との報告も出されている[4]．

抗不整脈薬の使用に関する変移と現状

ガイドラインでの推奨薬

　救急の場での VF/VT をはじめとする致死性心室不整脈に対する薬物治療は大きく変わった．近年，欧米および日本から危険な心室不整脈の管理に関するガイドラインがいくつか出され[5-7]，どのように対処すべきかの方針がエビデンスに基づいて示されたことによる．推奨された薬物はもちろん静注薬であるが，従来から漫然と使われていたリドカイン（ⅠB 群抗不整脈薬）あるいは循環動態が保たれた場合のプロカインアミド（ⅠA 群抗不整脈薬）ではなく，アミオダロンに代表されるⅢ群抗不整脈薬である．その背景として，VF/VT の抑制に対していくつかの臨床試験が行われ，Ⅲ群抗不整脈薬の方がⅠB あるいはⅠA 群抗不整脈薬よりも，致死的イベントを抑制できる可能性が高いことが示されたことによる．

アミオダロンのエビデンス

　救急治療では，アミオダロンは 300 mg 急速静注で使用される．ARREST 試験では院外 VF 蘇生例においてアミオダロンはプラセボよりも優れ[8]，ALIVE 試験では院外電気的除細動無効の VF 例においてアミオダロンはリドカインよりも優れていることが示された[9]．両試験とも，最終的な生存率においては対照群との間で差はなかったが，アミオダロンは院外で発症した VF 患者の病院搬送時生存率を高めたことを受けて，救急治療における抗不整脈薬としての第一選択薬となった．しかし，最近，ROC-ALPS 試験で直流電気ショックに抵抗性あるいは難治性 VF/pVT に対して，静注用抗不整脈薬（アミオダロンとリドカイン）を使用してもプラセボと比較しての生存率の改善に繋がらず，加えてアミオダロンとリドカインの間でも差がないことが示された[10,11]．これにより，蘇生治療薬としてのアミオダロンの使用法（300 mg 急速静注）に疑問が投げかけられた形となった．日本ではこのような背景もあり，アミオダロンは基本的に点滴静注で使用することを推奨している[12]．残念ながら，少量の 150 mg の急速静注については，エビデンスがないことから推奨されていない．

ニフェカラントのエビデンス

　アミオダロンと同じくⅢ群抗不整脈薬に分類されるニフェカラントは日本で開発された静注薬であり，日本だけで使用されている．そのため，欧米のガイドラインではニフェカラントに関する記載は乏しい．しかし，日本のガイドラインでは，アミオダロンと並列で持続性 VT に対する治療薬として推奨されている[7]．その理由は，RELIEF 試験や SOS-KANTO などを含めていくつかのエビデンスが日本国内から出されたことによる[13-15]．アミオダロン（静注薬）が 2007 年に導入される前までは，日本では持続性 VT を治療する時は主にニフェカランが用いられていた．しかし，アミオダロン（静注薬）が認可されると，徐々にニフェカラントの使用頻度が減り，今ではアミオダロンを使用することが圧倒的に多くなっている．

プロカインアミドのエビデンス

　プロカインアミドについては，近年新たなエビデンスが出された．PROCA-MIO 試験で器質的心疾患に併発した持続性（単形性）VT の停止効果は，プロカインアミドの方がアミオダロンよりも高く，同時に副作用も少ないことが示された[16]．これにより，循環動態が比較的安定した持続性の単形性 VT の停止効果については，米国ではプロカインアミドを再び推奨することとなった[5]．

抗不整脈薬に代わる薬物

薬物選択の考え方

　（静注用）Ⅲ群抗不整脈薬は，救急治療における致死性心室不整脈に対する第一選択薬であることに変わりはない．しかし，アミオダロンあるいはニフェカラントを用いても VF/VT を抑制できず，不幸な最期を遂げる患者は決して少なくない．特に，electrical storm を呈した場合がそれに当てはまる．electrical storm の発現には前述したように，交感神経緊張が強く関与する[3]．VF や VT が持続する場合，そのメカニズムはリエントリーである．リエントリーを抑制するには不応期を延長するイオンチャネル（K チャネル）を遮断作用するⅢ群抗不整脈薬が第一選択となる．Ⅲ群抗不整脈薬が無効の場合には，VF や VT の発現には異常自動能が関与している可能性が高い．攻撃因子として交感神経活動の緊張が考えられる．この時の治療は，β受容体遮断もしくは鎮静となる．鎮静薬の投与を優先してもよいが，β遮断薬の使用が考慮される．

β遮断薬: ランジオロール

　以前から，抗不整脈薬が無効な場合はβ遮断薬が有用であることは知られていた[4,17]．最近のどのガイドライン[5-7]をみても，β遮断薬（静注薬）は electrical storm の抑制において有用な薬物として記載されており，Ⅲ群抗不整脈薬に次いであるいは同等に推奨されている．日本では J-Land 試験でⅢ群抗不整脈薬抵抗性の VF/VT に対して，静注用β遮断薬ランジオロールが有効であることが示され[18]，2018 年末にランジオロールは難治性 VF/VT に対する治療薬として効能追加を得た．

3　救急で使用される薬物の特徴と注意点

アミオダロン

薬理学的特徴

　アミオダロンは，K チャネル遮断作用を主とする薬剤であるが，他にも多くの薬理作用を有するマルチアクティングドラッグである．K チャネルにおいてもそのサブユニットを複数遮断し，Na や Ca チャネル，さらには弱いながらもβ・α受容体遮断作用も有している．これらの総合作用で不応期を延長し，

強力な抗不整脈効果を発揮する．Kチャネル遮断薬ではQT時間延長による TdPの発現が危惧されるが，アミオダロンはニフェカラントのようにI_{Kr}チャネルのみを遮断する薬剤ではないので，その副作用は出にくい．心筋梗塞慢性期，心筋症，あるいは特発性の病態に起因する反復性のVF/VTの抑制目的で使用されることが多い．

使用上の特徴と注意点

アミオダロンは投与方法の違い（静注と経口）で副作用が大きく異なる．アミオダロン経口薬の副作用といえば，間質性肺炎と甲状腺機能障害であるが，アミオダロン静注薬ではこれらの副作用は稀で，頻度として多いのは血圧低下と徐脈である．米国で行われたアミオダロン静注薬に関する3つの二重盲検比較試験（535-BC-3000-US，585-C309-US，585-C-301-US: n＝814）の結果から換算すると，血圧低下が最も多くて21％，次いで徐脈・心停止が9％に認められ，その後は肝機能障害，悪心，発熱が3~5％で続いている．このように，経口薬ではみられなかった血圧低下や徐脈などの心抑制に関する副作用が高率に出現することがわかっている．そのため，点滴静注で使用する場合も注入速度を守って，血行動態をモニタリングしながら慎重に投与しなければならない．

アミオダロンは即効性のある薬剤ではなく，効果が発現するまでに数時間を要する[12]．点滴静注した場合，1~2時間で効果が発現することもあるが，多くの場合6時間くらい待たなければ十分な心室不整脈に対する抑制効果を発揮できない．場合によっては24時間経過してようやく効果が現れることもある．そのため，アミオダロンは持続性の心室不整脈の停止目的で使用する薬剤ではない．停止はあくまでも直流電気ショックで行い，次の発作を抑えるための薬剤である．効果の発現は遅いが，一旦効果が発現すると，その効果は他の薬剤よりも強いのが特徴である．

アミオダロンは日本でも，救命処置におけるelectrical stormの抑制目的での急速静注薬として2013年5月に認可された．同時に，「毒薬」から「劇薬」へと規制区分変更（鍵付金庫での管理不要）となった．救急関連のガイドラインにて記載されていた300mg静脈内ボーラス投与がようやく法の下で可能となった．しかし，前述したように，この使用法では予後改善効果は望めない．

ニフェカラントとの使い分けがよく議論されるので，両薬剤の特徴と使い分けのポイントを 表1 に示した．

表1 持続性心室頻拍に対して使用する場合のアミオダロン（静注薬）とニフェカラントの使い分けのポイント

	アミオダロン静注薬	ニフェカラント
推奨度	クラスⅠ	クラスⅠ
抗不整脈効果	極めて強い	強い
投与法	点滴静注	急速静注・点滴静注
主な用途	予防	停止・予防
主な基礎病態	陳旧性心筋梗塞 心筋症・特発性病態	急性心筋梗塞
効果の発現	遅い	速い
循環動態への影響	高い	低い
主な副作用	血圧低下・徐脈	QT時間延長→TdP
経口薬	あり	なし
回復期の経口薬	アミオダロン経口薬	アミオダロン経口薬 ソタロール

TdP: torsade de pointes

実際の使い方

　アミオダロンを点滴静注で用いる場合は，日本では副作用を回避するために投与プロトコールを遵守して使用することを推奨している **図5** ．日本の投与プロトコールに沿ってアミオダロンを使用すると，米国よりも血圧低下，徐脈といった心抑制の副作用の発現が少なかったことが，承認前臨床試験の結果からわかる（ともに4.3％と低率）．使用期間については，アミオダロンは2日間の使用を基本としているので，最高でも5日以内の使用に抑えることを勧める．長期の使用は予想できない副作用（間質性肺炎など）の発現を招く可能性があるので控えた方がよい．アミオダロンの経口薬に切り替える時は，有効と判断された時点から通常投与量である200 mg/日（朝・夕）で開始する．点滴静注は経口薬開始後1～2日かけて徐々にtaperingする．

　救急現場で急速静注として用いる場合は，基本用量は欧米と同じく300 mgであるが，症例によっては減量（150 mg）して用いてもよいかもしれない．ただし，この使用はエビデンスに基づくものではない．

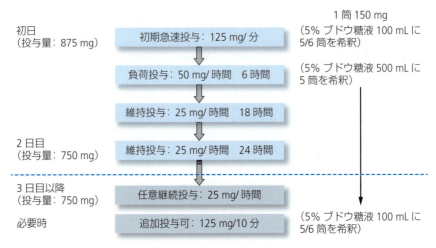

図5 アミオダロン静注薬の投与プロトコール
副作用を回避するために，やや煩雑な投与プロトコールとなっている．基本的には2日間の使用としているが，必要あれば継続あるいは追加投与できる．

ニフェカラント

薬理学的特徴

ニフェカラントは，Kチャネルの中でもI_{Kr}チャネルのみを選択的に遮断する薬剤であり，他のチャネルあるいは受容体に対する作用はない．この遮断作用のみで不応期を高度に延長させ抗不整脈効果を発揮する薬剤である．I_{Kr}チャネルのみを遮断するため，心収縮力低下や徐脈といった心抑制作用がほとんどない．そのため，急速静注することも可能である．

使用上の特徴と注意点

急性心筋梗塞の早期にみられる一過性のVTに対しては使い勝手のよい薬剤である．以前のリドカインのような使い方ができる．短所としては，逆頻度依存性（頻拍時よりも洞調律時の方が効果は高いこと）に作用しやすいことである．使用中は，過度のQT時間延長によるTdPの発現に注意しなければならない 図6 [13]．使用する上でのポイントとしては，洞調律時にQT時間を適度に延長させることである．QT時間が延長していなければ効果を期待できない薬剤であるため，使用中はQT時間をモニタリングする必要がある．使用前の

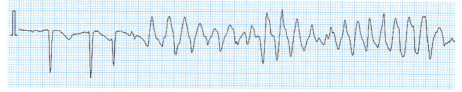

図6 ニフェカラント使用中に出現した torsade de pointes
ニフェカラントは逆頻度依存性，すなわち頻拍時よりも洞調律時に効果が発現するため，QT 時間の延長が顕著で torsade de pointes を惹起することがある．
(Yusu S, et al. Circ J. 2009; 73: 2021-8[13]) より改変）

QT 時間が正常域であれば，500 ms 前後くらいまでの延長は許容範囲内である．長期の使用は極力避ける．QT 時間がさらに延長して TdP の発現率が高まるため，なるべく早期に経口薬に切り替える．

実際の使い方

著者らは VF/VT による electrical storm をきたした急性冠症候群患者において，ニフェカラントの有効性を評価している[13]．本研究では，VF/VT を発症した患者に対して，まず DC ショックを行い，再発した場合にニフェカラントを少量で急速静注（0.2 mg/kg）した．その後，やはり少量で持続点滴静注（0.2 mg/kg/時）したところ，高率に VF/VT を抑制することが可能であった．投与前後で血圧と心拍数にはほとんど変化なく，QT 時間のみが有意に延長したが，TdP の発現を抑えることができた．このように，ニフェカラントを使用する際は急速静注と点滴静注を組み合わせ，少量で使用し短期間の使用にとどめることを勧める 図7．それにより，効果を高め，副作用を低くすることができる．経口薬に切り替える時は，ニフェカラントには経口薬がないので，同系列の薬剤であるソタロールまたはアミオダロンの経口薬が使用される．有効と判断された時点から通常投与量（アミオダロン 200 mg/日，ソタロール 160

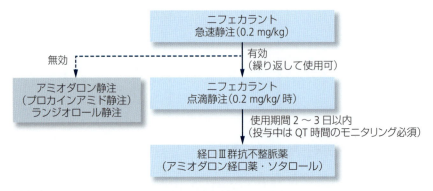

図7 急性心筋梗塞に併発した持続性心室頻拍に対するニフェカラントの投与プロトコール

ニフェカラントをまず少量で急速静注し，その後も少量で点滴静注する．無効な場合は他剤に切り替える．

mg/日；ともに朝・夕）で開始する．静注薬は経口薬を開始してからなるべく早々に中止する．taperingする必要はない．

プロカインアミド

薬理学的および臨床上の特徴

　プロカインアミドは，Naチャネル遮断作用を有する薬剤（IA群抗不整脈薬）として分類されているが，KチャネルのI$_{Kr}$チャネルの選択的遮断作用も併せ持つ薬剤である．他のIA群抗不整脈よりも心収縮抑制が少なく，I$_{Kr}$チャネルの遮断作用（不応期延長）を有することから，古くから持続性VT，特に持続性単形性VTの停止目的で使用されてきた．点滴静注あるいは緩徐静注用として用いられる．副作用としては，やはりNaチャネル遮断作用による心機能抑制と，I$_{Kr}$チャネル遮断作用によるQT時間延長に注意しなければならない．

実際の使い方

　プロカインアミドは主に点滴静注で使用される．使用量としては20 mg/分の速度で注入する．時としてボーラス投与することがあるが，その場合は確固たるエビデンスはないが500 mgを注入することがある．持続性"単形性"VTに対しての使用，あるいはアミオダロンまたはニフェカラントが無効か，何らかの理由で投与できない場合に限定される．心機能が高度に低下した症例や

QT 時間が延長した症例では使用できない.

リドカイン

薬理学的および臨床上の特徴

リドカインは，Na チャネル遮断作用のみを有する薬剤であり，他のチャネルに対する作用を有しない．ⅠB 群抗不整脈として分類される．他の Na チャネル遮断薬のような心収縮抑制やK チャネル遮断薬でみられるQT 時間延長作用などは生じない．単発性の心室期外収縮あるいは非持続性 VT に対する抑制薬であり，リエントリーを機序とする持続性 VT に対する抑制（停止）作用はない．副作用としては，昏迷や錯乱といった精神系の症状が出やすい．現在の心室不整脈に対するリドカインの立ち位置は，あくまでも他の抗不整脈薬が使用できない場合の代替薬であり，第一あるいは第二選択薬といて使用する薬剤ではない．

実際の使い方

リドカインは急速静注あるいは点滴静注で使用される．急速静注する場合は 1 mg/kg（繰り返し使用することあり），点滴静注で使用する場合は 1〜4 mg/分で用いる．先行して投与すると，後で使用する他の抗不整脈薬の作用を減弱させることがあるので注意を要する．

ランジオロール

薬理学的および臨床上の特徴

electrical storm 時に β 遮断薬を使用する場合，即効性があり心臓（β_1）選択性の優れた静注薬が必要となってくる．即効性でなければその場で起きている不整脈を抑制することができず，β_2遮断作用を有する薬剤であれば呼吸不全と血圧低下を助長する可能性があるためである．このような条件を備えた薬剤がランジオロール（超短時間作用型 β_1選択的遮断薬）である．ランジオロールの β_1 と β_2 の対比は 277：1 で，血中の半減期は 4 分である．静注用 β 遮断薬には，他にもプロプラノロールとエスモロールがあるが，上記の利点ではランジオロールに及ばない．ランジオロールは，上室不整脈（特に心房細動）に対して主に用いられる薬剤であるが，近年，救急治療において electrical storm の抑制目的で使用される機会も多くなっている[7,17]．

著者らはアミオダロンまたはニフェカラント抵抗性の electrical storm を呈

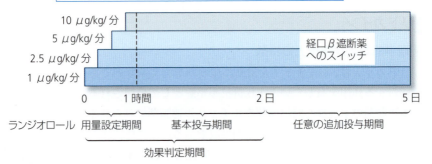

図8 ランジオロールの投与プロトコールと効果判定法
微量で開始し，忍容性を確認しながら1時間を目安に増量する．有効と判断した場合は，早々に経口のβ遮断薬を投与し，徐々に tapering する．

した難治性の患者において，ランジオロールの有効性を評価している[17]．この研究を基に J-Land II 試験の投与プロトコールが立案された[18]．この研究の結果，ランジオロールはⅢ群抗不整脈薬抵抗性の血行動態不安定な心室頻拍または心室細動に対して高い有効性を有することが示された[18]．

実際の使い方

ランジオロールは点滴静注で微量（1μg/kg/分）から開始し，投与後約10～15分間隔で効果判定を行いながら，10μg/kg/分まで増量する 図8 ．効果が不十分な場合は血圧をモニタリングしながら最高用量の40μg/kg/分まで増量する．ランジオロールを微量から漸増して使用すると，安全に使用できる．経口薬に切り替える時は，ランジオロールには経口薬がないので，多くのエビデンスが出されている経口β遮断薬のビソプロロールまたはカルベジロールを使用する．通常，ビソプロロールは1.25～2.5 mg/日，カルベジロールは5～10 mg/日）で開始する．心不全を伴っていれば，さらにその半量で開始する．ランジオロールは経口薬開始後，1～2日くらいかけて徐々に tapering する．

おわりに

救急の場での致死性心室不整脈に対する薬物治療は，ここ10年くらいで大きく変わった．以前よく使用された薬剤が推奨薬から外され，逆に静注用β遮断薬が導入され，心室不整脈の管理がエビデンスに基づき行われるようになってきた．

Reference

1) Link MS, Berkow LC, Kudenchuk PJ, et al. Part 7: adult advanced cardiovascular life support: 2015 American Heart Association Guidelines update for cardiopulmonary resuscitation and emergency cardiovascular Care. Circulation. 2015; 132(suppl 2): S444-64.

2) 日本蘇生協議会，監修．JRC 蘇生ガイドライン 2015．東京: 医学書院; 2016．

3) Zipes DP. Influence of myocardial ischemia and infarction on autonomic innervation of heart. Circulation. 1990; 82: 1095-105.

4) Nademanee K, Taylor R, Bailey WE, et al. Treating electrical storm: sympathetic blockade versus advanced cardiac life support-guided therapy. Circulation. 2000; 102: 742-7.

5) Al-Khatib SM, Stevenson WG, Ackerman MJ, et al. 2017 AHA/ACC/HRS guideline for management of patients with ventricular arrhythmias and the prevention of sudden cardiac death: Executive summary: a report of the American College of Cardiology/American Heart Association Task Force on Clinical Practice Guidelines and the Heart Rhythm Society. Circulation. 2018; 138: e210-71.

6) Priori SG, Blomstrom-Lundqvist C, Mazzanti A, et al. 2015 ESC Guidelines for the management of patients with ventricular arrhythmias and the prevention of sudden cardiac death: The task force for the management of patients with ventricular arrhythmias and the prevention of sudden cardiac death of the European Society of Cardiology (ESC). Eur Heart J. 2015; 36: 2793-867.

7) 日本循環器学会．不整脈薬物治療に関するガイドライン（2009 年改訂版）．www.j-circ.or.jp/guideline/pdf/JSC2009_kodama_h.pdf

8) Kudenchuk PJ, Cobb LA, Copass MK, et al. Amiodarone for resuscitation after out-of-hospital cardiac arrest due to ventricular fibrillation. N Engl J Med. 1999; 341: 871-8.

9) Dorian P, Cass D, Schwartz B, et al. Amiodarone as compared with lidocaine for shock-resistant ventricular fibrillation. N Engl J Med. 2002; 346: 884-90.

10) Kudenchuk PJ, Brown SP, Daya M, et al. Amiodarone, lidocaine, or placebo in out-of-hospital cardiac arrest. N Engl J Med. 2016; 374: 1711-22.

11) Kudenchuk PJ, Leroux BG, Daya M, et al; Resuscitation Outcomes consortium investigators. Antiarrhythmic drugs for nonshockable-turned-shockable out-of-hospital cardiac arrest: the ALPS study （amiodarone, lidocaine, or placebo）. Circulation. 2017; 136: 2119-31.

12) Kato T, Ogawa S, Yamaguchi I, et al. Efficacy and safety of intravenous amiodarone infusion in Japanese patients with hemodynamically compromised ventricular tachycardia of ventricular fibrillation. J Arrhythmia. 2007; 23:

131-9.

13) Yusu S, Ikeda T, Mera H, et al. Effects of intravenous nifekalant as a lifesaving drug for severe ventricular tachyarrhythmias complicating acute coronary syndrome. Circ J. 2009; 73: 2021-8.

14) Shiga T, Tanaka K, Kato R, et al. Nifekalant versus lidocaine for in-hospital shock-resistant ventricular fibrillation or tachycardia. Resuscitation. 2010; 81: 47-52.

15) Amino M, Inokuchi S, Nagao K, et al. Nifekalant hydrochloride and amiodarone hydrochloride result in similar improvements for 24-hour survival in cardio-pulmonary arrest patients: The SOS-KANTO 2012 Study. J Cardiovasc Pharmacol. 2015; 66: 600-9.

16) Ortiz M, Martin A, Arribas F, et al. Randomized comparison of intravenous procainamide vs. intravenous amiodarone for the acute treatment of toler-ated wide QRS tachycardia: the PROCAMIO study. Eur Heart J. 2017; 38: 1329-35.

17) Miwa Y, Ikeda T, Mera H, et al. Effects of landiolol, an ultra-short-acting β_1-selective blocker, on electrical storm refractory to class III antiarrhythmic drugs. Circ J. 2010; 74: 856-63.

18) Ikeda T, Shiga T, Shimizu W, et al. Efficacy and safety of the ultra-short-acting β1-selective blocker landiolol in patients with recurrent hemodynamically unstable ventricular tachyarrhymias: Outcomes of J-Land II Study. Circ J. 2019 May. doi: 10.1253/circj.CJ-18-1361. [Epub ahead of print]

[池田隆徳]

第3章 ● 不整脈治療の実践

2 研修医に是非知ってほしい 不整脈治療のコツ

Have a nice day Photo/Shutterstock.com

「不整脈」と聞いただけで苦手意識を持つ医師も多いのではないかと思う．特に心電図や電気生理学的検査の読影や解釈は，不整脈診療から一歩引いてしまう要因の一つではないであろうか？　しかしながら，近年は心房細動をはじめとする不整脈患者の診療に携わる機会も多くなっているはずである．本稿ではその苦手意識を克服する一助として，頻脈性不整脈に関する心電図の読影のエッセンスと，不整脈診療におけるガイドラインの活用法に関して概説したいと思う．

1 心電図をみる

心電図は最も汎用されている循環器領域の検査の一つであるが，循環器疾患の多岐にわたる診断や病態の把握に用いられている．その中でも12誘導心電図は基本中の基本である．不整脈診断および治療においても12誘導心電図は大きな役割を果たすため，可能な限り不整脈出現中の12誘導心電図を記録することを推奨する．特に頻脈性不整脈出現中の12誘導心電図で得られる情報としては，①P波およびP'波のタイミングによる機序の推定，②不整脈発生部位の局在診断，が挙げられる．これらの検討を行うことで，不整脈の機序やアブレーションの適応およびストラテジーがみえるようになってくることが望ましい．心電図をみる上で重要となるのが暗記ではなく理解であるため，本稿ではまずそのエッセンスを概説する．

頻脈中のP波はどこ？

頻拍発作に遭遇した際，上室頻拍と心室頻拍を鑑別しておくことは，その後の治療方針に大きく影響することになるため，極めて重要である．通常の上室頻拍であれば洞調律時と同じ幅の狭いQRS波を示すため，その際には両者の鑑別は容易である．しかしながら症例によっては脚ブロックや心室内変行伝導

2 ● 研修医に是非知ってほしい不整脈治療のコツ

JCOPY 498-13656

309

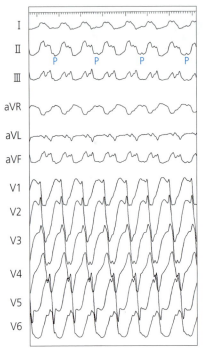

図1 房室解離を伴う wide QRS 頻拍

を伴う上室頻拍時に変行伝導をきたし心室頻拍との鑑別が困難な場合もある．出現している不整脈の起源が心室頻拍であることを示す心電図所見の特徴として，① QRS 幅が広い（>0.14 sec），② 房室解離が認められる，③ 心房興奮からの心室捕捉による融合波形が認められる，④ 著明な右軸または左軸偏位が認められることが挙げられる．変行伝導を伴う上室頻拍は His-Purkinje 系を介して心室に伝播するため QRS が 0.14 sec を超えることは稀（抗不整脈薬などの影響があれば 0.14 sec を超えることもあるが）であり，通常の脚ブロックに類似した波形となる．

　頻脈中の心電図の読影でポイントの一つとなるのが P 波である．これは P 波がどのようなタイミングで認められるかによって不整脈の機序が推定されるためである．前述の通り，心室頻拍が疑われた際に特徴的なのが，「房室解離」の所見である 図1 ．この所見は頻拍中の QRS 波とは異なる周期で P 波が認められる場合であり，室房伝導がなく，心房は洞調律で収縮していること示しているため，この所見が認められれば心室頻拍と診断される．ただし強い室房伝

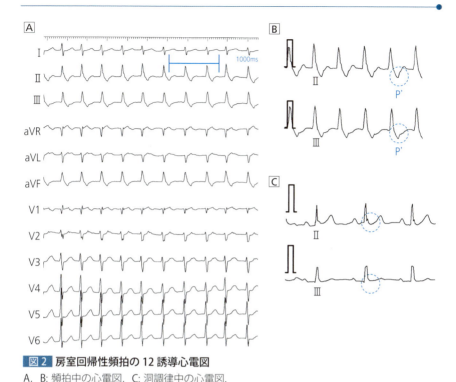

図2 房室回帰性頻拍の12誘導心電図
A, B: 頻拍中の心電図, C: 洞調律中の心電図.

導を有する症例では必ずしもこの所見が認められるわけではないので注意が必要である.

　上室頻拍, 特に房室回帰性頻拍 (AVRT) と房室結節リエントリー性頻拍 (AVNRT) の鑑別は重要であり, 頻拍中のP'波がRR間隔のどの部位にあるかを探すことが診断の肝となる. 頻拍中のP'波はQRS波やST部分に重なることもあるため, 洞調律中の波形と比較することも診断の助けとなる. **図2**に房室回帰性頻拍 (AVRT) の心電図波形を示す. 正方向性AVRTは房室結節→心室→副伝導路→心房の順で興奮が旋回するため, 必ずQRSの後ろST部分にP'波が認められる. 一方で通常型AVNRTであると房室結節遅伝導路を順行性, 速伝導路を逆行性に旋回する回路であり, 心房と心室の興奮はほぼ同時となることが多いため, P'波はQRSと重なるようにして存在することが多い. AVNRTではP'波そのものを見つけるのが困難であるため, 洞調律中の心電図波形との比較が重要であり, 洞調律時と比較するとⅡ誘導での偽性S波

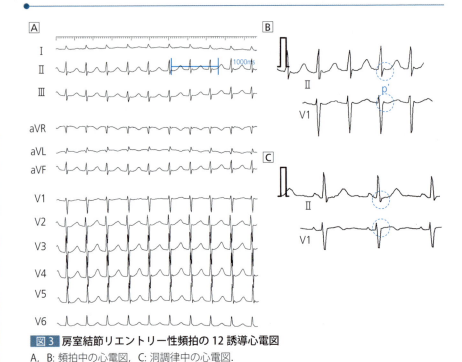

図3 房室結節リエントリー性頻拍の12誘導心電図
A, B: 頻拍中の心電図, C: 洞調律中の心電図.

やV1誘導でのR'波としてP'波が認められることが多い 図3 .

　一方でP'波がR波の直後ではなく，RR間隔の後半に存在するnarrow QRS頻拍をlong RP'頻拍 図4 と呼んでいる．この頻拍の臨床上，特にアブレーションを考慮する際に重要なポイントとなるのが心房頻拍と非通常型房室結節回帰性頻拍の鑑別である．12誘導心電図でのP'波の極性や少量のアデノシンに対する頻拍の反応なども診断の参考となる．

心電図波形のベクトルと不整脈発生部位

　12誘導心電図波形は不整脈の発生源の推定に有用であるが，特徴的な心電図波形を丸暗記するのではなく，心電図に成り立ちを理解することが重要である．基本的には心電図は電気の興奮のベクトルから成り立っている．Ⅰ誘導は右から左に向かう興奮が陽性，Ⅱ・Ⅲ・aVFの下壁誘導では上から向かう興奮が陽性となり，前胸部誘導では電極に近づく興奮が陽性，離れる興奮が陰性となる．例えば洞調律中のP波であれば，高位右房側壁から心房の興奮が開始す

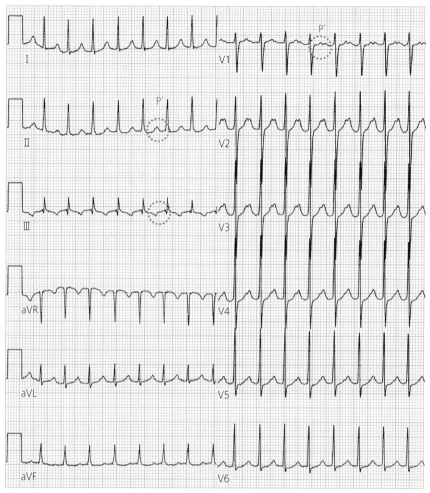

図4 long RP′ 頻拍の 12 誘導心電図

るため，I 誘導では右から左（陽性），下壁誘導では上から下（陽性）となる．また QRS 波においては胸部誘導における脚ブロックのタイプも重要となる．心室性不整脈や副伝導路の部位診断において，基本的には右脚ブロック型であれば「右脚の電位が遅れる＝左室の興奮が速い」と考えられるため左室起源，左脚ブロック型であれば「左脚の電位が遅れる＝右室の興奮が速い」となるため右室起源と推察される．代表的な 2 種類の特発性心室頻拍の心電図波形を

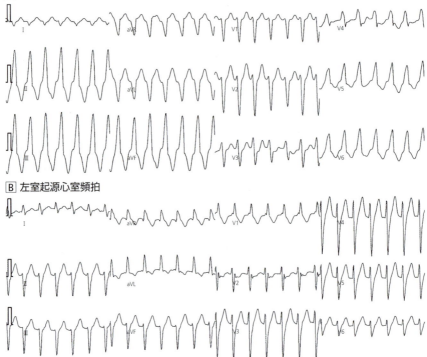

図5 特発性心室頻拍の12誘導心電図

図5 に示す．図5A ではQRS波形は左脚ブロック型であるので右室起源が推察され，さらに下壁誘導では陽性であるため，上から下へ伝導する，つまり流出路が起源であることが考えられる．一方で 図5B は，右脚ブロック型で下壁誘導では陰性であるため左室下方からに不整脈起源が存在することが推察される．これをWPW（Wolff-Parkinson-White）症候群の副伝導路付着部位に応用すると，図6B に示すようなフローチャート[1]となる．心室性不整脈と同様にデルタ波の極性をみることで診断され，図6A に示す心電図ではV1で陽性，下壁誘導で陽性となるため左側壁の副伝導が想定される．

また，胸部誘導におけるR波およびS波とその比率や移行帯は心室性不整脈の起源推定に有用である．右室流出路起源の不整脈に対するカテーテルアブレーション時には事前に12誘導心電図を解析しておくことが大事である．これは一見して右室流出路起源だと考えられても，実は大動脈弁の右冠尖や左冠

A 心内膜起源　　　　　　　B デルタ波および QRS 波の極性

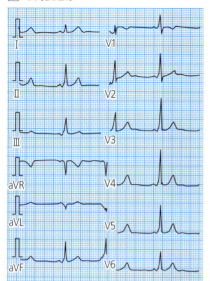 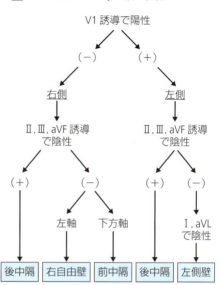

図6 WPW 症候群の 12 誘導心電図所見

(B は Zipes DP. Preexcitation Syndrome. In: Braunwald E, ed. Heart disease. 5th ed. Philadelphia: Saunders; 1997. p.667-75[1])

尖からの焼灼を要する症例が存在するからである．詳細な鑑別方法は第 2-2 章 2) ③ 各頻脈に対するカテーテルアブレーションの項を参照していただきたいので，本稿ではイメージのみ説明する．右室流出路および大動脈弁レベルの水平断 CT 画像を 図7 に示す．右室流出路は最前面に位置するため，V2 誘導へ向かう興奮が小さく，離れていく興奮が主となる．これが心電図波形としては「R 波が小さく S 波が大きい」成因となる．一方で大動脈弁は右室流出路の後方に位置するため，右室流出路と比較して，前方に向かう興奮成分が大きくなる．これにより V2 誘導における R が高くなり，移行帯が V3 誘導以下となる．左室起源の心室頻拍においても，同様のことが応用可能である．心尖部に近い起源であると V4 誘導や V5 誘導に近くため，R 波が小さく S 波が深くなるが，僧帽弁に近い心基部からの興奮であると，逆に R 波が大きくなり S 波が小さくなる 図8．

このように，頻脈性不整脈における 12 誘導心電図は四肢誘導および胸部誘導を組み合わせることで多くの情報を得ることができるため，可能な限り心電図を記録することを意識し，日常臨床に活かしていただきたい．

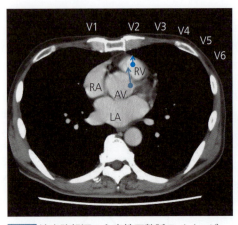

右室流出路起源　V2誘導

大動脈弁起源　V2誘導

図7 流出路起源の心室性不整脈のイメージ

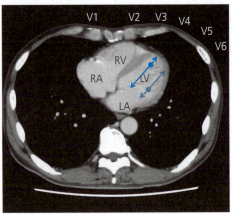

心尖部起源 V4誘導

心基部起源 V4誘導

図8 左室起源の心室性不整脈のイメージ

2 エビデンスとガイドライン

　2000年頃以降を境にして不整脈の分野，特に心房細動に対する治療においては様々な大規模臨床試験が報告されるようになり，これらの結果を基にした「Evidence Based Medicine: EBM」の時代となってきた．それまでは，「心房細動に対して抗不整脈薬を用いて洞調律を維持すること」が不整脈医として

患者に対するベストな治療戦略であるということが当たり前のように考えられてきたが，AFFIRM 試験などの大規模臨床試験の結果をもとに心房細動治療の概念は大きく変化してきた．抗凝固療法の重要性や抗不整脈薬の限界が認識され，さらに新規経口抗凝固薬やカテーテルアブレーションの登場により，現在では自分自身が研修医時代に経験した心房細動診療とは大きくかけ離れたものとなっている．大規模臨床試験のエビデンスを日常診療に活かす EBM は診療ツールとしても重要であり，多くのエビデンスを学ぶことに異論はない．しかしながら，大事なことは EBM を有効に日常診療に活用することである．

　多くの医師が様々な疾患における診療に携わる際に，参考にするのが「ガイドライン」である．ガイドラインはそれぞれの分野のエキスパートが集結し，それまでのエビデンスおよびコンセンサスにより作成したものである．様々な疾病に関するエビデンスを一人で網羅することは不可能であり，逆に中途半端なエビデンスの断片のみを頼りに診療を行うことは独りよがりの治療にもなり得る．ガイドラインはエビデンスをもとに幾分かの価値判断が入っていること，そしてエビデンスのない領域で専門家の経験的治療が控えめに述べられている．しかしながら，実際の臨床現場では 100%ガイドライン通りに診療が実行されるわけではなく，そこには医師各自の価値判断や，患者個人の社会性，趣向，症状などの条件により個別に医療行為が決定されているが実情である．

　ここで心房細動に対するカテーテルアブレーションの適応を例としてガイドラインと実臨床における違いについて触れてみたいと思う．2018 年の不整脈非薬物治療ガイドライン[2]では，「高度の左房拡大や左室機能低下を認めず，薬物治療抵抗性の症候性発作性 AF」はクラス I，「症候性再発性発作性 AF に対する第一選択治療としてのカテーテルアブレーション，心不全（左室機能低下）の有無にかかわらず，同じ適応レベルを適用する，徐脈頻脈症候群をともなう発作性 AF，症候性持続性 AF」はクラス IIa，「症候性長期持続性 AF，無症候性発作性 AF で再発性のもの，無症候性持続性 AF」はクラス IIb として，カテーテルアブレーションが推奨されている．また近年の HRS/EHRA/ECAS/APHRS/SOLAECE expert consensus statement[3]ではうっ血性心不全を有する症例や 75 歳以上の高齢者でも症例を選べばクラス IIa，無症候性心房細動や 1 年以上持続する長期持続性心房細動はクラス IIb として推奨されるようになっている．

　実臨床ではこのような判断基準を念頭に置きつつも，実際には個々の症例に

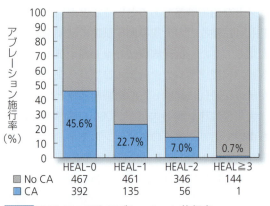

図9 HEAL スコアとアブレーション施行率

合わせて Decision Making がなされている．当院におけるカテーテルアブレーションの適応の実際を，2009〜2014 年の初診の心房細動症例 1,072 例に関して心研データベースを用いて解析を行ったところ，カテーテルアブレーションは 584 例（29.6%）で施行されていた．我々が考案した「HEAL スコア：NYHA Ⅱ度以上の心不全症例（Heart failure: H），75 歳以上の高齢者（Elderly patients: E），無症候性心房細動（Asymptomatic AF: A），長期持続性心房細動（Long-standing persistent AF: L）をそれぞれ 1 点」によって，カテーテルアブレーション施行状況を解析したところ，HEAL スコア 0 点では 45.6%，1 点では 22.7%，2 点では 7%，3 点以上では 0.7% の施行率であった 図9 ．HEAL スコア 0 点の症例は，若年で心不全のない有症候性発作性心房細動症例であり，薬剤抵抗性であればガイドラインでのクラスⅠに相当するため，アブレーション施行率が高いのは当然と考えられる．ここでの Decision Making は，医師および患者双方のアブレーションに対する価値観が合致しやすく，容易にアブレーションの同意が得られやすい．では HEAL スコアが高くなるとどのような Decision Making が必要となるのであろうか？ 表1 に HEAL スコアごとの患者背景を示す．HEAL スコアが高くなるごとに，年齢が高くなり，左房径が拡大，合併疾患が多くなり，より慎重に症例を選択しなければならないことが示唆される．ここが，ガイドライン上のクラスⅡに相当する症例での診療の難しさなのであろう．例えば無症候性心房細動では，もともと偶発的に健診などで発見されるケースが多く，病識が乏しいこと

表1 HEAL スコアと患者背景

HEAL score	0 n＝859	1 n＝596	2 n＝372	≧3 n＝145	
年齢	57.7±11.2	64.0±12.2	68.5±11.9	77.1±8.7	<0.001
女性	194 (22.5)	134 (22.4)	101 (27.1)	55 (37.9)	<0.001
BNP	104±178	212±463	331±604	491±652	<0.001
左室駆出率, %	64.3±9.7	62.2±11.4	59.8±13.6	59.3±15.4	<0.001
左房径, mm	38.3±6.7	41.2±7.9	44.8±9.0	47.7±10.2	<0.001
$CHADS_2$	0.57±0.68	1.08±1.03	1.63±1.25	2.68±1.15	<0.001
$CHA_2DS_2\_VASc$	1.14±1.04	1.83±1.49	2.69±1.73	4.14±1.35	<0.001
高血圧	366 (42.6)	289 (48.4)	236 (63.4)	103 (71.0)	<0.001
糖尿病	90 (10.5)	108 (18.1)	86 (23.1)	41 (28.3)	<0.001
器質的心疾患	75 (8.7)	129 (21.6)	154 (41.4)	108 (74.5)	<0.001
脳梗塞・TIA の既往	21 (2.4)	30 (5.0)	32 (8.6)	18 (12.4)	<0.001
Ⅰ群 抗不整脈薬	428 (49.8)	186 (31.2)	46 (12.4)	7 (4.8)	<0.001
Ⅲ群 抗不整脈薬	35 (4.1)	35 (5.9)	24 (6.5)	10 (6.9)	0.195
β遮断薬	596 (69.4)	366 (61.4)	222 (59.7)	89 (61.4)	0.001

2・研修医に是非知ってほしい不整脈治療のコツ

も決して稀ではない．このような症例に突然アブレーションを勧めたとしても，最初から同意が得られにくいのが実情である．ただし，若年者の無症候性心房細動を無治療のまま慢性化してしまうことも大きな問題であると考えられる．また，高齢者では自覚症状のみならず，併存疾患や社会背景，フレイルの有無などもアブレーションの適応に加味されるかもしれない．このような症例に関しては，アブレーションに関する明確なエビデンスがない状況でのDecision Makingが求められる．

　様々なエビデンスやガイドラインを理解しておくことは，自身の診療のツールとして役立つことは間違いないが，同時にそこに存在する未解決の問題も意識し，目の前の患者に対しては個別のDecision Makingを行う必要である．また，このような個々の症例の経験を，第三者的な立場で客観的に振り返ることが「臨床研究」であり，自分自身はここに不整脈診療の難しさや面白さがあると考えている．

Reference

1) Zipes DP. Preexcitation Syndrome. In: Braunwald E, ed. Heart disease. 5th ed. Philadelphia: Saunders; 1997. p.667-75.

2) 日本循環器学会/日本不整脈心電学会合同ガイドライン．不整脈非薬物治療ガイドライン（2018年改訂版）．www.j-circ.or.jp/guideline/pdf/JCS2018_kurita_nogami.pdf

3) Calkins H, Hindricks G, Cappato R, et al. 2017 HRS/EHRA/ECAS/APHRS/SOLAECE expert consensus statement on catheter and surgical ablation of atrial fibrillation: executive summary. J Arrhythm. 2017; 33: 369-409.

[大塚崇之，山下武志]

索 引

■ 数字

12 誘導心電図	13, 75

■ あ

アドレナリン	295
アトロピン	101
アピキサバン	230
アミオダロン	140, 145, 298, 299
イオンチャネル	286
異常自動能	19, 93
イソプロテレノール	147
一次予防植込み	177, 183
一方向性ブロック	22
一過性意識障害	2
遺伝子組換え組織プラスミノゲン・	
アクティベータ	224
遺伝性不整脈	171
イントロデューサー	115
植込み型除細動器	
150, 176, 187, 258, 275, 291	
既感染症例	171
適応	160
植込み型心電計	16
右脚ブロック	144
エドキサバン	230
エントレインメント	45, 46, 48, 63
オーバードライブ・ペーシング	93
オーバーラップ症候群	33

■ か

解剖学的峡部	245
拡張型心筋症	161, 265
カテーテルアブレーション	
125, 131, 193, 214, 237, 243, 245, 250, 258	
カテコラミン誘発多形性心室頻拍	
28, 84, 281	
下壁心筋梗塞	73

カルディオバージョン	152
緩徐伝導部位	22
緩徐伝導路	265
完全皮下植込み型除細動器	154, 176
基質マッピング	266
脚枝間リエントリー頻拍	82
鏡像現象	73
虚血性心疾患	161
起立試験	9
記録装置	39
緊急一時ペーシング	88
クライオバルーン	195
携帯型心電図	16
頸動脈洞マッサージ	9
撃発活動	20, 93, 250
血管内血栓回収療法	225
減衰伝導特性	22
顕性 WPW 症候群	138
高周波アブレーションカテーテル	193
高周波ホットバルーンシステム	196
抗頻拍ペーシング	150, 185
コンシールドエントレインメント	46
コンタクトフォース	193

■ さ

催不整脈性右室心筋症/異形成	163
左脚ブロック	144
ジギタリス中毒	21
刺激装置	40
刺激伝導系	100
ジソピラミド	139
失神	2, 12, 135
自動体外式除細動器	295
自動能亢進	250
脂肪浸潤・線維化	278, 280
修正 PPI-TCL	46
上室頻拍	60, 71
カテーテルアブレーション	237

321

除細動	152	先天性 QT 延長	84
除細動デバイス	176	先天性心疾患	171
徐脈	12, 100	前壁心筋梗塞	73
徐脈性心房細動	108	早期後脱分極	20
徐脈頻脈症候群	125, 131	早期再分極症候群	35, 84, 281
ジルチアゼム	141	促進型心室固有調律	20
心外膜アブレーション	208	速伝導路	60, 243
心外膜アプローチ	204, 259, 276		
心外膜炎	78	**■た**	
心外膜肥厚・線維化	280	体外式自動除細動器	176
心筋梗塞遠隔期	265	多形性心室頻拍	28
心原性失神	3	ダビガトラン	230
進行性心臓伝導障害	33	単形成心室頻拍	171
心サルコイドーシス	266	遅延後脱分極	20
心室-心房間伝導	53	遅延電位	280
心室期外刺激	46	遅伝導路	60, 243
心室期外収縮	250	着用型自動除細動器	176
心室細動	150, 286, 294	中隔副伝導路	59
心室頻拍	143, 150, 258, 294, 310	直接経口抗凝固薬	226
カテーテルアブレーション	258	デルタ波	239
心室連続刺激	46	電気生理学的検査	39
心静止	294	電気的除細動	95
心臓突然死	150	電気的リモデリング	81
身体所見	6	電極カテーテル	40
心肺蘇生	294	動悸	4, 12
心拍応答機能	110	洞結節回復時間	45
心房期外刺激	45	洞徐脈	125
カテーテルアブレーション	250	洞停止	125, 126, 131
心房細動	80, 193, 214	洞（機能）不全	81, 131
アブレーション	97, 214	洞不全症候群	107, 125, 131
心房細動と心室頻拍の		洞房伝導時間	45
鑑別アルゴリズム	157	特発性心室頻拍	144, 258
心房早期捕捉現象	66	特発性心室細動	281
心房粗動	237	トリガー VPC	278
カテーテルアブレーション	245		
心房頻拍	60, 237	**■な**	
カテーテルアブレーション	245	二次性心室頻拍	258
心房連続刺激	45	二次予防植込み	177
正常早期再分極	77	ニフェカラント	145, 298, 302
接合部頻拍	68	二方向性心室頻拍	28, 281
前失神	3	脳卒中	142

■ は

バイオペースメーカ	119
肺静脈	193
肺静脈隔離術	126, 214
バルーンアブレーション	215
バルーンカテーテル	195
非虚血性心筋症	161
ビソプロロール	140
肥大型心筋症	163, 265
病歴	2
ピルシカイニド	139
頻脈	12
副伝導路	45, 237
不顕性 WPW 症候群	138
不整脈基質	19
不整脈原性右室心筋症	266
不適切洞頻拍	94, 237, 248
フレカイニド	140
プロカインアミド	139, 298, 304
分裂電位	280
ペーシング依存	171
ペースメーカ	105, 125, 131
ペースメーカ症候群	111
ベクトル心電図	74
ベラパミル	138
ベラパミル感受性心室頻拍	263
変行伝導	71
傍 His 束ペーシング	45, 53
診断アルゴリズム	55
房室回帰性（リエントリー性）頻拍	
	60, 71, 138, 311
カテーテルアブレーション	237
房室結節	138
房室結節二重伝導路	45
房室結節リエントリー性（回帰性）頻拍	
	60, 71, 138, 311
カテーテルアブレーション	243
房室接合部アブレーション	136
房室伝導能	45
房室副伝導路	53

房室ブロック	79, 106
補充収縮	79
発作性上室頻拍	53
発作性心房細動	125
ホットバルーン	195

■ ま

マグネゾール	147
マクロリエントリー性 AT	245
マニフェストエントレインメント	45
脈の結滞	12
無脈性電気活動	294
迷走神経刺激	95
メキシチール	146
めまい	12

■ ら・わ

ランジオロール	95, 299, 305
リアノジン受容体	28
リードレスペースメーカ	114, 174
リエントリー	21, 93, 250
リエントリー回路	22
リズミア	210
リドカイン	145, 305
リバーロキサバン	230
リモデリング	19
流出路起源心室頻拍	251
冷凍アブレーションシステム	195
レーザー照射内視鏡	
アブレーションシステム	195
ワルファリン	230

■ A

A-A-V	46
A-V	46
Ablation Index	200
activation mapping	253, 266
AFL（atrial flutter）	245
AH 時間	42
ARVC（arrhythmogenic right ventricular cardiomyopathy）	266

323

ASPECTS-DWI	227
AT（atrial tachycardia）	60, 245
ATP（adenosine triphosphate）	93, 95, 139
ATP（antitackycardia pacing）	150, 185
AV ディレイ（房室間隔）	110
AVNRT（atrioventricular nodal reentrant tachycardia）	60, 138, 311
AVRT（atrioventricular reentrant tachycardia）	60, 138, 237, 311

■ B

β 刺激薬	103
β 遮断薬	141, 290
Brugada 症候群	25, 78, 84, 275
BTS（bradycardia-tachycardia syndrome）	125, 131

■ C

CABANA 研究	220
Cardiac summit	259
Carsequestrin 2	29
CARTO	199
CHA_2DS_2-VASc スコア	232
$CHADS_2$ スコア	228, 232
circumferential scar isolation	272
concealed entrainment	52, 266
conditional zone	172
constant fusion	49
core isolation	272
coved 型	25, 276
CPVT（catecholaminergic polymorphic ventricular tachycardia）	28, 84, 281
CRT-D（cardiac resynchronization therapy with defibrillator）	150
Crux	259
CTI（cavotricuspid isthmus）	245

■ D

DAPT（dual antiplatelet therapy）	232
differential atrial entrainment pacing	66
differential ventricular entrainment pacing	63
DOAC（direct oral anticoaglant）	226, 230
double atrial response	66
drip-ship-retrieve	228

■ E

electrical storm	297
epicardial approach	204
EPS（electrophysiological study）	39
ERS（early repolarization syndrome）	84
EV（extra vascular）-ICD	173

■ F

figure eight reentry	49
focal AT	245
focal pattern	49
Force Time Integral	200
FP（fast pathway）	243

■ H

H 波時間	42
HAS-BLED スコア	232
HeartLight	197
His-Purkinje 系	82
Holter 心電図	14
HV 時間	42

■ I・J

ICD（implantable cardioverter defibrillator）	150, 176, 187, 258, 275, 291
既感染症例	171
適応	160
ICM（implantable cardiac monitor）	16
IDP（isolated delayed potential）	267
Intellamap Orion	211
interconnected channel isolation	272
IST（inappropriate sinus tachycardia）	248
J 波	35

L

LAVA（local abnormal ventricular activities）	267
Lenégre 病	33
Lesion Size Index	202
Lev 病	33
LP チャネル	270
LQT（long QT syndrome）	84

M・N

Mahaim 線維	83
MARVEL 研究	117
mappable VT	258
Micra	114
Na チャネル遮断薬	275
net clinical benefit	232

O

ORTHO（orthodromic wavefront）	49
Osborn 波	35
overdrive suppression	19, 125

P

pace mapping	254
PAF（paroximal atrial fibrillation）	125
PPI（postpacing interval）	45, 51
pre-potential	259
progressive fusion	49
pure-Hisian pacing	57
Purkinje 電位	281
Purkinje 網	284

Q

QT 延長症候群	20, 147, 286
QT 時間	286
QT 短縮症候群	31, 84

R

RHYTHMIA	210
rt-PA	224

Rubenstein 分類	131
RyR2 変異	281

S

S-ICD（sub-cutaneous ICD）	154, 170, 186
S-QRS	46
saddle back 型	25, 276
SATAKE Hot-Balloon カテーテル	196
scar dechanneling	267
scar homoginization	267
SCD-HeFT	161
SCTdP（short-coupled variant of torsade de pointes）	84, 281
SP（slow pathway）	243
SSS（sick sinus syndrome）	125
ST-T 変化	77
SVT（supraventricular tachycardia）	60, 237

T・U

TactiCath	194, 201
termination without atrial capture	65
ThermoCool SmartTouch	194
torsades de pointes	21, 147, 286
triggered activity	259
TTR（time in therapeutic range）	230
unmappable VT	258

V・W・X

V-A-V 反応	64
VA linking	45
VF（ventricular fibrillation）	150, 294
VF ストーム	275
voltage チャネル	270
VT（ventricular tachycardia）	150, 258, 294
WPW（Wolff-Parkinson-White）症候群	23, 54, 237, 314
X 線透視装置	39

不整脈の考えかた，治しかた　　　ⓒ

発　　行	2019 年 8 月 1 日	1 版 1 刷

編　者　清　水　昭　彦

発行者　株式会社　中外医学社

代表取締役　青　木　　滋

〒162-0805　東京都新宿区矢来町 62
電　　話　　03-3268-2701(代)
振替口座　　00190-1-98814 番

印刷・製本/三報社印刷（株）　　　　　　〈MS・KN〉
ISBN 978-4-498-13656-4　　　　　　Printed in Japan

〈JCOPY〉 ＜(社)出版者著作権管理機構　委託出版物＞

本書の無断複製は著作権法上での例外を除き禁じられています．
複製される場合は，そのつど事前に，(社)出版者著作権管理機構
(電話 03-5244-5088，FAX 03-5244-5089，e-mail: info@jcopy.
or.jp) の許諾を得てください．